纪念崔月犁诞辰101周年

中医沉思录

名誉主编 崔月犁   主 编 张晓彤

ZHONGYI CHENSILU

2

湖南科学技术出版社

图书在版编目（CIP）数据

中医沉思录 1、2 / 张晓彤主编 . — 长沙 : 湖南科学技术出版社 , 2021.9
ISBN 978-7-5710-1198-7

Ⅰ . ①中… Ⅱ . ①张… Ⅲ . ①中国医药学 – 医疗保健事业 – 中国 – 文集
Ⅳ . ① R2-53

中国版本图书馆 CIP 数据核字 (2021) 第 175377 号

ZHONGYI CHENSILU 2
中医沉思录 2
名誉主编：崔月犁
主　　编：张晓彤
出 版 人：潘晓山
责任编辑：李　忠
出版发行：湖南科学技术出版社
社　　址：长沙市芙蓉中路一段 416 号泊富国际金融中心
网　　址：http://www.hnstp.com
邮购联系：0731-84375808
印　　刷：廊坊市鸿煊印刷有限公司
（印装质量问题请直接与本厂联系）
厂　　址：廊坊市安次区码头镇祁营村
邮　　编：065000
版　　次：2021 年 9 月第 1 版
印　　次：2021 年 9 月第 1 次印刷
开　　本：787mm×1092mm 1/16
印　　张：23.5
字　　数：330 千字
书　　号：ISBN 978-7-5710-1198-7
定　　价：158.00 元（全 2 册）

《中医沉思录》
编委会名单

名誉主编　崔月犁

主　　编　张晓彤

顾　　问　（以姓氏笔画为序）

出版说明

已经过去 18 年了。

这是一本 18 年前就该出版的书，由于种种原因，一直拖到今天。有道是敝帚自珍，近日翻看整理过去的资料，这本书稿又浮上桌案，原以为就此封存了，没想到，一翻开就放不下，居然从头到尾一篇不落地读了下去。

与 18 年前相比，我已经老了，年过古稀。俗语说"门神老了不捉鬼"，人一老就失去了当年的锐气，也没有了那么旺盛的精力。若再让我一篇篇地收集、筛选、整理，一篇篇写出编者按，真是有些犯怵了。

与 18 年前相比，书稿也已经老了。时过境迁，且不说有的作者已经作古，即使仍在著书立说，其关注点难免变化，文风笔法亦已大不相同，尤其与日渐勃兴的网络文字相比，更似天差地别。好在其尚有价值，还有不少值得珍惜的宝贝。书稿文章所述的问题，依然是今天的问题，其间所讲的道理，依然是至今难以讲清的道理。随着时间的推移，没有淡化，反倒更显出当年的远见、睿智、敏锐和精深。有的文章，值得反复体悟，有的已可划入文献，值得长久保存。

中医与西医交集的历史并不长，从 1835 年西医进入中国算起，至今不到 200 年，与中医 2000 多年的悠久历史相比，真的很有限。但就是在这有限的年月里，中医的命运却发生了急剧的变化。西医勃勃兴起，中医却日渐衰微。究其原因，内外都有，一言难尽。其间中医屡灭不亡，屡振不兴。"未亡"是因其尚有生命力，其疗效、其理论尚无可替代；"不兴"则是因为西学东渐，西方霸权不仅左右着学术，更是左右着人们的意识和相关的政策。

为了中医事业的振兴，家父崔月犁当年非常重视中医软科学和发展战略的研究，正是在他的直接关心和策划下，才有了《中医沉思录》第一集的出版。这个直接关系着中医事业生死存亡的重要领域，却往往不为人们所重视。许多人，包括业内人士，或认为与己无关，或以为人微言轻，有些宁肯坐视，以至逆来顺受，也选择"少说为佳"。我从心底里佩服那些敢于直言的志士，若没有他们大无畏的"喋喋不休"，我们中医可能连今天的生存空间也没有了。中医事业的振兴要靠大家的共同努力，每一位中医人都能明确和负起自己的责任，才是中医事业振兴的真的希望，才有中医事业的光明的未来。

在正常情况下，若以五六年出一集，这 18 年应该有《中医沉思录》的第 3、第 4 集问世，面对不断变化的新形势，不断出现的新问题，能不断提出新的发展设想和战略举措。每当我从报刊或手机上看到这方面的好文章，都不禁想到再拾《中医沉思录》，只不过这些年来，这类文章越来越少了。要知道"中医黑"却没有收手，无非是从明火执杖改为偷鸡摸狗而已，理法方药被排斥，名词术语不许说，西化规范在渗透，"去中医化"正在暗地推动。形势的需要，事业的使命，都在呼唤着我们的责任。

本集的顾问多是全国的名老中医，这十几年多有谢世，他们是干祖望、王绵之、邓铁涛、史常永、匡萃璋、吉良晨、吕炳奎、朱良春、任继学、何任、张琪、张灿玾、陆广莘、焦树德、颜德馨等。他们都是德高望重的大家，是我们永远怀念的亲人！

张晓彤

2020 年 5 月 4 日

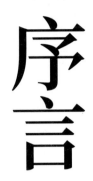

序言

今年 1 月，中共中央、国务院作出了"关于卫生改革与发展的决定"，重申了"中西医并重，发展中医药"的一贯方针。回顾中医药在整个 20 世纪的沧桑变化，有许多令人回味、发人深思的地方。我早年并不太了解中医。20 世纪 80 年代初到卫生部工作以后，我分管中医工作，目睹了中西医药的现状，接触了大量中医药界的人士，对中医药有了比较深刻的认识。中医和西医学术见解不同，本来是一种正常现象。而卫生行政部门对这两种医学持什么态度，这就成了对中医工作的重要问题。从 1978 年党的十一届三中全会以来，中医政策逐步得到贯彻落实，全国的中医事业得到较快的恢复和发展，并正在走向世界，造福人类。抚今思昔，感觉到我国的中医药事业走到这一步，来之不易。多少中医药界的前辈奔走呼号；多少党和国家领导人以及社会贤达决策谋断，倾注心血。先是把中医从被歧视、被取缔的境遇中解放出来，然后由从属地位变为"把中医和西医摆在同等重要的地位"。这是中国社会解放思想、改革开放的重大成果之一。1986 年，国务院决定成立国家中医管理局，为中医药事业的发展提供了重要的组织保证。当时，卫生部明确指出："成立国家中医管理局是我国医疗卫生战线的一件大事，是国务院为振兴中医药事业所采取的重大措施，是我国卫生体制改革的重要步骤，对于加强中医工作，建设具有我国特色的社会主义卫生事业，提高我国人民的健康水平，具有十分重要的意义。"现在看来，这个结论是经得起历史检验的。

今天，我国的中医事业虽面临新的前景，但依然是机遇与挑战同在，成功与困难并存。我国的中医事业以一种什么样的面貌进入 21 世纪，如何更好地为中国人民和世界人民的健康服务，不论在中医界内还是界外，都更加令人关注。在"中西医并重，发展中医药"的方针进一步确定之后，如何正确地贯彻落实这个方针，需要有得力的措施。中医药的学术发展，应当根据"百花齐放，百家争鸣"的方针，让中医药界敞开思想，进行研讨，在学术问题上求得共识。我们对改革开放的大政方针，主张不搞争论，但学术问题不是如此。学术争鸣是学术繁荣的必由之路，否则便会死水一潭。

在回顾近 20 年中医药事业走过的道路时，发现当时有不少文章从不同的侧面记述、论证和探索了这一艰苦历程中的重要问题，对中医药事业的历史、现状、未来进行了冷静、深沉的总结和思考，其中不乏中医药软科学研究和发展战略研究的内容。今天读起来，仍沁人肺腑，发人深省，不失为中医决策与管理科学化、民主化的宝贵资料。

中医应该走自身发展的道路，中医机构应该突出中医特色。如果形形色色削弱中医的做法不改变，或在漂亮的口号下使中医很快地西医化，那就重复了日本在明治维新以后消灭中医的悲剧。为了在不同认识的比较中，使人们分辨出一条比较清晰的路子来，今选了一部分有关这方面的研究讨论的文章，汇成一册，抛砖引玉，希望有更多的人关心中医药事业的振兴与发展。不当之处，请予指正。

崔月犁

1997 年 6 月 16 日

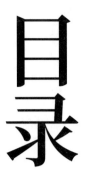

目录

医事纵横

理论探微

战略思考

教育论坛

医事纵横

中医药学是我国医学科学的特色　也是我国优秀文化的重要组成部分

中共中央书记处
关于中医工作的决定

　　最近，中共中央书记处在关于卫生工作的决定中指出："根据宪法'发展现代医药和我国传统医药'的规定，要把中医和西医摆在同等重要的地位。一方面，中医药学是我国医疗卫生事业所独具的特点和优势，中医不能丢，必须保存和发展。另一方面，中医必须积极利用先进的科学技术和现代化手段，促进中医药事业的发展。要坚持中西医结合的方针，中医、西医互相配合，取长补短，努力发挥各自的优势。"

（本文原载于《人民日报》1985 年 8 月 11 日第一版）

国务院对发展中医中药的几点意见

1986年1月4日，国务院常务会议讨论了中医中药问题，会议对发展中医事业，提出以下几点意见：

一、要把中医摆在一个重要的位置。中西医结合是正确的，但不能用西医改造中医。西医要发展，中医也要发展，不能把中医只当成西医的从属。有的医院要以西医为主，中医给予配合；有的医院要以中医为主，西医给予配合。要给中医提供必要的医疗场所和条件。要发展一些前门办店、后门办厂的传统的中医诊所、药店。

二、对中医科研问题要重视。中国医药学是我们的宝贵财富，几千年来对中华民族的繁衍昌盛作出了重要贡献。要从理论和实践上认真加以总结、研究，不能简单地以西医的理论来解释中医。

三、对于中医的职称问题，要按照中医的标准来评定，对一些老中医，应以实践为主评定。卫生部要会同有关部门研究制定出具体的评定标准和办法。

四、要认真搞好中药材的种植、收购和加工。除少数稀缺贵重药材以外，一般中药材放开价格是对的。中医治病开方因人、因时而异，不宜搞过多的中成药，要尽量保证中医开方治病所需要的饮片。

为加强对中医的管理和发展中医中药事业，会议决定：

一、设立国家中医管理局，由卫生部代管，其主要任务是统一管理中医事业和人才培养等工作。

二、国家每年拨给中医补助费一亿元（包括中医教育）。在 1985 年补助 4300 万元的基础上，所差的 5700 万元，由财政部安排 4000 万元，国家计委安排 1700 万元。

三、对加工、生产中药饮片实行免税政策。具体办法由税务部门与医药部门商定。

会议要求，卫生部要尽职尽责，做好工作，使中医事业较快地发展起来。

（本文原载于 1987 年《中医年鉴》）

彭真同志就老中医李仲愚写信反映中医工作中几个问题的指示

月犁同志：

李仲愚大夫是一位有真才实学、年逾花甲、学而不厌、诲人不倦的传统医学专家。他反映的情况，不是个别的，值得注意。可供你们考虑"发展现代医药和传统医药"问题时的参考。

这里附带谈一个问题。我不懂医，但我深信"中医"是人类最丰富的宝藏之一。道理很简单，十亿人的中国是世界历史最悠久的国家之一。人多疾病也多而复杂，同疾病斗争的历史也复杂、悠久，斗争的经验知识自然也就丰富。我想它可能是我国对世界有所贡献的方面之一。小小"针麻"引起国外的注目，即可证明。所以宪法总纲规定"发展现代医药和传统医药"。但这是一项艰巨的任务，需要花很大力量。这方面的情况，你们比我清楚。问题也正在抓紧解决。我也常听到一些反映，李的信有代表性。此外，外国对针灸、"针麻"、气功等一部分比较容易掌握和应用的我国传统医药的科学研究，已走在我们的前面了。我们应该走在他们的前面，也有条件走在他们的前面。以上意见，仅供参考。

彭　真

三月七日

给彭真同志的信

李仲愚

彭真副委员长：

1954 年，四川开第一次全省中医代表会议。当时统计，全省尚有 40 余万中医人士，而今却远远少于此数，其原因：

一、师徒授受之途久绝。因师徒授受，弟子虽受师业，而非正式学校毕业，政府不准予行医，亦不予以安排医务工作，医术成为"屠龙之术"，无所作为，谁还愿学！

二、国家举办医学院校，以西医院校占多，中医院校占少。仅以四川为例，中医只有重庆（现为直辖市）、成都、内江、绵阳、达县、万县等 6 所中医中专学校和一所成都中医学院，总共 7 所。而西医则有：四川医学院、重庆医学院、泸州医学院、南充医专、重庆第三军医大等 5 所大专学院，此外，成、渝两市和各专区都各有一所西医中专学校。

再者，不仅中医院校大大少于西医院校，而中西院校每年招生数字亦为悬殊，故西医日多，而中医日少。

三、正如毛主席曾说："西医在朝，中医在野。"从人民公社一级直至省级医疗卫生机构，几乎全是西医当权，普遍是西医领导中医。哪怕是其名为中医院校或中医医院也是西医做领导，小到一个小单位的医务室，也只有西医才能当领导。而且许多地方千方百计排斥中医。似乎中医是天命所定，只能在农村生产队至公社一级当一个被西医领导的民间医生。逐步等西医队伍能全面控制城市和农村时，就把中医全部吃掉。

古来我国各少数民族，最初人口并不太少，而被大汉族赶进大山里去之后，由于环境条件，使他们"其生不蕃"，人口减少了，才称为少数民族。中医与西医人数相对比，大有类似此者。

四、在发展中医事业上，在经济方面的支持比西医差得悬殊。到目前为止，全国每个省、地、县都有国家所办的全民所有制的西医院。甚至县以下的区也办有全民所有制西医院。而全民所有制的中医院在全国范围内实在微乎其微。

仅以号称天府的四川来说，只有成、渝两地各办有两所全民所有制中医院（包括成都中医学院附属医院在内），其他就没有了。

五、由于在组织上较为普遍的是西医领导中医，在经济待遇上中医工资普遍偏低。尤其县、区、公社的中医机构，有些五六十岁、七八十岁的老中医，其工资待遇远比不上一般小学教师和青年工人。而群众对他们信任很深，工作非常繁忙，实为辛苦。

由于这类老先生，他们有黄老思想，清贫自守，恬淡为怀，不计个人报酬，以治人疾苦为乐，故能为人民鞠躬尽瘁，死而后已。但现在有一些青年有不正确的看法，认为学中医是低人一等，前途暗淡，太没出息。

四川大学一位讲师动员自己的女儿报考成都中医学院，这位女儿考上了，一些朋友很为她叹息，说：此孩子聪明、年轻、成绩好，为什么要选择这种"无意义"的职业呢？

这些人所说的"无意义"就是说中医无前途。

六、由于西医在朝，中医在野，故西医可以任意排斥中医，不用中医，使有的中医被迫改行。

中医学院毕业的中医师，有的分配到县上去，由于县卫生局和县医院都是西医当领导，有意不让中医队伍抬头，就把中医学院毕业的医师分配去当财会、采购人员，或其他公务人员。此种做法各处都有。

成都市中医学校毕业的一位医生，分配到一个制药厂去工作，由于这个厂的医务室是西医掌权，便不要这位医生担任医务工作，被迫到车间去当学工。

成都某工厂一位青年，在当知青时曾拜老中医为师，学了中医，并当了几年赤脚医生，后来调到该厂，又继续业余学习中医，并经厂领导同意到成都中医学院内儿科提高班进修，又到成都中医学会举办的针灸提高班进修，两个班进修成绩都好，又具有一定的实践经验。这位青年由于腰部受伤，要求仍然做医务工作，但由于该厂医务室是西医当权，便拒绝使用。

去年，这位青年的妻子劝他不要学中医了，买医书要费钱，又费精神，人家又要排挤，学来干啥？

这位青年因为热爱祖国医学，没有听妻子的劝阻，妻子和他在意见分歧之下离婚了。

但直到现在，这位青年中医还未得到该厂西医的许可使用——这位青年中医名叫黄忠宝。

中医队伍的缩小和这些原因是分不开的。知识成为罪恶，有学术修养的中医和其他知识分子一样遭到极大不幸，被摧残得死的死、残的残、病的病，所存无几了。

最后我特向中央领导提出诚恳的要求：成都中医学院是我国最早的五大中医学院之一。根据衡阳会议精神，在1985年内各省中医学院的附属医院住院床位要发展到500张。而我们成都中医学院附属医院，在四川省委和省政府的大力支持下，新修了门诊部；300张床位的住院部也快要告竣了，但还差有200张床位，由于省财经有困难，尚不能动工。

我院负有医疗、教学、科研等重大任务，每年除本院有一千多名学生需要实习基地外，还负有外来医务人员的进修任务。近年国外还有要求来院学习的。都不能只讲理论，都得要临床实习。加之由于党对中医的关怀，爱国人士和有民族自尊心、自信心的人士对中医学的爱护，人民群众祖祖辈辈亲眼看见我们民族的繁衍昌盛，因而对祖国医学特别信任，所以全国各地的中医院就诊病人都多。我院在成都市来说，更为突出。然而由于床位少，许多病人也每每苦于住不上院，得不到及时应得的诊疗。

因此，为了学生们的实习，病员的收治，医学科学的前进，我特披肝沥胆尽诉愚衷，请求中央给我院以资助。

成都中医学院附属医院中医李仲愚敬上

1983 年 3 月 7 日

我对发展中医事业的看法

崔月犁

新中国成立以后的 38 年中，中医事业的发展走过一条艰难曲折的道路。长期以来，由于卫生行政部门在指导思想上把中医放在从属西医的地位，在发展规划和经费安排上，中医所占比例很小，事业发展缓慢。

直到十一届三中全会以后，中医事业才有了转机。国家把发展现代医药和我国传统医药放在同等重要的地位并写入宪法。近年来为促进中医事业的发展，在人力、财力、物力等方面尽可能地提供了有利的条件。为了加强对中医工作的统一领导，经国务院批准，成立了直属国务院领导的国家中医管理局。可以这样说，近八九年中医事业的发展速度是过去 30 年从未有过的。但是，我们也必须看到整个中医现状与它在我国医疗卫生事业中应起的作用还不相称。中医事业必须振兴。中医事业还有待于更大的发展。

发展中医事业基础是人才，中医队伍后继乏人的问题长期以来一直没有得到较好的解决。现在全国中医职称专业技术人员有 34 万，仅占总人口的 0.34‰，远低于新中国成立初期 1‰ 的比例。其中相当一大部分为中低级人员，高级职称人员所占比例很小。中医队伍的这种现状与 10 亿人口，特别是 8 亿农民对医疗保健日益增长的要求极不相称。问题是这些年来，我们的眼光一直盯在正规教育上。正规教育当然是重要的，但我们中医院校规模有限，培训能力严重不足。就现有的 26 所高等中医院校和 30 所中等中医学校来看，年毕业生总数为 8000 人左右，不计人口自然增长率和专业技术人员自然减员率，按这个速度发展，中医要恢复到新中国成立初期的占总人口的 1‰，至少需要 70 年。因此，发展中医的首要任务就是必须想一切办法、尽最大努力培训相当数量和质量的中医人才。要充分认识到我国还处在社会主义初级阶段，有 10 亿人口，而经济基础比较薄弱。在国家目前还拿不出多少财力办中医院校的情况下，充分调动各方面的积极性，采取中央、地方、个人一起办学的方针。提倡多形式、多渠道、多层次地兴办中医教育，其中一个很重要的办法就是继续施行中医带徒。中医带徒是培养中医人才的重要形式，也是保持中医特色的重要教育方法。这种历史形成的教育制度沿用很久，不仅是因为它和当时的生产力和社会发展水平相适应，而且因为中医这门学科实践性强，尤其是某些专科，一技之长的绝招，不同流派的医疗经验和手法更适合于口传心授。中医带徒在保持和发展中医特色方面有其独特性。学徒出身而且学有成就者，在理法方药各方面都师承了各代中医的医法、医风和流派特长，既有一定的理论性，又有独到的实践性。因此，中医带徒学习的办法并非一时性的权宜之计和应急之策，应该从长计议。

中医专业人员技术职务和待遇偏低的问题，长期以来一直是影响广大中医专业人员积极性的不利因素，妨碍了中医事业的发展。由于历史原因，现有中医药人员中 70% 以上无学历，其中相当一部分人员长期处于"高岗位、低职务"的状态。岗位与职务不相符合。在技术职务评定中，我们有关部门往往对中医药人员的这种实际情况考虑不够，职务聘任限额基本是按不同学历段测算和下达的，致使相当一部分学徒或自学出身，具有较高的学术造诣和丰富的临床工作实践的优秀中医药人才，由于限额和学历等因素所限得不到应有的技术职务，极大地影响了广大中医药人员的积极性的调动。职务偏低，造成工资收入偏低。在我国目前知识分子普遍待遇不高的状况下，中医药人员低待遇的现象尤为突出。这有历史的原因，而且国家财政目前一时又难于妥善解决这一问题。只有通过改革、搞活、放宽政策，充分调动广大知识分子的积极性，挖掘潜力、提高服务质量和增加服务内容，增收节支来改善知识分子待遇偏低的状况。

（本文原载于《北京科技报》1987 年 6 月第四版）

坚持中西医并重方针
为实现中医药全面发展
而共同奋斗

张文康

我结合中医药工作的实际，对坚持中西医并重和中西医结合方针，发展中医药的几个问题谈一些认识与思考，与同志们一起交流。

一、发展中医药是历史赋予的重托，是现实国情的需要，是时代发展的必然

首先，中医药是中华民族的优秀传统文化，发展中医药是历史赋予我们的重托。中医药学是我国人民长期同疾病作斗争的经验总结和理论概括，凝聚着中华民族的智慧，为中华民族的繁衍昌盛做出了卓越的贡献，也对整个人类健康和世界文明产生了积极的影响。它历经千年而不衰，至今仍在我国卫生事业中发挥着重要作用，并在世界传统医药学领域独树一帜。对这样的优秀民族文化，我们应当很好地加以继承与弘扬。特别是现在世界许多国家凭借其雄厚的财力和先进的技术装备，加紧了对传统医药包括中医药的研究开发。在这种形势下，我们更应有一种历史的责任感、紧迫感。因此，发展中医药，继续保持其在世界传统医药领域的领先地

位，不仅对中医药自身的繁荣发展极为重要，而且对振奋民族精神、增强民族凝聚力将会起到有力的推动作用。

其次，中医药是我国卫生事业独具的特色与优势，发展中医药是现实国情的需要。在我国，自从一百多年前西方现代医学传入以来，就历史地形成了中医、西医两种医学体系及其实践并存的格局。我国传统医药与西医药相互补充，共同承担着保护和促进人民健康的任务，已经成为我国卫生工作的重要特色。而且，我们要实现"2000 年人人享有卫生保健"目标，要解决一个拥有十二亿人口的发展中国家的卫生问题，也就是穷国办大卫生，这就必然要求最大限度地充分利用现有各种卫生资源，并以较小的投入换来最大的效益。而中医药作为我国重要的社会卫生资源，恰恰在这方面又具有独特的优势。中医诊疗技术简便，中药资源丰富，成本相对低廉，对于解决高速增长的医药卫生费用与国民经济承受能力的矛盾完全可以发挥十分重要的作用。尤其在广大农村地区，中医药（包括各民族医药）有深厚的群众基础，利用一些适宜技术为农民服务，既受欢迎，群众又负担得起。另外，随着我国对药品知识产权保护的承诺和"复关"的临近，我国医药工业发展将从仿制为主向以创制为主或仿制与创制相结合的方向转变，在今后相当长的一段时间内，加强中药的研制开发必将成为一条重要途径。由此看来，充分发掘和利用中医药资源优势，发展中医药，符合我国的国情，也是建设有中国特色社会主义卫生事业的需要。

第三，中医药符合世界医药科学发展的大趋势，发展中医药是时代发展的必然。当前，世界医学模式正由单纯生物医学模式向生物、社会、心理整体医学模式转换。这与中医药学强调整体观念、辨证论治的本质特征，以及历来注重社会环境、心理因素的传统是相一致的。加之近年来，倍受环境污染和生态平衡失调所困扰的人们，又面临化学药品毒副作用不断出现、医源性药源性疾病日益增加、疾病谱改变、老龄化社会来临等一系列重大问题，于是逐渐把希望寄托在传统医药的发展上，一个人类回归大自然、热衷于传统疗法、崇尚利用天然药物的潮流逐步形成，并成为当今时代医药科学发展的一个重要趋势。因此，以运用天然药物及其复方为主，并拥有针灸、推拿等众多独特疗法，在治疗某些疑难疾病以及康复、保健、养生等方面具有一定特长和优势的中医药，也就愈加受到人们越来越多的关注。所以，我们必须善于从这样一个世界医药科学发展的大趋势中，把握中医药发展的客观必然性；必须善于从国际上对传统医学和天然药物的强烈的需求中，看到中医药发展所能带来的巨大社会效益、潜在着的巨大产业优势。中医药的发展将不仅能进一步丰富世界医药学宝库、为人类的健康事业再做新贡献，同时也将为我国经济建设的发展注入新的活力。

总之，发展中医药是历史赋予的重托，是现实国情的需要，是时代发展的必然。这就是我们在世纪之交对发展中医药必然性、重要性的基本认识。

二、坚持中西医并重，为实现未来 15 年中医药事业全面发展共同奋斗

基于上述认识和对当前及今后一个时期中医药工作所面临的形势及发展趋势的分析，我们提出了未来 5 年、15 年中医药工作的指导思想和奋斗目标。这就是：认真贯彻中央关于实现两个根本性转变的精神，在继承与发扬中医药特色和优势的前提下，积极鼓励吸收和利用先进的科学技术和现代化手段，推进中医药的发展与创新，促进中医中药的紧密结合和中医药现代化建设，努力提高中医药在保障人民健康、促进社会经济发展等方面的作用。到 2000 年，要使已经建立的中医药事业基础更加巩固和完善，初步形成适应社会主义市场经济体制的中医药发展体系和中药生产流通体系，进一步提高中医药对人民健康和社会经济发展的贡献率，继续保持我国传统医药的国际领先地位，实现中医药的发展。到 2010 年，要使中医药学术水平显著提高，在基础理论、重大疾病防治方面有较大进展，大幅度提高中药开发创新能力和中药产业现代化水平，实现中医药全面发展，为下世纪中叶基本实现中医药现代化奠定更加坚实的基础。

现在看来，实现这一战略目标时间紧迫，任务繁重，必须以只争朝夕的精神，采取切实可行的措施，付出十分艰苦的劳动。这就需要全体中医药工作者的团结拼

搏，需要各级政府、各个部门的大力支持，需要全社会的共同参与。从目前的实际出发，我们考虑在所采取的一系列措施中，最主要的是需要我们大家在以下几个问题上进一步做出努力：

1. 认真贯彻落实中西医并重方针

中西医并重是我国卫生工作方针之一，也是发展中医药的一个重要前提条件。如何理解中西医并重？我们理解主要体现在五个方面：①政治上一视同仁。各级党委和政府要关心中医药事业的发展，把中医和西医摆在同等重要的地位。②思想认识上并重。要认识到发展中国的卫生事业、解决中国的卫生问题，必须紧紧依靠中医和西医的共同努力。③学术上平等。科学成果、技术职务评定、医疗事故鉴定等，应实行同行评议。④事业发展上并重。现代医药要发展，传统医药也要发展。当然并重不完全是数量上的对等、总体经费投入的平均，而是指中医药机构的基础设施、仪器装备等，要与其承担的任务、群众对中医药的需求以及中医药事业本身的发展相适应。⑤共同享受社会卫生总资源，共同承担社会人群医疗保健服务。那么，如何评价是否真正贯彻实施了中西医并重？我们的理解主要是看各级政府和有关部门，是否把中医药事业纳入政府社会发展规划、卫生区域规划和各类卫生机构的建设内容，在医疗制度改革、卫生资源配置、卫生行业结构调整、初级卫生保健等方面是否注意充分发挥了中医药的作用，以及是否根据中医药历史和现实的情况体现出了政策上的倾斜等。

2. 进一步加大对中医药的投入

近些年来，中央和地方各级政府及有关部门，通过实行计划财政单列、补助中医专款、提供财税优惠、设立中药材生产扶持资金等措施，逐步加大了对中医药的投入，不少省（区、市）甚至保持了中医事业费增长高于财政支出增长的速度。这些都对中医药机构的生存、建设与发展起到了重要作用。但是，由于中医药原有的基础十分薄弱，从总体上来看，投入不足的矛盾仍很突出。因此，中央有关部门、各级政府继续增加对中医药的投入，必将更加有力地推动中医药事业的发展。同时，作为中医药行业主管部门，我们也要不断总结和吸取以往的经验教训，做到更加合理、有效地充分利用好各项资金，努力提高资金的使用效益。

3. 抓好"弘扬工程"的实施，重点建设一批骨干中医药机构

此项工程是我局按照江泽民同志"弘扬民族优秀文化，发展中医中药事业"的指示精神，决定于"九五"期间在全国中医药行业实施的，是关系未来 5 年、15 年奋斗目标能否实现的关键措施。主要任务是依靠科技进步，加强中医药机构内涵建设。要通过"弘扬工程"的实施，将一批示范中医医院建设成为综合功能健全、中医特色突出、临床效益显著、医疗设施配套、能够承担本社区医疗保健、管理水平高、医德医风好的现代化综合性中医医院；使每个省（区、市）都有一个以上全国农村中医工作试点县（市），并有一批省（区、市）的重点县（市），以带动乡、村两级中医药工作的发展和提高；培养一批中青年中医药学术和技术带头人和一批达到国内先进水平的中青年中医临床和中药技术专家，以及一大批县级中医医院的中医临床专科专病和中药技术骨干；在 2～3 个关系中医药学术发展的重大基础理论方面力争有所突破，确保 10 个中医药有明显优势的常见病、多发病、疑难病的诊疗技术和水平取得较大进展；将现有基础较好的部分中药骨干企业建成具有相当规模的经济实力的企业集团；形成 10 个左右能调控全国中药商品流通的大型贸易集团；争取 1～2 个中药新药堂堂正正打入国际医药市场，不断扩大中药出口创汇。

4. 加快中医药法制建设步伐，尽快出台《中医药发展条例》

虽然我国宪法已为中医药的发展提供了根本的法律依据，但到目前为止，尚无中医药方面的综合性法律或国家行政法规，这不能不说是中医药发展中的一个缺憾。出台一部《中医药发展条例》，将中医药工作在国家关系中的地位和作用、中医药事业发展的方向、中医药工作的方针政策等以法规的形式确定下来，这对于统一人们的思想认识，运用法律手段管理中医药工作，促进中医药事业发展极其重

要。近年来，一些省相继出台了发展中医药的地方性法规，对本省的中医药工作产生了相当大的推动作用。建议国务院有关部门早日完成《中医药发展条例》的审定工作，尽快出台，以保证中医药工作有法可依，更好地促进中医药事业健康、协调、稳定、持续地发展。

5. 逐步理顺中医药管理体制，加大中医药管理力度

1988 年，国务院决定在原国家中医管理局基础上成立国家中医药管理局，统一管理全国中医中药工作。几年来的实践初步证明，中医中药统一管理、统筹规划有利于形成人才优势、科技优势和组织优势，有利于推动整个中医药行业的科技进步，有利于制定符合中医药发展规律的方针政策和法规标准，有利于中医中药的协调发展。当然，由于实行这一体制的时间毕竟不长，经验积累不多，特别是目前一些地方的中医药管理体制尚未理顺，有许多问题还需要在不断探索与实践中加以解决。我们认为，为了保证政令统一、管理有力，今后逐步理顺和完善中医药管理体制是必要的。但是，强调中医中药统一管理并不是把中医药封闭起来、孤立起来，中医药决不能关起门来发展，而是应当在整个社会的大卫生中、大科技中、大生产中，充分发挥中医中药的特色与优势，同时积极吸引全国乃至世界各个部门、各个学科（包括现代医药、生命科学等等）更加深入地研究中医药，使中医药不断地吸取各家之长，不断地得到丰富和发展。这对中医药事业的发展同样是至关重要的。

总的说来，我们认为，面临世纪之交，中医药的发展又到了一个非常关键的时期，其意义深远，责任重大，困难很多，但希望更大。我们相信，有党中央、国务院的高度重视和坚强领导，有各有关部门、各级党委政府以及社会各界的热情关心和大力支持，有全国广大中医药工作者的团结拼搏和艰苦奋斗，中医药全面发展的目标一定能够实现！

（本文为作者在 1995 年全国卫生工作会议上的讲话，本书收录时略有删节。）

要把中医和西医摆在同等重要的地位

田景福

1985 年 6 月，中央书记处在关于卫生工作的决定中指出："根据宪法'发展现代医药和我国传统医药'的规定，要把中医和西医摆在同等重要的地位。一方面，中医药学是我国医疗卫生事业所独具的特点和优势，中医不能丢，必须保存和发展。另一方面，中医必须积极利用先进的科学技术和现代化手段，促进中医药事业的发展。要坚持中西医结合的方针，中医、西医互相配合，取长补短，努力发挥各自的优势。"这是党中央在新的历史时期为发展中医事业所作出的重大战略决策，是党的中医政策的进一步具体深化，对指导中医事业的发展具有极为深远的意义。

"要把中医和西医摆在同等重要的地位"，这一决定高度评价和充分肯定了中医药学在人民医疗保健事业中的重要地位和作用。中医药学在几千年来的历史发展中，积累了丰富的临床实践经验，形成了独特而完整的理论体系，对中华民族的繁衍昌盛作出了重大贡献，对世界医学的发展也起了积极的促进作用。中医药学是我国优秀文化遗产的重要组成部分。在世界各国的传统医学中，只有中医药学保存的经验最丰富，理论体系最完整，服务的人口也最广泛。在建设具有我国特色的社会主义医疗卫生事业中，中医药学占有十分重要的地位。中医药学所独具的特点和优势，是任何国家的传统医学所不可比拟的。新中国成立以来，现代医药在我国有了较大的发展，为保护人民健康发挥了重大的作用；而中医药学因其疗效可靠，副作用少，并能治愈许多现代医学难于治疗的病症，仍然是我国人民防病治病的重要手段，一直受到广大人民群众的欢迎。中医药学在人民保健事业中的重要作用是现代医学所不能代替的，因而中央书记处指出，"中医不能丢，必须保存和发展。"不但要发展，而且要"和西医摆在同等重要的地位"来发展。这一决定，确实反映了全国中医药界和广大人民群众的心愿，完全符合我国以至于世界人民防病治病的需要，因而是十分英明、十分正确的。

"要把中医和西医摆在同等重要的地位"，这一决定也是从我国当前医疗卫生事业的现状出发的，它根据当前中医工作中存在的问题，具有十分鲜明的针对性。我国当前存在着中医和西医两种不同的医学体系，这是一个不可否认的客观事实。既然如此，在我国的医疗卫生事业中，就有一个两种医学的关系问题。毋庸讳言，由于种种原因，长期以来，中医和西医的关系问题一直未能得到很好的解决。从1952年到1984年，全国西医队伍由11万人发展到百余万人，增长了9倍；而中医队伍在30多年中仅仅增加10000多人，1984年底为31万人。从中医机构来看，据1984年统计，县以上中医医院数仅占同级医院的10.7%，病床占同级的6%。全国24所中医学院附属医院的设备总值，比北京医学院一个附属医院尚少449万元。这种情况说明，在社会、政治情况完全相同的条件下，和西医相比，中医发展是十分缓慢的。究其原因，从根本上来说，就在于长期以来，卫生行政主管部门对中医工作重视不够，没能恰当处理中医和西医两种医学的关系，自觉不自觉地把中医摆在从属地位。如何处理中医和西医的关系，把中医摆在什么地位，这实质上是发展我国卫生事业的指导思想问题。指导思想上的偏差，是造成中医事业发展缓慢的根本原因。当然，自从党的十一届三中全会以来，情况已大有好转。但离从根本上解决问题，仍然有很大的差距。

由于卫生部门长期把中医摆在从属地位，所以在发展规划和经费安排上，对中医事业支持不够；在组织机构和管理体制上，中医管理机构人单力薄，缺乏发展事业的自主权，并且地、市以下的卫生行政部门多数没有中医管理机构；在医教研等各项业务工作中，往往以西医模式要求中医，忽视了中医药学自身的特点和规律。在物质条件、组织机构和学术发展等方面没有保证，中医事业不可能得到健康迅速的发展。中央书记处的决定，正是针对中医工作中存在的这些问题，明确提出"要把中医和西医摆在同等重要的地位"。这一决定指出了问题的关键和实质，是从根本上解决中医问题的战略性决策。

"把中医和西医摆在同等重要的地位"，其内涵是十分深广的。这不但包括在政治地位、社会地位上要一视同仁，而且包括在学术地位上，要充分重视中医药学自身的特点和规律；在组织机构上，要加强和充实中医管理机构，并赋予发展中医事业的相对自主权；在发展规划和经费安排上，要给中医事业以有力的保证，使其能够有计划按比例地得到健康发展。而要做到这些，首要的一条，就是要在指导思想上充分认识中医药学在建设具有我国特色的社会主义医疗卫生事业中的重要地位和作用，真正克服那种轻视和排斥中医的错误倾向。指导思想端正了，才能在行动上采取有力措施，支持和促进中医事业的发展。指导思想不端正，就不可能在行动上和具体措施上做到对中医和西医一视同仁。

党和国家历来十分关怀和重视中医工作。近年来，为了加速中医事业的发展，胡耀邦、邓小平、赵紫阳、李先念、彭真等中央领导同志对中医工作作过多次重要指示。"发展我国传统医药"已写入1982年颁布的我国新宪法。在此基础上，中央书记处又作出"把中医和西医摆在同等重要的地位"的决定，这是对中医工作的巨大关怀和支持。从卫生部来说，几年来，根据中央精神，进行拨乱反正，先后召开了衡阳、石家庄、西安、合肥等一系列会议，明确了中医和中西医结合工作的指导思想。与此同时，各地和各部门也在提高认识的基础上，逐步加强了对中医工作的领导。两年来，全国有近20个省、市先后召开振兴中医大会或中医工作会议，把中医工作列入党和政府的议事日程，采取有力措施给予支持。但是，不可否认，目前也还有一些部门包括一些卫生行政管理部门，对中医药学的重要地位和作用认识不足。对于这些同志来说，有必要认真学习一下中央和中央领导同志关于中医工作的一系列指示，以端正对待中医工作的认识和指导思想。

（原载于 1986 年《中医年鉴》）

关于中医药事业发展的建议

邓铁涛

| 编者按 |

本文是作者三十多年前致国家中医药管理局领导的信，他提的建议曾引起重视。老中医的"危机感"今天不仅还存在，而且愈加紧迫。这值得每一位中医工作者深思。

近百多年来，中医受尽摧残，新中国成立后仍长期处于从属地位。

在这一段时期中，只有西学中和少数中医做了一些研究工作，并取得一定的成绩。广大的中医，特别是有较深造诣之老中医，对科研无从插手，有人也不相信他们能干些什么。于是不少名老中医把积数十年之学术与经验带走了！有人反过来说中医搞不出什么科研成果。这就是党的十一届三中全会以前中医科技工作的轮廓。

十一届三中全会之后，特别是中医药管理局成立之后，中医的科研工作才开了一扇门，吹进了一股温暖的东风，近年来评出了一大批重大成果与进步成果。以中医自己前后对比十年的成就是喜人的，但从世界科技发展角度看，中医药科技工作仍然十分落后，不能不使我们有危机感。

一、人才问题

近四十年来，大批有学术理论与临床经验的老中医自然减员，喊了几十年抢救老中医之经验，收效甚微。到中医能收研究生了，的确培养了一批科研人才，做了些继承与发扬中医的工作，成绩应该肯定，但毕业之后能继续搞科研者恐怕仍属少数。研究生教育是中医教育工作的新事物，免不了存在一些问题，有待今后总结提高。但这是一个培养人才的重要措施，由于多种原因，研究生的招生、报考，正在走向低谷！博士、硕士研究生的培养与使用，是中医科技发展的根基，这个问题不解决好，中医科技工作能理想地得到发展，是不可能的。

我建议：

（一）对历届研究生（硕士与博士）的水平、能力、工作安排进行一次抽样调查。

（二）对研究生的培养计划与措施及其方向与效果，进行全面总结。

（三）研究培养研究生工作存在的问题并拟出对策。

（四）建议各研究生培养点，多招收在职研究生，对条件较好的院校是否可以招收七八年制的博士硕士生，从本科生中三四年级时来一次招考，择优录取，提前攻读，可以早出人才，也比较容易分配工作（据说已有此设想）。

（五）建议今后评估院校或科研机构之人才，除了计算中级职称、高级职称多少之外，加上统计获得博士、硕士学衔的比例数。

（六）今后培养研究生，除有重点地结合国家课题，进行较高层次的科学研究之外，更多的研究生应属临床研究生，培养具有中医特色的临床家。切莫培养出既没有中医系统理论修养，又不能用中医中药为人民解除疾苦的所谓人才。

二、成果问题

过去科技成果的评估，多借用西医一套，自前年管理局召开了中医传统科研方法的讨论会之后，已有所改观，但仍值得进一步研究中医中药科研的思路与方法，开拓自己的道路。对成果的评估，应在今后不断实践中不断改革。因为中医药往往治本，而西药除抗菌素药外多立足于治标，如按西法双盲试验设对照组，有时实在为难，疗效往往不如人家，而有些病真正解决问题则是中医中药。我要辨证论治，你限一方一药；我长效根治费时，西药速效效短。全按西医的方法评估，目前难以显示出我们的优势来。我并不是说我们不采用最新科技进行中医药之研究，而是因为我们科研工作起点低，起步迟，存在问题多，必须借助于"软科学"对中医的科研工作，进行全面的探索与研究。设对照组之类我并不反对，问题是如何对照法。目前无法设对照组，而疗效可信，又符合中医之理论体系者，暂不宜限制过死。并力争国家教委或科委一级评成果时，要尊重中医、中西结合医专家之意见。不能只有一把尺码。常说中医疗效不能重复，不懂中医理论和诊法，按西医辨病用药，怎能重复呢？

三、成果的推广

近几年来科研成果已有一大批，成果推广的效益如何？我没有调查，不敢乱下断语。鉴于目前全国中医医院无论人才设备都非常薄弱，建议管理局抽出一点钱专门用于推广成果之用。让研究者有经费去传授，或在省一级开班同时传授几种成果，省一级再组织实践并往下传播，以迅速提高市县级中医院的临床水平。不想方设法提高县一级中医院的临床水平，我们将犯大错误。能否我们也搞个星火计划？对一般常见病、多发病的中医中药研究，使之成为可行的有效的诊疗常规。

县中医院还有个组织保证问题，目前很多县中医院是把原来县城卫生院换一块招牌而成，西医比中医多，有中医参加领导而无实权（我们广州市市属中医院的实权就在西医手中），不中用的人多，把编制名额占满了，中医学院毕业生分不进去，反过来说中医学院的毕业生没人要。这是一个要命的问题，不解决好，中医院再多，也等于零，只能起相反的作用。中医科技工作必须综合治理，搞好这一工作本身也是一个科研大课题，值得研究。

四、剂型改革

目前临床家都认为，用成药总不如汤剂见效。如果我们在这个问题上找不到出路，势必影响中医中药的发展。因此我认为剂型改革应是八五攻关项目之一。组织攻关，不妨东西南北中都有单位中标，分工合作搞。近十年来新的中成药会少，但真正能如原来报批时之疗效者几何？我有怀疑。我有这样的体会，有些成药是由一些同志按各单味药的研究有某种作用于是凑合成方，对这种成药要按中医理论写好方解，实在不易！而一些中医常用之方剂如四君子汤、八珍汤、四物汤、四逆汤……则没有厂家肯干。如果我们的药房，不用饮片，而选出常用方剂改变了剂型，又有单味已提制之药，于辨证时，可以加味，病人不用煎药拿回去一冲便可服用，这样才能跟上时代的步伐。我认为这是可以做得到的。日本人已这样做了，不过他们太呆板耳。大量提制单味药，以后不再出口原药。这还关系国计民生。广东最近有个统计，进口中成药比我们出口中成药总值大得多。我们应关死这个太不合理的口子，我们要出成品，而不应大量出口原料。因此，剂型改革已刻不容缓了。

（本文原载于 1990 年 8 月《中医药工作通讯》）

论我国"崇洋媚外"思想的产生及其对我国民族传统医药学的危害

李今庸

| 编者按 |

"崇洋媚外",是民族虚无主义的一种心态和表现。我们中华民族已经站起来了,并且以日益强大的雄姿屹立于世界的东方。我们中医药界存在的软骨病,什么时候能够治愈呢?

崇洋媚外必然不顾国家、民族整体利益,必然鄙薄自己的祖国和人民,看不起自己民族的文化和科学技术,主张推行"全盘西化"。过去曾经称它为"殖民地奴化思想"、"民族虚无主义"和"洋奴哲学"等。现在我们来追溯一下它在我国产生的历史及其对我国民族传统医药学的危害,或许不是没有益处的。

本来,我们的国家,是具有数千年文明史的一个伟大的东方文明古国;我们的民族,是创造了灿烂的中国古代文化并为世界人民作出过一定贡献的一个伟大的中华民族。但是近一百多年来产生了崇洋媚外思想,并时起时伏,一直没有得到彻底的肃清。

我国历史悠久,地大物博,人口众多,为我国人民的社会实践、创造经验和积累经验准备了优越条件。我们伟大中华民族的一份宝贵财富——"中医药学"，就是在这个条件下产生和发展起来的，它是我国民族的传统医药学。

中医药学是我国古代劳动人民长期与疾病作斗争的经验总结。它包含着我国人民与疾病斗争的丰富经验和理论知识，具备比较完整而独立的理论体系，内容丰富多彩，具有东方医学的特色，是一个"伟大的宝库"。几千年来，它保证了我国民族的繁衍和昌盛，受到了实践的严格检验，并在这个严格检验过程中，得到了巩固、丰富和发展，它总是随着时代的前进，汲取时代的养料，一步一步地把自己推进到一个新的高度，它是在我国民族的临床医疗实践中创造和发展起来的，符合我国民族医疗的实际。同时它在一千多年以前开始走出国门去，为世界一些国家的人民健康服务，并不断地对一些国家民族中符合中医药学需要的有关医药内容加以吸收消化而充实了自己，这表明中医药学从来就具有不断发展和开放的性质。但由于我国历史条件的限制，长期没有产生现代科学，从而使它没有可能和现代科学结合，而在理论体系上仍然保持着中国传统医学的面貌。虽然如此，但其理论是从大量临床实践的基础上总结出来的，又长期有效地指导了临床实践，证明了它是具有科学内容的，因为实践是检验真理的最可靠标准。然自 1840 年鸦片战争后，帝国主义侵入了中国，使中国沦为半殖民地社会，而帝国主义侵略的结果，在中国产生了一个买办阶级。他们同帝国主义一道，在中国人民群众中推行奴化教育，灌输奴化思想，宣扬什么"中国有的，外国都有，中国所没有的，外国所独有"。竭力鼓吹帝国主义文化，诬蔑和摧残我国民族文化，因而在满清末季就开始出现"废除中医"的荒唐主张。继之以余云岫为代表的我国医学界的民族败类，大肆攻击我国民族的中医药学，竟无耻地说出保存中医是什么"国耻"，且必欲消灭中医而后快。至 1929 年，旧政权南京政府竟颁布了一个违背人民心愿、损害民族利益的所谓"废止中医令"，企图一举在全国范围内把中医废除掉，结果遭到了全国中医药界的强烈反对，不得不被迫取消这个短命的"废止中医令"。于是，他们就对中医采取听之任之不闻不问、让其自生自灭的态度，使中医事业陷于无人过问而逐渐衰落的境地。至 1949 年 10 月 1 日，中华人民共和国建立了，结束了国民党南京政权的统治，改变了我国半封建半殖民地的社会面貌和社会性质，建成了社会主义的社会。党中央和中央人民政府对我国民族的中医药事业十分重视，提出"团结新老中西各部分医药卫生工作人员，组成巩固的统一战线，为开展伟大的人民卫生工作而奋斗"，并把"团结中西医"列为我国卫生工作四大方针之一，制订了中医政策，中医药事业有了待兴的希望。但是，殖民地奴化思想却在一定程度上遗留下来了，而且影响很坏。1950年，在第一届全国卫生工作会议上，余云岫等三人联合提出了一个"四十年消灭中医"的计划，即所谓《处理旧医实施步骤草案》，旋而在全国得到了贯彻执行，采用登记、审查、考试（西医学）的方法，将中医淘汰多数，留下少数，加以改造，变成西医。王斌发表了《在一定的政治经济基础上产生一定的医药卫生组织形式与思想作风》的文章，诬蔑中医为"封建医"，"只能在农民面前起到精神上有医生治疗的安慰作用"，对中医采取了轻视、歧视和排斥的政策，造成了极坏的影响。针对这种情况，党中央遂撤销了贺诚同志中央卫生部党组书记的职务，开展了公开批判贺诚同志错误思想，崇洋媚外在医药卫生系统的思想影响得到了一定程度的清算，中医药工作发展了，陆续创建了"中医研究院"、"中医学院"和"中医医院"。西医综合医院也设立了"中医科"。中医有了自己的教学、医疗和科研机构，有了活动的舞台。然而，不幸的是，看不起中医药学的崇洋媚外思想影响并没有完全肃清，它总是时隐时现，阻碍着中医政策的贯彻，他们在中医药事业前进的道路上设置重重障碍，限制发展，中医始终被放在从属地位，由别人支配着命运，不让中医药学独立发展。有的人经常批评中医"保守"、"不科学"，而中医要求其拨款购买科学仪器时，他们又说"中医还买什么仪器"，拒绝拨给此项经费。有的人否定中医治疗效果，说中医治病，是"鸡叫天亮，鸡不叫天也亮"；对中医治好的病，说是"自然转归"，而不是治好的；对中医治好疑难病证而不能说是自然转归时，则说是自己以前的诊断错了，也不承认是中医治好的；对不能否认其诊断的，则说"只是近期疗效，远期疗效靠不住"。有的人把大量西医人员塞进中医事业机构内，并占据领导位置。用西方的观点和标准，强使中医进行西医化，如中医提出意见，坚持中医特点，就被斥之以"保守"、"固步自封"，以致中医学院附属医院的中医，感到自己走路都比别人矮一截，出现了"西医外科昂头走，西医内科摇头走，中医低头走"的局面。有的人在中医教育上，借口让学生掌握科学知识，塞进大量西医课程的内容，几乎占有整个学习专业学时的一半，以致学生在六年学习过程中，除政治、体育、劳动、放假和毕业实习外，实际学习中医药专业知识的时间不到两年。有的人对待中药，则是像踢皮球一样，踢来踢去，不愿管理。有的人更是严重摧残中医药事业，大砍中医医院，拆拼中医学院，批斗中医药人员，致使我国中医药事业出现后继乏人、后继乏术的严重局面。

党的十一届三中全会后，党中央拨乱反正，重申了中医政策，下达了"（78）56号文件"，提出解决中医队伍后继乏人的问题；全国中医、中西医结合工作会议确定了"中医、西医、中西医结合这三支力量要大力发展，长期并存"的方针；全国中医医院和中医高等教育工作会议又决定"保持和发扬中医特色"，党中央和国务院还决定和批准成立了"国家中医药管理局"，以统一管理中医中药，改变中医、中药长期分离的状态，中医有了独立发展的机会，有了明确的发展方向，也有了自己的管理机构，从而开始了恢复和发展。中医医院得到了恢复和较普遍的建立，中医高等教育机构也得到了恢复，中医队伍人数也有了上升。随着中央要求"干部四化"的落实，在中医专业机构里，基本改变了"西医在朝，中医在野"的状况。

近些年来，世界药源性疾病猛烈增多，数百种化学药品被禁止使用，这就显示了我国民族中医药学的无比优越性。现在我国中医药学正以它自己的治病效果和科学内容大踏步地走向了世界，受到各国人民的欢迎，引起了各国医药学家的浓厚兴趣，开展了积极学习和认真研究。作为中医药学发源地的中国，本应该切实地贯彻党和政府的中医政策，大力扶植中医药事业，用现代科学知识和方法，根据中医药学内部规律认真研究中医药学，积极发扬中医药学的特色，使之迅速走向现代化。这既有利于中医药学在我国人民的保健事业上发挥更大作用和为世界人民健康服务，也可在培养我国民族自豪感，提高我国民族自信心和消除我国民族自卑感方面，产生积极的作用。但是，"冰冻三尺，非一日之寒"，我们中华人民共和国建立的时间还很短，只有四十年，经济基础薄弱，吃饭的人有十亿之多，致使我国建设事业没有得到应有的发展，科学技术和人民生活水平，同西方发达国家比较，还存在一个很大的差距，这就给崇洋媚外思想留有栖身场所，不能把它完全肃清。一些人对待民族的中医药学仍然怀有严重的偏见，在中医药事业发展的规模和经费上，受到的歧视依然如故；有的人在领导评定技术职称和科研成果时，对中医不组织同行评议，而是由绝大多数西医专家参加投票表决；有的人对中医教育，把对中医药学知识只有一知半解的人送上大学讲坛，讲不出中医内容时，就大讲西医药学，人们讥之曰这是"粮食少，瓜菜代"；有的人利用课堂教学、临床教学、学生思想调查，散布中医理论不科学，动摇学生的专业思想；有的人根本不懂医学，也借教育改革之机，骂中医药学是"封建"，大叫要塞进这门课程那门课程，以挤压中医药学的内容；有的人根本就不知道"科学"为何物，也装腔作势地指责中医"不科学"；有的人骂中医，又打着中医牌子冒充中医向上级有关部门骗取经费；有的人身为省卫生行政领导之一，为了严格控制中医，而诬蔑从事中医高等教育的老年中医为"复古势力"，中年中医为"中毒太深"；有的人厌恶老中医，竭力贬低老中医在发展中医药事业上的作用，说什么"发扬中医药学，靠老中医是不可能的"，导致了中医学院排挤老中医现象的出现。尤其《中国医药学向何处去》一文和《近代中西医论争史》一书，露骨地攻击了民族的中医药学，辱骂中医和否定中医政策，代表性地反映了我国医药卫生系统内当前崇洋媚外的心理。

这种看不起自己民族传统医药学的人，或许是少数，但能量却很大，他们在党政干部之间有，在青年学生之间有，在科技人员之间有，在西医药人员之间有，在中西医结合人员之间有，在中医药人员之间也有。

根据上述，可以看出我国中医药学一直是在艰难曲折的道路上发展，故其教学、医疗、科研等各种专业机构普遍都是起步晚，规模小，底子薄，设备简陋，经费不足。加之自己的管理机构至今还是一座"空中楼阁"，有头无脚，而一个好端端的中医药学的整体又被"肢解"成两半，以致疗效不高，作用不大，步履艰难，困难重重。这种影响，是根本无法激发起我国人民的民族自豪感的。相反，它却能使人民失去民族自信，产生民族自卑感。中医学院的学生专业思想不巩固而捧着厚本西医书读，中医学院附属医院有的中医大夫感到自己走路都比别人矮一截，可能就是这种心理的反映。因此，我国应加强对中医药事业的领导，给以必要的支持和扶植，以促进其得到较快的发展，并加强对中医药学的宣传，提高人们的认识，以改变对中医药学的看法和态度，这样将从一个侧面有利于我国人民的思想建设。

附：

中共湖北省委员会副书记钱运录同志的批件

转南鹏同志及李清泉同志阅处。李今庸教授的意见值得重视，望请研究，在卫生工作中要十分重视中医。当今世界许多国家出现"中医热"，如果我们自己看不起中医，岂不是笑话？！请酌。

钱运录

1989 年 10 月 20 日

（原载于《舌耕余话》）

正确认识中药，
理顺中医药管理体制

李今庸

| 编者按 |

只有在中医药理论指导下所运用的药物，才能被称之为"中药"。中药不能离开中医，中医亦不能离开中药，医药本为一体，永远不能分家。如果硬将二者隔离，而以西方科技手段来研究"中药"，最好温习一下"邯郸学步""南辕北辙"，以至于"指鹿为马"的典故。

天下之物，凡能用于治疗人体疾病者皆谓之"药"。然药之治病，则实有赖于医者对疾病的明确认识和对药的正确选择与应用，才能发挥其有益作用。否则，只是一些败草、一些木皮、一些枯骨、一些顽石而已，不能称为"药"。确切地说，只有为医者使用之物，才能成为"药"。"药"只有在具有医学理论知识和医疗技能的医者使用下，才具备治病意义。而所谓"中药"则只有在中医药学理论知识指导下，才具备治病意义，根据中医药学内部规律和特色要求加以使用，它才能在临床医疗上发挥其所具有的治疗疾病的作用，收到较好的疗效。这有力地表明：中药是中医临床医疗工作中治疗疾病的工具，中医则是中药正确发挥治病效能的保证。二者相得益彰，相辅相成，相互为用，血肉相连，不可分离。在中医药学领域里除针灸、按摩等疗法外，对于药物疗法的中医工作者来说，即使是仲景再世，能洞见疾病症结，如无中药可用，在临床医疗上也必然无能为力，只有"望病兴叹"了。而中药离开了中医，它的治病效能同样无法得到发挥而只能变作异物。事情十分明白，中医中药是一个不可分割的统一整体。二者有着共同的理论基础。中药，以受中医药学理论体系支配而存在。只要在中医药学理论指导而发挥效用者，无论它来自什么地方，也无论它是什么样的形态，都是中药。但它一旦离开了中医药学理论指导而使用，它就不应该再称为中药。

我国中药在其数千年的发展过程中，保证了我国民族的繁衍昌盛，并在为世界人民健康事业作出自己贡献的同时，吸取了世界一些国家民族的医药知识作为营养充实了自己，例如苏合香、安息香、波斯青黛、倭硫黄、安南桂以及耆婆方等等，都是异国他乡的产物，记载在我国医药文献中，而为中医所常用。这就表明中医药学从来就具有开放的性质，"中医封闭论"者可以休矣！

稍微懂得一点我国医药史常识的人都应该知道，在我国古代，本无"中药"之称，而只单称为"药"。鸦片战争之后，我国沦为半封建半殖民地，为了区别于随外国传教士而输入我国的西医药，才于"药"前加一"中"字成为"中药"之称的。中药、西药虽都为医者治疗疾病的工具，但各自有自己的理论体系，二者有着质的差别，莫可混淆。然根据唯物辨证法的观点，我国医药实践也证实，中药、西药二者在一定条件下都可以向自己对立方面发生转化，但在没有转化条件之前，中药仍然是中药，西药仍然是西药。中药、西药都以特有的理论体系与自己医学紧密联系着，维护着"医"的存在。这是我国医药的实际，是我国医药的客观存在。这是好事。一个拥有12亿人口的大国，有两种医药学，总比只有一种医药学要好得多！然而，不幸的是，近些年来某些人极力抹杀中药、西药的界限，鼓吹什么"中药、西药没有区别"，且把一个好端端的血肉相连而统一整体的中医药学劈成两半，使中药脱离中医，变成少数人牟取私利的工具而企图垄断之，有"金"则"拜"，唯利是图，赚钱的就做，不赚钱的就不做，经营不择手段，给回扣，送红包，请客，送礼，以招揽买主，这笔费用中西药品加在一起每年竟高达56亿人民币之多（见1993年11月24日《长江日报》第八版）。其所花之钱自然是以提高售货价格来补偿，从而把这个负担转嫁给了病人和公费医疗开支，并推动了药价节节上升，中药出现了"伪""劣""缺""贵"等现象，严重影响了中医药学的治疗效果，危害了广大患者的健康与切身利益，抑制了我伟大中华民族的宝贵文化遗产——中医药学的发展。这种状况，必须加以改变。

毛泽东主席生前（1954年）指出："中药应当很好保护与发展，我国的中药有几千年的历史，是祖国极宝贵的财产，如果任其衰落下去，那是我们的罪过。"这对发展我国中医药学具有十分深远的意义，是我民族利益之所在。况且当今世界人民的医疗保健都要求回归自然，我国中医药学已经并将继续大踏步地走向世界，且势必向五大洲延伸。因此，应当在深化改革过程中，抓住机遇，重视和积极发展中医中药事业，并理顺中医药管理体制，纠正中药经营上的不正之风，改变中医中药的严重脱节现象，使中医中药紧密结合，做到相互为用，相互促进，同步发展，以便中医药学更好地为我国人民的保健事业服务，并为我国中医药学进一步走向世界做好充分准备，奠定坚实基础，从而发扬光大我中华民族这份宝贵的文化遗产。

（本文是作者在1995年湖北省政协七届三次会议上的大会发言）

继承是提高中医临床疗效的基础

任继学

| 编者按 |

真知灼见，往往来源于实践。在继承与发展的问题上，说法很多，解释各异。这篇文章是一位老中医几十年实践的总结。对于他从实践中得出的结论，我们是无可置疑的。

任何一门科学的发展都必须在继承的基础上，吸收营养，得到启发，然后产生新的见解和体会，再付诸实践。这样，才能使其向前推进。中医学术的发展亦是如此，离开了继承，就谈不上发扬，二者是相辅相成的。近几年，有的同道认为：老中医无非是喊喊继承，不发扬，"思想保守"。就目前学术状况而言，是不是继承多了？是否还有继承的必要？我想就这个问题，谈谈个人的看法。

临床上经常遇到咳血，或呕血，或便血，血色鲜红，颜面红赤，胸中或胃中灼热，大便秘结，小便黄赤，舌红苔黄厚，脉弦数有力的病人。经用西医抗菌，消炎，止血等方法治病无效。综合脉症，此病本在阳明，阳明有热，一为上熏蒸于肺，一是火扰胃中；二者都伤及阳络，阳络伤则血上溢。治疗必本张仲景"吐血衄血，泻心汤主之"。余曾治秋广仁患者，即属此例。真是一剂知，二剂已。

再如尿崩症病人，症见：口渴多饮，多尿乏力，舌红干，苔白腻或白干、或微黄而干，脉虚数。世医多以滋阴润燥，健脾补肾和西药治疗，久而无效。此因何在？盖本病病位在藏。因"脑为髓之海"，"元神之府"，它有"散动觉之气"的作用，与肾相通。肾者，主骨生髓，藏精而为"血之源头"，"诸髓者，皆属于脑"。所以，本病必须随其所得而攻之，方可见效。余在张仲景"夫诸病在脏，欲攻之，当随其所得而攻之。如渴者，与猪苓汤，余皆仿此"此段经文的启发下，悟出了用猪苓汤治疗此病，疗效甚好，一可养阴，二可制尿，双相调节。一般辨证加减，大约两月见功。

还有一例紫癜病人，齐某，男，13岁，原因不明而呈现全身紫癜，腹痛，便血，血量一日 100～150mL，血色紫暗，两目黯青，口渴不欲饮。曾在医大一院住院，经输血、止血、激素等治疗，便血不止，紫癜时出时没，持续月余。请余会诊，查：舌质隐青，苔薄而干，脉弦涩有力。综合舌、症、脉，此病热结下焦，波及膀胱，内扰于肠，造成阴血蓄而不行，瘀而为患，邪损脉络而成。治法宜清热止血，轻表重里。方投桃仁承气汤。服药后，一剂血减，二剂血止。然后，投以四物汤治疗血家百症之药，调理月余，至今未有复发。现在长春外国语学校读书。

消渴病临床极为常见，辨治尤应注意。余治申某，男，54岁，干部，患糖尿病多年。症见：全身乏力，口干舌燥，腰膝酸软，皮肤干涩，颜面青黄，两颧泛红，口唇干裂，舌红干，苔黄白相间，脉虚数。化验：尿糖（阳性），血糖 185 mg/L。经几家中医治疗，采用大量养阴滋润之品，服药年余，病情反复，不见功效。邀余诊治。此病阴亏在下于内，阳不发于外，造成阳不化气，津液不生。治疗必本张景岳"补阴必于阳中求之"之法。方在上述养阴润燥药中，佐加肉桂、附子、红花之类，调理 4 个月余，其病获愈。

小儿之疾，变化多端，甚难调理。曾治我院住院病人，许某，女，7岁，患肾病综合征，全身浮肿，腹大如鼓，呼吸急促，腹胀纳呆，便溏，小溲短少而赤，身畏寒，四肢欠温，颜面泛红，皮肤干涩，舌淡红苔白厚而润，六脉沉虚而濡。实验室检查：尿常规，蛋白（阳性），颗粒管型偶见，红细胞（7～9）×10^{12}/L，二氧化碳结合力（CO_2CP）43 mmol/L，血尿素氮（BUN）11.8 mmol/L，血浆蛋白 58.5 g/L，清蛋白 26.5 g/L，球蛋白 3.20 g/L，经用五皮饮之类治之不愈。病儿无尿，请余会诊。综合上述临床症象，我认定，此乃中医肾风，肾衰，肾劳证。因精亏于内，血虚于中，气化不能温煦于上下而成。病机关键在精亏，故治疗必遵《素问·阴阳应象大论》"精不足者，补之以味"之原则，方用千金鲤鱼汤化裁：附子 15g，白术、商陆、赤小豆各 20g，茶叶 10g，大蒜 20 瓣，鲤鱼 1 条去内脏，蝼蛄、蟋蟀各 2 对，装鱼肚内蒸煮，服之。2 剂后，患儿尿量明显增多。以该方为主，调理月余，显效出院。

从以上几则病例，不难看出都是在继承《黄帝内经》《伤寒论》《景岳全书》等古医籍的基础上，灵活化裁而应用的成功例子。

治病如此，研究中医理论也是这样。汉代张仲景著《伤寒杂病论》，除了自己临床实践而外，还"勤求古训，博采众方"，"撰用《素问》《九卷》《八十一难》《阴阳大论》《胎胪药录》"才完成了这部举世巨著，而被古今中外学者誉为医圣。金元医家李东垣之所以能够完成《脾胃论》，除了受当时社会动荡、脾胃病多和临床有心得的历史条件影响外，不也受《黄帝内经》的启发，才得以完成的吗？再如，明代传染病学家吴又可著《温疫论》，也是继承《黄帝内经》的疫学内容（如木火土金水五疫等）和《伤寒海底眼》"手经唯肺经受邪多论"的学术观点，结合临床实际而成的。嗣后，叶桂、吴瑭等温病学家也是在继承古人优秀成果的基础上才创立了温病理论的。尤其是《温病条辨》一书，开篇讲运气，首方为桂枝汤，第四方为白虎汤。除麻黄汤外，《伤寒论》103 方都应用到了。正如他在《医医病书》中所说："拙著《温病条辨》，补古来一切外感之不足者也。"

综上所述，可见继承的重要性了。没有继承就没有发扬。近世少数医者，过分强调发扬，忽视继承，实欠妥当。这正是吴瑭所批评的："今人不读古书，安于小就，得少便足，囿于见闻，爱简便，畏繁重，喜浅近，惧深奥，大病也。《神农本草经》《灵枢》《素问》《难经》《伤寒论》《金匮要略》《易经》《诗经》《周礼》断不可不读者也，近人所读者，陶氏《伤寒六书》，龚氏《寿世保元》，李氏《士材三书》，汪昂《本草备要》《医方集解》，吴又可《温疫论》，张氏《景岳全书》

等类。甚至仅读《药性赋》《汤头歌》，便欲行医。近代叶天士医案，精者多而粗者少，远胜陶氏等书，南方人喜读之，无奈不得要领，但袭皮毛，名为叶派。但叶氏之书，本不易读。盖其书用古最多，读者不知来路，未易领会其用意，而又收罗散佚，集于门人之手，往往有前无后，有中间而无前后，碎金片玉，不能全备。非真有天分人功者，不能读也。且不读《黄帝内经》《金匮要略》等古书，不知其妙，不能用也。"（清·吴瑭《医医病书·不读古书论》）

总之，没有完整、系统地继承中医药理论，就不会对疾病有一个正确的认识，也就不会有理想的疗效。只有扎实地学好《黄帝内经》《难经》《伤寒论》《神农本草经》《温病条辨》等古书，使之密切结合临床，察色按脉，先别阴阳，识得标本，才能提高中医的临床疗效，中医学术才能发展。否则，盲目地发扬，必会形成无源之水、无本之木的理论，无法正确地指导临床实践，疗效更无法提高。在医疗实践中，只能是用点中药，又用西药保驾，这是吴瑭批判的现代典型。上述问题，仅是个人看法，尚望更正。

（本文原载于《悬壶漫录》）

中药管理体制的九次变革

魏福凯

| 编者按 |

"九变"之后还在变，今变之后可能还得变，中药管理之难可见一斑。中药管理的好坏关系到人们的健康，关系到中医事业的发展，关系到广大农民的生活，关系到国际市场的开拓。看来谁来管不是关键，而是在于如何管。

新中国成立以来，为了寻求对中药的适当管理形式，更好地促进中医中药协调发展，国家对中药的经营管理体制，曾经进行过九次调整。

新中国成立初期，直到 1954 年之前，国民经济处于百废待兴的恢复时期，国家没有设立中医中药的经营管理机构，中医中药处于个体开业、自然生产经营的状况。随着第一个五年计划的实行，当时的中央贸易部，为了"活跃城乡经济，打通特产销路"，1952 年初，确定由所属中国土产公司逐步开展中药购销业务。这是国家经营中药的最初形式。

1954 年 10 月，中央文委向中央写了《关于加强对中药产销管理的报告》，提出"为改进和加强对中药的管理工作……建议成立中国药材公司"。当年 11 月，中央批转了中央文委的报告，确定由商业部组建中国药材公司，并任命经理、副经理。这是国家首次组建中药的专业经营管理机构。

从 1949 年初至 1954 年底，由于卫生部门对中医中药工作尚未摆到议事日程，国家对中药是作为一般商品经营的，从"发展经济，活跃商品交流"考虑较多，对中医的临床需要考虑较少。中医临床的用药情况，也难以及时反映到生产经营部门。中医临床用药品种短缺、质量粗劣、难以处方的情况，十分突出。人民群众要求国家加强中医中药领导管理的呼声很高。

1955年初，中央对忽视中医中药的倾向提出严厉批评。商业部和中华全国供销合作总社，"为了改变中药经营缺乏统一领导的状况"，于3月1日，重新改组了中国药材公司，把原来"中国土产公司及中国医药公司所经营的国产生药及汤剂、饮片业务，全部划归中国药材公司统一经营"，归商业部统一领导。并确定中药经营方针是"加强中药经营，积极组织中药购销工作，统一中药市场领导，有计划地促进中药生产发展，合理地掌握中药价格，尽可能满足人民对中药的需要"。这是中药经营管理体制的第二次变革。与此同时，卫生部也建立了管理中医药工作的职能机构——中医司。

这次中药经营体制的变动，虽然仍是作为一般商品考虑，但在领导工作中，开始萌芽了中药经营不同于一般商品，要为中医临床需要服务的思想。这是中药生产经营指导思想上的一个突破。

1955年7月，中药管理体制作了第三次调整。当时的商业部、供销合作总社，从城乡分工考虑，认为"中药材产自农村，大部分又销于农村，故以划归供销社经营为宜"。于是又把"各级中药材公司和各级土产公司经营中药部分，移交供销合作总社"，并将中国药材公司更名为"中华全国供销合作总社中药材总管理局"。由此，中药材的经营业务体制改为供销社的行政管理体制。

当时商业、供销部门，以"中药材产于农村，又销于农村"为由，改变中药管理体制的认识，是从当时卫生部门"中医中药不能进城市""不能进医院"的状况产生的。

1956年5月16日，商业部与供销合作总社联合发文，"同意中华全国供销合作总社中药材总管理局自1956年4月份起，变更为中国药材公司，并划归商业部领导"。这是中药管理体制的第四次变革。

随着国家对中医工作加强领导管理，人们逐步注意到中药经营需要与中医结合的特殊性，觉察到中药的生产经营需要有卫生部门的参与和指导。因此，1956年2月，由商业部、卫生部、全国供销合作总社联合召开了"全国药材专业会议"。这次会议，着重讨论了三个问题：一是中药生产与经营管理问题，二是中医中药密切配合问题，三是中药供销平衡调节问题。这次会议，明确提出了"中医中药结合"的经营方针。从此，为大家能在"医药结合""药为医用"的总目标下，研究探讨中药经营管理问题，奠定了共同的思想基础。

为了解决中医中药结合问题，1957年3月1日，国务院决定，中药经营管理由商业部移交卫生部统一领导经营。这是中药经营管理体制的第五次变革。

卫生部为了加强中药的领导管理，即将药政司改为药政管理局，统一管理中西药品和医疗器械。商业部划归卫生部的中国药材公司，原建制不变，由药政局统一管理。

这次中药经营管理体制的变革，目的很明确，就是要解决"中医中药结合""药为医用"的问题。但是由于缺乏经验，是在摸索中前进。中药的经营管理虽然交给了卫生部，却没有同中医司结合，而药政局只能从"药政管理"方面管理中药，对中药的生产经营以及中医中药结合问题，则难以统筹规划、协调解决。由于中医中药机构分离，在实际工作中中医中药也难以结合。

1958年2月28日，卫生部决定，撤销中国药材公司。"中国药材公司原负担的一切任务，划归本部药政管理局继续领导和管理。"这是中药经营管理体制的第六次变革。

卫生部撤销中国药材公司的理由是："为统一领导药政和药材经营，精简机构，进一步密切医药结合。"但实际上撤销专业经营机构，削弱了对中药工作的管理和领导。

1963年7月23日，中央、国务院批转了卫生部、商业部《关于中西药品、医疗器械经营管理体制的报告》，同意"把中西药经营机构，即中国药材公司和中国医药公司，从上到下划归商业部建制，统一经营，由商业部与卫生部共同领导"。

这是中药管理体制的第七次变革。

当时在卫生部内，仍然由药政局而不是中医司参与中药研究管理工作。

中药经营管理体制的第八次变革，是 1978 年 6 月 7 日，国务院批准卫生部向国务院递交《关于建议成立国家医药管理总局的报告》之后。这个报告没有商业部的署名。在这个报告中提出，"为了发展我国的医药事业，使医药器械的生产、供应、科研与防病治病的实践紧密结合，使医药生产和供应的计划、财务管理制度，能够适应药品不同于一般商品的特殊要求，使必需的原材料、基建、设备等得到保证，急需改变当前中西药品、医药器材领导薄弱，分散管理的体制，为此建议，成立国家医药管理总局，直属国务院，由卫生部代管。"

这个报告提出，总局的任务是"把中西药品、医疗器械的生产、供应、使用统一管起来，由国家计委单列户头，统一规划、统一计划、统一管理，并相应地把医疗器材的科研设计、设备制造、基本建设和外事工作，统一管起来"。

这个报告要求，把"原化工、商业、卫生系统的中西药品、医疗器械的生产、供应以及科研等机构分级划归总局或省、市、自治区管理机构，统一管理"。

在当年 9 月 20 日《卫生、化工、商业三部与国家医药管理总局的交接方案》中提出，"各省、市、自治区根据要求，成立医药器械统一管理机构，直属省、市、自治区革委会，归口计委或经委。"这样，中西药品、医疗器械等经营管理，就完全脱离了卫生部门。实践的结果，不是密切了医药结合，而是加剧了医药分家的矛盾。

中药经营管理体制的第九次变革，是 1988 年 5 月国务院决定成立"国家中医药管理局"，统一领导我国的中医中药事业。

纵观国家对中药经营管理体制的每次调整变革，都是试图解决中医中药结合这个核心问题。然而前八次的变革，任何一次都没有解决中医中药管理机构统一的问题。只有"国家中医药管理局"的建立，才结束了中医中药在管理体制上"分家"的局面。这是用了 40 多年的时间，支付出相当的学费，才寻求到的一条可行的途径。这种管理机构的统一，为中医中药协调发展提供了组织条件。

建立国家中医药管理局八年的实践证明，继承和发扬优秀传统文化，需要根据我国国情研究解决她的管理体制和方针政策问题。中医中药管理体制的统一，符合其自身发展规律，它便于中医中药的统一规则、协调发展，减少了人为的相互掣肘。中医的医疗、教学、科研，中药的生产经营，均较顺利。

中药工业总产值1995年为185亿元，比1988年的52.3亿元增长两倍多。1986年是29.1亿元。

中药材自发市场1994年发展到117个，由国家中医药管理局牵头，有关部门协调作战，经过一年多整顿，保留10余个，其他已经或正在关闭。

中药材生产品种和产量大幅度增长，中医门诊成方使用率显著提高，有医无药现象大为减少。

国家级科研成果，1995年35项，比1988年的11项，增长两倍多。

在由计划经济向社会主义市场经济转变的过程中，防止暂时经济利益对我国民族传统文化的冲击，继承与发扬中医药学，更显示出中医中药统一管理体制的优越和极端重要。

当前国家中医药管理局亟待解决的问题是政企分开，转变政府职能，建立和完善中药的行业管理体系。

（原载于《中国中医药报》1996年10月28日第2版）

理论探微

中医药学是我国医学科学的特色 也是我国优秀文化的重要组成部分

论"中医学"的定义

李致重

| 编者按 |

学习中医、研究中医的人不知中医学到底是什么，听起来是怪事，实际中却大有人在。对中医学进行曲解、阉割，硬要在黄马褂上套西服，试图在西瓜秧上嫁接番茄的做法，至今仍比比皆是。让中医学的研究回归正道，捍卫中医学科学的纯洁，是我们每一位中医药工作者义不容辞的责任。

以往人们给"医学"这一概念下的定义是："研究人类生命过程以及同疾病作斗争的一门科学"。不过"医学"对于"中医学"（即中医药学，简称中医）和"西医学"（即西医药学，简称西医）来说，是属概念和种概念的关系。然而长期以来"以种代属""种属不分"，作为"医学"的种概念的"中医学"与"西医学"，至今没有确切的定义。

中医和西医是两种包括各自基础医学、临床医学、临床技术、药物学等内容的各具特色的医学科学体系。本文试图从中医与西医各自的基础医学入手，对两者的研究对象、研究方法、理论特点三要素加以比较，旨在给中医一个定义。不妥之处，敬请指正。

一、各以客体之一部分为其研究对象

研究对象是一个学科形成的基础，也代表了该学科的本质属性。但是20世纪50年代出现的"中医、西医研究的对象都是人"这样一种貌似合理、实则荒谬的提法，至今仍困扰着人们对中医、西医特点的认识。

准确地讲，中医和西医研究的客体都是人，但是由于受研究思路和方法的影响，各自从不同角度选定了自己的研究对象。中医研究的是整体层次上的机体反应状态及其运动、变化；西医研究的是构成人的器官、组织、细胞、分子的结构与功能。具体地说，中医在不打开人体"黑箱"、不干扰活的生命过程的条件下，把人作为一个整体并与自然、社会联系起来进行考察，着重研究生命过程中自然流露的，依靠望、闻、问、切四诊所收集的机体反应状态——脉象、舌象、神色形态、症状等，从状态及状态运动的过程总结人的生理与病理规律。故《黄帝内经·五运行大论》说："候之所始，道之所生，不可不通也。"所谓"候"，就是生理与病理的表现，即本文所讲的"机体反应状态"；所谓"道"，就是生理、病理规律和治病之法，即中医。正是因为有"候"这一研究对象，才形成了总结"候"的运动变化规律的中医。在中医看来，人是整体状态的人，它的全部理论与实践都是以状态为中心，研究状态的识别、运动，着力于状态的调整、控制。比如，中医的藏象是对全部状态的单元分类，而不是整体层次以下的"器官"的概念；中医的病因、病机是对病理性状态演变规律的概括，而不是致病因子作用下的生物物理、生物化学的变化。比如对疾病的诊断、预后的判断、药物功效的评估、疗效标准的制定等，无不是以机体反应状态为依据。西医的研究对象则不同。西医首先以解剖分析的方法把人拆成零件，然后分头研究构成整体的各个器官、组织乃至细胞、分子的结构与功能，从而认识局部的生理规律和病理特点。在西医看来，人是器官、组织叠加的机器，它的全部理论与实践都是以其结构与功能为中心。尽管西医也有症状鉴别诊断之学，但它对症状出现的原因要归结到局部结构或功能的改变上，而不是归结到中医的状态单元上。尽管《黄帝内经》中早有"其死可剖而视之"的记载，但这也不能说明中医将其研究对象定位在器官、组织上了。其一，从《黄帝内经》到清代的《医林改错》，我国历史上关于人体解剖的研究始终十分粗浅，充其量不过屠夫所见。这种水平不足以构成医学，也无法与博大精深的中医相比。其二，中医藏象学说虽然用了肝、心、脾、肺、肾等名称，但藏象学说的根本依据是"所见于外，可阅者也"的"象"，即机体反应状态。如果把中医中的肝、心、脾、肺、肾称之为木、火、土、金、水，甚或在不改变其内涵的条件下称为A、B、C、D、E，其实亦无不可。其三，古代医籍上关于人体解剖的粗浅记载，应看作是西医在中国的萌芽。虽然古人也有从解剖的角度认识构成人体的各个细节的愿望，但是由于历史和方法的局限，西医没有在中国发展起来。如果因为古代医籍中曾经有过解剖的点滴记载而认定中医的研究对象与西医相同，不只是反宾为主，更是违背事实。因此可以说，以打开与不打开"黑箱"为定界，中医与西医把人分为两部分：中医研究的是整体层次上的机体反应状态，或称"状态的整体"；西医研究的则是构成整体的各个局部的结构与功能，或称局部结构与功能叠加的整体。

自"西学东渐"以来，中医研究的对象常因"直观"而受到非议，这是没有道理的。①中医依靠望、闻、问、切四诊而收集的研究对象，与单方面依靠研究者直观地研究自然界的物候、气候不同。主观上有医生的刻意索求，客观上有会思维、能讲话的研究客体（即人）的主动提供，因此可全面、具体、真实地把握客体的生理与病理状态。②20世纪50年代以来，"由控制论引进我们世界观的一个基本观念是……世界是由物质和能量组成的古老概念已经让位给世界由能量、物质和信息这三种成分组成的新概念"（《控制论基础》，俄·列尔涅尔）。按照这个新概念，中医研究的"状态的整体"，即信息的整体；西医对局部器官、组织、细胞、分子的研究，即对构成人的物质、物量的研究。正如控制论创始人维纳说的那样："信息就是信息，既不是能量，也不是物质。"因此中医研究的信息（状态）是构成人的"三种成分"之一，在当代科学中有其无可非议的存在的空间。西医所研究的人体结构与功能无法代替中医的机体反应状态。③中医研究的对象是自然与社会因素（如土地方宜、自然环境、时令、气候等），心理因素（如喜怒忧思悲恐惊七情）

和生物因素共同作用的结果。也就是说，中医站在活的人身整体的高度把生物医学、社会医学、心理医学的"基因"从研究对象起便有机地融合在一起。与西医着力于局部结构与功能的研究相比，能动地减少了"抛开整体修零件"的片面性和局限性。④中医研究的病理性信息，是人体五脏六腑、气血阴阳在致病因素作用下阴阳消长、邪正虚实的总结果。而西医重视致病因子作用下的局部器官、组织病理改变，却对全身各器官、组织的联系、关系注意不够。相比之下，一者着重于整体的人，一者着重于局部的人。按照系统论关于"整体大于部分之和"的论断，中医研究的对象更能代表生命过程的真实。由此可见，中医的研究对象不仅是我国古代医家的明智选择，而且从当代最新科学上看，也是不容怀疑的。

二、两类研究方法各取其一

医学是伴随着人类生产与生活实践而同时存在的。我国古代，至少在春秋战国时期以前，由于客观上没有为中医提供像今天的以系统方法为代表的综合性研究方法，面对脉象、舌象、神色形态、症状等机体反应状态以及自然界的气候、物候等，人们起初还找不出彼此的相互联系及其运动、变化规律。春秋战国时期，随着阴阳五行学说的形成与发展，中医取得了质的突破。《黄帝内经》的问世，标志着中医跳出了经验的窠臼而进入理论思维阶段，形成了以藏象学说为核心的中医基础理论体系。应该说，阴阳五行学说是中医赖以形成与发展的方法论。

从方法论而言，到目前为止自然科学的研究方法只有两大类，即还原性方法和系统方法。还原性方法习惯又称"分析方法"，即把事物分解为其组成部分，一个一个认识的方法。它产生于西方，兴盛于欧洲文艺复兴，以数学、物理学、化学为基础，至今仍然是自然科学领域主要的研究方法。西医就是以分析方法得到长足发展的。系统方法习惯又称综合方法，它是在哲学方法的基础上，随着控制论、信息论、系统论等学说的出现而逐步形成的最新科学研究方法，这是研究复杂事物——即开放的复杂的巨系统最理想的方法，自 20 世纪 50 年代问世以来即以不可阻挡之势改变着人们对物质世界的看法和科学的前景，引发了震惊世界的新技术革命。国际公认的控制论创始人之一、我国著名的科学家钱学森教授早在 20 世纪 80 年代初就多次强调："西医起源和发展于科学技术的'分析时代'……人体科学一定要有系统观，而这就是中医的观点"，"中医理论包含了许多系统论思想。"在钱学森的带动下，80 年代我国中医药界发表了大量文章，从不同角度论证了中医的阴阳五行学说中所蕴含的控制论、信息论、系统论的合理内核，为中医研究方法由朴素、自发的系统方法到现代系统方法的升华，产生了一定的推动作用。

从学科发展的角度看研究对象与研究方法的关系时，有两个问题是不容忽视的。第一，方法是发展的动力。就是说，科学研究的方法是认识和改造对象的工具，是对对象的认识由"必然王国"到"自由王国"飞跃的桥和船。如果中医没有朴素、自发系统方法的阴阳五行学说，今天的中医充其量不过是只知对症治疗，没有辨证论治理论的经验医。同样，如果西医没有近代物理、化学基础上的解剖分析方法，今天的西医也不过像清代的王清任那样，不懂何为循环系统、泌尿系统、神经系统，甚至将腹主动脉也称为"卫总管""营总管"。第二，对象对于方法是选择与被选择的决定性关系。就是说，一定的研究对象必然要选择一定的研究方法。淘沙以取金，冶炼而成钢。如果方法不对，面对金矿和铁矿，望眼欲穿照旧一无所获。假如用阴阳五行学说可以解开人体器官、组织、细胞、分子的难题，那么"西学东渐"以来西医将一点一点被中医同化，世界将不存在西医；同样，假如解剖分析方法可以解释信息或机体反应状态的问题，40 年"中西医结合"的努力，中医也早被西医所同化。由此可见，中医依赖系统方法，西医依赖还原方法，这是各自研究对象对研究方法的必然选择，也是两种医学根本的区别或特点之一。值得庆幸的是，历史已经给中医学的发展提供了千载难逢的机遇，引发了当代新技术革命的系统方法正等待我们去学习、去掌握、去运用。

三、两种医学的本质特点

以人为客体，用不同研究方法认识和改造各自研究对象所积累的全部知识，形成了各具特色的两个医学体系。两者相比而言，西医基础理论主要来源于实验结果的归纳；中医基础理论则是综合、演绎的系统状态模型。

西医在研究器官、组织、细胞、分子时，首先采取解剖方法或借助显微镜、X光，弄清各局部的结构，然后以生物物理和生物化学的方法通过实验来了解各个局部的生理功能及病理反应。在药物研究上也是首先依据生理或病理的需要，设计药物物理或药物化学实验以取得预想的药物，然后经过临床实验以过渡到人体并取得效果。在西医基础研究上，不承认经验，不承认演绎，把全部实验结果归纳起来，便是西医西药的基础理论。这种理论很直观，看得见、摸得着、易掌握，可以通过相应的物理或化学实验随时重复。

所谓系统状态模型，是指中医先把望、闻、问、切所获取的不断运动变化的全部状态看成一个系统，然后按照性能、特点或设计需要把系统分为若干相互联系的子系统（或称单元）。这些子系统虽然以心、肝、脾、肺、肾、胃、胆、膀胱、大肠、小肠、三焦等器官名称命名，但它却不是器官本身，而是由同类状态组成的生理模型，谓之藏象。按照信息论最基本的思想，信息论只研究事物在"做什么"，而不关心事物"是什么"。中医就是在总结这些不断运动变化着的状态在"做什么"——发挥什么作用、产生什么效应的过程中，按照阴阳五行学说抽象、演绎出了种种状态模型。生理如此，病理如此。

中医的病因是在分析疾病发生原因时，基于病理状态抽象、演绎的病因模型。比如把出现"善行而数变"之类状态的原因归咎为"风"，把具"润下""缠绵不解"之类状态的原因归咎为"湿"。它不同于西医讲的致病因子——自然界找不出什么"风素""湿素"，也不同于自然界的风或湿。看不见、摸不着，离开了病理状态，离开了疾病现场便无所谓有也无所谓无了。中医的病机是对临床上相互联系的一类病理状态产生原因和机理的总结中概括而成的病理状态模型。如"诸风掉眩，皆属于肝"，"诸湿肿满，皆属于脾"，"诸呕吐酸，暴注下迫，皆属于热"等等。中医的诊断是以病人临床表现为对象，以各种生理、病理状态模型为参照系，来识别发病机制和原因的过程。中医的治则是针对病理状态模型而制定的对疾病控制、调整的战略。中药的理论也具有模型性特点，其四气五味、升降浮沉、功效、归经，也是以病理状态模型为标准，以临床疗效为基础而概括出来的相应的理论模型。它不讲有效成分，不讲"药理""药化"，却能在中医理、法、方、药一系列模型的联系中，在促使系统状态模型的转变中合理、有效地控制疾病。

由此可见，西医是关于人体结构与功能的学问，是研究其物质与能量变化规律的医学；中医是长期的实践检验中不断概括、不断完善的理论模型，是关于整体层次上机体反应状态及状态变化规律的学问。讲到这里，似乎可以给中医下一个内涵与外延比较清晰的定义，即以系统方法研究整体层次上的机体反应状态所形成的防病治病的医学科学体系，谓之中医学（或中医药学）。至于什么是"西医学"，西医界的朋友一定会给出更权威、更科学的定义，此不赘言。

（原载于《医学与哲学》1995 年第 6 期，汇编时略有修改，发表时署名韦黎。）

试论中医药学的特点和优势

董建华　马朋人

| 编者按 |

此文是对中医药科学的总结，具有普及常识和提高认识的双重作用。中医药只有充分认识自己的特点和优势，自己挺直腰杆站立起来，才能永远立于不败之地。

什么是中医药学的特点和优势？中医药同现代医药比较，究竟具有哪些特点和优势？这些问题，目前众说纷纭，颇不一致。我们认为，中医药学同现代医药学相比，有五大特点和优势。

一、整体的医学模式

1978 年，美国心身医学教师、学者恩格尔（G.L.Engel）在《需要新的医学模式——对生物医学的挑战》一书中指出："为了理解疾病的决定因素及达到合理的治疗和预防，医学模式必须考虑到病人、环境及社会……这就要求新的生物—心理—社会医学模式。"从此以后，世界医学模式从生物医学模式（biomedical model）向生物－心理－社会医学模式（biopsychosocial medical）转化。而中医在长期的临床实践中，在天地人统一的整体观念思想指导下，早已形成了整体医学模式。

第一，在病因学方面，中医理论认为，人类的疾病，不仅能由生物的自然界的因素导致，而且还能由心理的和社会的因素形成。风、火、寒、暑、湿、燥六淫之气侵犯人体而发病，是自然界的生态的致病因素；喜、怒、忧、思、悲、恐、惊七情刺激过度而发病，是心理的和社会的致病因素；饥饱失常、劳累过度、房事不节、不良的行为方式和生活习惯，也可归属于社会致病因素的范畴。

第二，在治疗学方面，中医理论认为，人类的疾病，既可以用生物的药物（包括植物、动物以及矿物）来调整其生理与心理的变异，也可以用静志安神、怡悦开怀、以疑释疑、移情易性、顺情从欲、说理开导、导引行气和以情胜情的心理疗法来恢复其生理与心理的正常功能。美国学者帕纳蒂（Charles Panati Breakthrougls）编著的《科学技术的惊人突破》一书，第一篇第一章把"精神因素可以治病，也可能使人受损伤"看作为"整体医学的突破"。其实情志因素可以致病，也可以治病，这在2000多年以前的中医学著作《黄帝内经》中早就提出来了："喜伤心，恐胜喜"，"怒伤肝，悲胜怒"，"忧伤肺，喜胜忧"，"思伤脾，怒胜思"，"恐伤肾，思胜恐"。

第三，在预防疾病与养生方面，中医理论认为，一个人能否健康长寿，这既有生物的自然界的因素，同时又有心理和社会等方面的因素。例如《素问·上古天真论》指出："虚邪贼风，避之有时（自然的、生物的因素）；恬淡虚无，真气从之，精神内守，病安从来（心理的因素）；是以志闲而少欲，心安而不惧，形劳而不倦，气从以顺，各从其欲，皆得所愿（心理的和社会的因素）……所以能年皆度百岁而动作不衰。"

第四，在生理与心理二者的关系方面，中医理论认为，每一个有生命活动的人，他的形态与神态，生理活动与心理活动，是一个不可分割的统一整体。其一，在人体结构上，中医学认为人的生理现象与心理现象是统一的整体，是不能分割的。例如《素问·调经论》指出："心藏神，肺藏气，肝藏血，脾藏肉，肾藏志，而此成形，志意通，内连骨髓，而成身形五脏。"《素问·宣明五气》指出："心藏神，肺藏魄，肝藏魂，脾藏意，肾藏志，是谓五脏所藏。"《灵枢·本神》指出："肝藏血，血舍魂"，"脾藏营，营舍意"，"心藏脉，脉舍神"，"肺藏气，气舍魄"，

"肾藏精，精舍志"。《灵枢·天年》指出："血气已和，营卫已通，五脏已成，神气舍心，魂魄毕具，乃成为人。"心、肺、肝、脾、肾、气、血、精、肉、骨髓、营卫、身形，这些都是属于人的组织结构，神、魂、魄、意、志，这些则是人的心理活动；只有生理现象与心理现象密切结合成为一个统一的整体时，"乃成为人"。所以历代中医学家强调指出："形不得神，不能自生，神不得形，不能自成"，"形者，神之体，神者，形之用，无神则形不可活，无形则神无以生"。这说明心理活动离不开活动现象而存在，生理活动也离不开心理活动而存在，没有精神活动的形体和没有形体活动的精神，都是不存在的。其二，在机体功能上，中医理论认为，生理活动与心理活动是相互作用的。一方面，形体的盛衰可以直接影响到一个人的心理活动、精神状态，所谓"形盛则神旺，形衰则神惫"，如《伤寒论》讲的："厥身已毙，神明受败"。另一方面，一个人心理活动、精神状态的好坏，反过来也可以影响个体体质的盛衰，如《素问·移精变气论》讲的"得神者昌，失神者亡"；《素问·疏五过论》指出的"精神内伤，身心败亡"。其三，在病理变化上，中医理论认为，生理活动与心理活动也是相互影响的。一方面，一个人患病以后，可以影响他的记忆、思维、情感、意志和性格等心理活动，所谓因病而郁。例如《素问·藏气法时论》指出："肝病者，两胁下痛引少腹，令人善怒，虚则目䀮䀮无所见，耳无所闻，善恐，如人将捕之。"《灵枢经·本神》指出："肝气虚则恐，实则怒……心气虚则悲，实则笑不休。"《伤寒论》也指出："太阳病不解，热结膀胱，其人如狂"，"其人喜忘者，必有蓄血。"另一方面，不良的消极的心情也可以引起种种病变。如《丹溪心法·六郁》指出："一有拂郁，诸病生焉，故人身诸病，多生于郁。"这就是因郁而病。中医关于形神相得的身心统一观，也是中医整体医学模式的一个重要组成部分。

有鉴于此，国内外的许多科学家（包括医学家）认为，中医的整体医学模式，正是现代医学在新技术革命中追求的目标。因而这是中医药学所独具的基本特点和优势之一。

二、独特的理论体系

在几千年临床实践中，中医药逐渐形成了一整套独特的医学理论体系，其中包括阴阳、五行、八纲、四诊、六淫、七情、五运六气、精、神、津液、气血、五脏六腑、经络、子午流注、药物升降沉浮、四气（寒热温凉）、五味（辛酸甘苦咸）、归脏归经等一系列理论，组成了一个完整的、独立的理论体系。

以五脏学说为例，中医理论认为：心、肝、脾、肺、肾五脏的生理功能，是相互联系、相互影响、相互依赖、相互制约的；它们的病理变化，也是相互影响、相互制约的；它们的生理活动、病理变化与心理活动之间，也是相互影响、相互联系的。不仅如此，脏与腑以及它们所属的经脉相互络属、相互配合，组成表里关系，在生理功能与病理变化上，也是相互联系、相互影响的。

1. 在生理功能上，五脏之间相互制约、相互影响的关系

如《素问·玉机真脏论》指出："五脏受气于其所生（生我者），传之于其所胜（我克者）；气舍于其所生（我生者），死于其所不胜（克我者）。"意思就是说，五脏中的每一脏器都有生我、我生、克我、我克的生理关系。这种生克制化的关系，说明每一脏器在生理功能上既有它脏资助而不至于虚损，又有它脏的克制而不至于过亢。例如脾（土）之气，其虚时有心（火）生而助之，其亢时又有肝（木）克而抑之；肺（金）之气不足时，脾（土）之气可生之；肾（水）之气过亢时，脾（土）之气可克之。

2. 在病理变化上，五脏之间相互制约、相互影响的关系

如《素问·玉机真脏论》所说的："肝受气于心，传之于脾，气舍于肾，至肺而死。……肺受气于肾，传之于肝，气舍于脾，至心而死。肾受气于肝，传之于心，气舍于肺，至脾而死。"

3. 五脏的生理活动、病理变化与心理活动之间相互影响、相互联系的关系

例如《素问·阴阳应象大论》指出："人有五脏，化五气，以生喜怒悲忧恐。故喜怒伤气，寒暑伤形。暴怒伤阴，暴喜伤阳。"汉代唯物主义哲学家王充，对五脏生理活动、病理变化与心理活动之间的关系，曾经作过系统的阐述，他指出："人之所以聪明智惠（慧）者，五脏有病则人荒忽，荒忽则愚痴矣。人死五脏腐朽，腐朽则五常无所托矣，所用藏智者已败矣，所用为智者已去矣。"清代医学家高士宗也曾明确地指出五脏生理活动、病理变化与心理活动之间的关系，他说："喜、怒、忧、悲、思、恐、惊，谓之七情。七情通于五脏：喜通心，怒通肝，忧通肺，悲思通脾，恐通肾，惊通心与肝。故七情太过，则伤五脏。"

4. 脏与腑在生理与病理之间相互影响的关系

脏与腑，一阴一阳，组成表里关系，它们在生理功能与病理变化上，也是相互影响、相互联系的。例如：心与小肠互为络属，便组成一脏一腑的表里关系，心火下移小肠熏蒸水液，常可引起尿少、尿赤、尿热等小肠实热病症；如小肠有热，顺经上熏于心，则可出现心烦、口舌糜烂等症状。肺与大肠具有表里关系，肺气肃降，则大肠功能正常，大便通畅；若肺失肃降，津液不能下达，则可见大便难下，秘结而不通；若大肠积滞不通，也可影响肺气的肃降而引起喘咳。脾与胃具有表里关系，清气不升必然会导致浊气不降，浊气不降也会导致清气不升，如胃气不降的呕吐，常伴有脾气不升的腹泻兼症；脾气不升的腹泻，也常伴见胃气不降的脘痞、干噫、口臭等兼症。肝与胆具有表里关系，肝失疏泄，会影响胆汁的正常排泄；胆汁排泄失常，也会影响肝的正常生理功能，故肝胆证候往往同时并见。肾与膀胱具有表里关系，肾气充足，固摄有权，膀胱开阖有度，水液代谢正常；肾气不足，固摄无权，致使膀胱开阖失常，则可出现小便失禁、遗尿、多尿等病症。

由于五脏之间，脏腑之间，生理功能、病理变化和心理活动之间，存在着这种相互影响、相互联系、相互依赖和相互制约的关系，所以临床时必须认识、掌握和遵循这些相互关系的规律。如《难经·七十七难》指出："见肝之病，则知肝当传

之脾，故先实脾气，无令受肝之邪。"《金匮要略》指出："见肝之病，知肝传脾，当先实脾。"张仲景认为，如果"不晓相传，见肝之病，不解实脾，唯治肝也"，这是错误的治疗方法。《东医宝鉴》指出："心与胆相通，心病怔忡，宜温胆为主，胆病战栗癫狂宜补心为主；肝与大肠相通，肝病宜疏通大肠，大肠病宜平肝经为主；脾与小肠相通，脾病宜泻小肠火，小肠病宜润脾土为主；肺与膀胱相通，肺病宜清利膀胱水，膀胱病宜清肺气为主；肾与三焦相通，肾病宜调和三焦，三焦病宜补肾为主。"

此外，《素问·阴阳应象大论》提出了一整套以情胜情、以情制情的治疗方法："喜伤心，恐胜喜"，"怒伤肝，悲胜怒"，"忧伤肺，喜胜忧"，"思伤脾，怒胜思"，"恐伤肾，思胜恐"。这也是五脏之间生理功能、病理变化与心理活动方面相互影响、相互联系、相互制约的整体系统观，在临床上的具体运用。

这种独特的理论体系，是中医药学的又一特点和优势。

三、灵活的辨证方法

中医治病，辨证的方法多样化，既有六经辨证、卫气营血辨证和三焦辨证、综合辨证，又有八纲辨证和脏腑辨证，而且辨证处方的方法是十分灵活的。主要特点如下。

1. 病同证不同则方药不同

例如患的同样是黄疸病，但有阳黄、阴黄和急黄的区别；在阳黄中则有湿热蕴蒸、热重于湿或湿重于热、热毒炽盛、胆道阻滞等不同证型；在阴黄中又有寒湿阻遏、脾虚血亏、瘀血停积等不同证型。在治疗时，阳黄当从胃着手，以清胃利湿为主；阴黄当从脾着手，以健脾化湿为主；急黄则以清热凉血解毒为重点。同样是阳黄中的湿热蕴蒸，但热重于湿和湿重于热的方药也不一样，前者治以清热利湿，佐以通便，方用茵陈蒿汤加味主之；后者治以利湿化浊，佐以清热，方用茵陈五苓散加减。

2. 证同人不同则方药不同

例如在临床上遇到同样患有风寒感冒的病人，体弱者临床表现为恶寒发热，汗出脉缓；而体质强壮者则可能表现为另外一些症状如恶寒发热，无汗而喘，身痛骨节疼痛，脉浮紧等；素有水饮内停者除恶寒发热外，尚见咳嗽喘息，痰多清稀，或肢面浮肿；素体阳虚者则感寒直中阴分，而症见恶寒发热，脉沉。由于各人的体质不同，所以治疗方药也完全不同，体弱者可用桂枝汤，体强者可用麻黄汤，水饮内停者宜用小青龙汤，素体阳虚者则宜用麻黄附子细辛汤助阳解表。

3. 人同时不同则方药不同

由于天时气候的变异，生活环境的不同，虽然是同一种疾病，患在同一个人身上，但证候表现也会产生差异。如同样是病伤于寒而导致的热病，因为季节不同，其证状也不一样，先夏至日者为病温，后夏至日者为病暑，治疗上夏至前发病的按风温处理，夏至后发病的则应按暑温、伏暑治疗。

4. 时同地不同则方药不同

一个人在相同的季节，但在不同的地域患相同的疾病，其临床表现也有差异。如南方潮湿，疾病常兼湿化；北方干燥，疾病多兼燥化。因此在治疗上立法方药也是不同的。例如同样是感冒，北方多寒，宜用辛温发散重剂；而南方多热，则宜用辛凉发散轻剂。

这种因证因人因时因地制宜的灵活的辨证方法，也是中医药学独具的特点和优势之一。

四、特殊的治疗手段

中医治病，除了通过口服药物外，还常常采取针灸、推拿、气功、拔罐等特殊手段。

针灸法包括着针和灸两种不同的治疗方法。针刺疗法内容又包括毫针、三棱针、皮肤针、皮内针、火针、电针、耳针、头针、穴位注射、埋线以及针刺麻醉等等。在针刺的手法上，我国历代医家经过长期的临床实践，创造和总结了许多针刺补泻手法。诸如提插补泻法、捻转补泻法、疾徐补泻法、开阖补泻法、迎随补泻法、呼吸补泻法和平补平泻法等，这些不同的针刺手法，既可单独运用，也可以结合使用。灸法包括艾炷灸（其中又可分为直接灸和间接灸，直接灸中又有隔姜灸、隔蒜灸、附子饼灸、隔盐灸等不同种类），艾条灸（其中又分为温和灸和雀啄灸两种），温针灸和灯火灸四大类。

推拿法包括着推法（有一指推、二指推、平推、鱼际推、掌根推）、拿法、按法（有指按法、掌按法、肘按法）、摩法、滚法、揉法、摇法（其中又分为摇上肢法、摇下肢法、摇颈法、摇腰法等类）、捻法、搓法、抹法（有指抹法和掌抹法）、掐法、捏法等十二种不同的手法。

气功疗法古代分为导引和吐纳两大派，后代医家则把它分为动功和静功两大类。动功的特点是外动内静，动中求静，以调身导引为主，所谓"外练筋骨皮"，所以也叫外功；静功的特点是外静内动，静中有动，以存想吐纳为主，所谓"内练一口气"，或者叫做"内练精气神"，所以也叫内功。从练功的姿势上来分，可以分为卧功、坐功、站功、行功，其中站功又可分为三圆式、伏虎式、人字桩、天字桩等等，行功包括行步功、五禽戏、峨眉十二桩、易筋经、马家功法、金刚气功等等；从"三调"的运用上分，可以分为"调身功""调息功""调心功"等等。

拔罐疗法包括拔火罐、拔药罐和拔水罐三种，在拔火罐疗法中又可以分为坐罐、闪罐、走罐和刺血拔罐等不同方法。

古今临床上某些比较棘手的常见病、危重病和疑难病，采用中医的特殊手段治疗，每每能够取得满意的疗效。当前国际上掀起的中医热，就包括针灸和气功这两种特殊的治疗手段。这无疑亦是中医药学的又一特点和优势。

五、科学的药物配伍

中医治病运用中药，其配伍是有一定准则的。例如《神农本经·名例》指出："药有七情……有单行者，有相使者，有相畏者，有相恶者，有相反者，有相杀者。凡此七情，合和视之，当用相须、相使者良，勿用相恶、相反者；若有毒宜制，可用相畏、相杀者；不尔，勿合用也。"我国许多中医药学家在与自然和疾病进行长期的反复的斗争中，根据中药具有的四气五味、升降沉浮、归脏归经等特点，逐渐总结了一整套药物配伍的理论和方法。

1. 相须配伍

是指两种性能功能相类似药物的配对，以增强药物的原有疗效。一般而言，这两种药物的性味、归经大体相同。例如，黄柏与知母性味均属苦、寒，均可入肾经。两药合用，能增强泻相火的作用。也可以性同味异相配，如石膏与知母性皆属寒，但其味各异，一辛一苦，两药相伍，则可以增强清泻胃热的作用，《伤寒论》中的白虎汤就是以石膏与知母为伍的。

2. 相使配伍

是指两种性能功效有某种共性药物的配伍，以提高主药的疗效。例如清热泻火的黄连与攻下清热的大黄配伍时，大黄能提高黄连清热泻火的作用。

3. 相畏配伍

是指一种药物的毒性反应及副作用能被另一种药物消除或减轻的药物配伍。例如，半夏的毒性，可以被生姜的配伍而减除。

4. 相杀配伍

是指一种药物能消除、缓减另一种药物的毒性或副作用的配伍。如大枣与乌头相伍，大枣能消除乌头的毒性，防风与附子配伍，防风能缓减附子的毒性。

5. 相反配伍

是指两种药物合用能产生明显的毒性反应或副作用的配伍。如甘草配海藻，乌头配半夏。例如《金匮要略》中的赤丸方，乌头与半夏同用；《医宗金鉴》中的海藻玉壶汤，甘草与海藻同用。

6. 寒热配伍

是指两种药性截然相反的药物配伍应用，以适应于寒热错杂之证。如《韩氏医通》的交泰丸，黄连与肉桂配伍，黄连苦寒，善清心火；肉桂辛热，善温肾火。一寒一热互相为伍，可达到交通心肾的功效。也有利用寒热不同之性互相牵制，以使药物寒热之性趋于平和，甚至达到某一性的统一。如丁香性热，柿蒂性寒，丁香与柿蒂为伍，一寒一热，互相配伍，则寒热之性趋向平和，既可用于寒证，也可用于热证，从而扩大了治疗范围，例如《症因脉治》中的丁香柿蒂汤就是丁香与柿蒂为伍同用的。再如大黄苦寒泻下，附子辛热祛寒，大黄与附子配伍为用，一寒一热，取附子之热以制约大黄之寒，两药配伍，则成了温下之剂，例如《金匮要略》中的大黄附子汤就是大黄与附子配伍应用的。

7. 升降配伍

是指一种具有升浮性能的药物与另一种具有沉降性能的药物配伍应用。这类配伍利用两药的一升一降来达到调畅气机的作用，包括升清降浊、升水降火等等。例如白术与半夏，干姜与半夏为伍，可以升清降浊；黄连与肉桂，黄柏与苍术相伍，可以升水降火。

8. 动静配伍

是指一种具有动性的药物（如发表、通阳、行气、活血）与另一种具有静性的药物（如收敛、止呕、纯补无散）相配伍应用。如桂枝与白芍配伍，桂枝发表通阳主动，白芍酸收和营主静；当归与白芍为伍，当归行血活血主动，白芍酸收补血主静。这样一动一静，动中有静，静中有动，动而不过，静而不凝，可以达到调畅气血营卫的作用。

9. 刚柔配伍

是指一种秉性刚烈的药物与另一种秉性柔润的药物配伍应用。例如附子肉桂秉性刚烈，熟地秉性柔润，附子与熟地相配，肉桂与熟地为伍，一刚一柔，刚柔相济，相互调节，可以达到配阴以阳、配阳以阴、阴中求阳、阳中求阴的目的。

10. 润燥配伍

是指一种具有辛香苦燥的药物与另一种具有阴柔滋润的药物相配伍应用。如半夏性燥，麦冬性润，半夏与麦冬为伍，一燥一润，利用两药的相互制约，可以达到燥湿化痰和润燥滋阴的作用。

11. 补泻配伍

是指一种具有扶助正气的药物与另一种具有驱除邪气的药物相互配伍应用。如人参与苏叶为伍（汗补同用），大黄与甘草合用（下补合用），白术与枳实合用（补消合用），青蒿与鳖甲同用（清补合用），干姜与白术合用（温补合用）等等，它应用于虚实挟杂一类的证候，能起扶正祛邪、双管齐下的作用。

此外，还有辛甘配伍、辛苦配伍、辛酸配伍、酸甘配伍、调和配伍、气血配伍、引经配伍等等。

中药药物的配伍，有严密的科学性。不同的药味配伍，其功能与主治不同，相同的药物配伍，剂量不同时，其功能与主治就与原方不同；相同的药味配伍，剂量也相同，但药物的炮制工艺（生炒、炙、焙等）不同时，则功能和主治与原方也完全不同。中药配伍的这一整套独特的理论与方法，又是现代医药学无法比拟的一大特点和优势。

当然，优势与劣势，都是相对的，都是不断发展变化的。今天的优势，如果不保持不发扬，明天就有可能变成劣势；今天的劣势，如果急起直追，迎头赶上，虚心学习汲取别人的长处和优点，明天也可能转变为优势。因此，我们认为，继承和发扬中医药固有的传统，首先应该充分认识自己的特点和优势，其次要努力发挥中医药现有的特点和优势。这既是振兴中医药的方向，也是发展中医药事业的一个重要战略措施。

（原载于《大自然探索》1988 年第 1 期）

延缓衰老中药药理研究
之思路与方法

邓铁涛

│编者按│

本文虽然是讨论有关延缓衰老的中药药理研究，但其思路与方法却同样适用于所有中药药理的研究。其中最根本的一个原则，就是坚持中医药学自身的规律，以医带药，以医促药。"废医存药"是行不通的。

延缓衰老理论的起源，一直可以追溯到中医学发源的时代。中医学在战国时代就有医经、经方、神仙、房中四个医学流派。其中神仙派和延缓衰老有关；房中讲的是性卫生，即从性卫生的角度研究保健。这两派慢慢发展合并为一门，并渗透到佛家、道家的学说中，和宗教结合起来了，如在道家中可以找到有关房中的内容，佛家对长生也有研究。可见佛家、道家虽然是宗教学说，但对保健、防衰老是有研究和贡献的。医经和经方是我们中医的正统，两者在发展中逐渐统一，合并而成为后来的中医学。

历代中医药学的飞跃发展，都是在中医系统理论的指导下取得的。中医药学的第一个飞跃发展是在春秋战国时期，那是一个百家争鸣、百花齐放的时代，诸子百家纷纷著书立说，中医的《黄帝内经》《汤液本草》就是在这个时代产生的，从而奠定了中医学的理论基础。中医药学的第二个飞跃发展是在汉代，其标志是张仲景

《伤寒杂病论》的诞生。我认为《伤寒杂病论》的蓝本是《汤液本草》，是经方家的经方，经过仲景之前世代医家的筛选，仲景再运用《黄帝内经》的理论加以整理而成千古名著《伤寒杂病论》，从而奠定了中医辨证论治及方药的基础，1700多年来一直指导着中医药学的发展。到了金元时代，中医药学又发生了一次飞跃。过去有些人认为到了金元时代，中医学就开始慢慢衰落下去，这是不符合历史唯物主义的观点的。恰恰相反，中医学在金元时代又产生了学术争鸣，最有代表的是四大家学术观点的产生。四大家中的李东垣师承张元素，我认为张元素的主要成就是药理学。张元素提出"古方今病不相能"的见解，主张化裁古方，创制新方，并根据脏象学说及药物的临床疗效，总结出脏腑用药的模式；他重视药物的气味厚薄与升降沉浮之性，创立了药物归经与引经报使说，在药理学上有所突破。药物的归经学说如果说不是他发明的，也是他的贡献最大。张氏的著作《脏腑标本寒热虚实用药式》（简称《脏腑药式》）原书已佚，现存的《脏腑药式》是后人从《本草纲目》中整理出来的，李时珍将此内容排于首卷，可见他对《脏腑药式》之重视，也体现他以脏象学说指导中药研究的思路。很多人读《本草纲目》，不重视前面的理论部分，这是错误的。我建议好好研究前面的理论部分。《脏腑药式》对后世产生了深远的影响，后世的很多新方都是在张元素的学术思想启发下创制的，如东垣的名方补中益气汤。东垣在其老师的药物升降浮沉理论及归经学说的影响下，结合他自己长期对脾胃的研究，总结归纳出脾升胃降、以升为主的理论，因而补中益气汤方中加上了两味与补气无关的药物：升麻和柴胡。过去有学生问我：不用升、柴，健脾补气是否有效？我回答说肯定有效，但加上升、柴就等于画龙点睛，龙就破壁飞去了，尽管升、柴不是主药，但没有升、柴，疗效肯定会降低。后来有中药药理学家做了补中益气汤加入升、柴的前后对照药理实验，得出了肯定的结论。东垣当时是没做动物实验的，他得出这个结论，靠的就是中医系统理论的指导。离开了中医系统理论的指导，就像美国的药学家研究中药的抗癌药一样，只好一个药一个药去碰了，这如同大海捞针，他们的工作量肯定要大得多。历史的经验告诉我们，研究中药药理不能脱离中医系统理论，一定要以中医系统理论为依据，在中医系统理论的指导下进行。

一、延缓衰老中药药理研究要走自己的路

现在全世界都在研究中药，中医中药是我们国家特有的，我国是中医中药的发源地，所以，研究中药药理必须走自己的道路。怎么走法？我有以下几点看法：

1. 要用辨证唯物论作指导

现代医学的模式，已经从生物医学模式转向了生物－心理－社会医学模式，医学已经不仅仅是自然科学，而是一个跨学科的综合性学科体系。既然是个综合性的学科体系，我们就必须抓住关于自然、社会的最普遍规律的科学，即辨证唯物主义，这是我们的指导思想。中医学中的很多内容都符合辨证法，如止血药中的化瘀止血药。20 世纪 50 年代的一些老西医就不能理解为什么化瘀也能止血，既然是化瘀、抗凝的，为什么又能止血呢？又如休克期血压降低时可以用人参，高血压降压也可以用人参，有的病人用了可以升压，有的病人用了就可以降压，这又是为什么呢？这就是靠中医理论的指导，以辨证的观点来看这个问题。巴甫洛夫提出超限抑制的学说，就是过度兴奋引起抑制，我们中医很早就提出了"重阳则阴、重阴则阳"的理论，比巴甫洛夫的学说早了 2000 多年。研究中药药理首先就要接受中医的理论，用这个理论去指导实践才能做出成绩。同时，也要用辨证法的观点去分析、辨别真伪，如人参的双向作用，如果没有辨证的观点，没有中医理论的指导，你能接受吗？现代药理研究的结果就证明了历代医家对人参的认识是正确的。现代药理研究表明，人参皂苷中有些是升压的，有些是降压的。但使用时也应有中医理论作指导，通过辨证，符合气虚型的，才能够升压，如果是气实、阳亢的，服用人参就适得其反。又如桂枝汤与小建中汤：桂枝汤是解表剂，如把桂枝汤中的芍药用量加倍，再加上饴糖，就变成小建中汤，而成为补益剂。一个是祛邪的，一个是补益强壮的，其转变机理是什么呢？这就是哲学上从量变到质变的飞跃。如果说从桂枝

汤到小建中汤的转变还不够典型，那我们可以再举出补中益气汤。我在临床上常用重剂的补中益气汤治疗气虚下陷的病人，而用轻剂的补中益气汤治疗虚人外感，其中黄芪的用量是关键。如我治疗子宫脱垂的病人，用较大量的黄芪，而治疗虚人外感，黄芪的用量则很轻。又如治中风后遗症，同样是用补阳还五汤，有人以为由血栓所致，故方中祛瘀药用 9～12g，而黄芪只用了 25g，病人吃了未见效。我把他的处方调整了一下用量，黄芪改为 90g，活血祛瘀药改为 3～6g，结果病人的症状很快有了改善。这都是从量变到质变的例子。所以我们要用辩证唯物主义的观点，去认识研究中医理论，并努力把中医理论提高到一个新的高度，而不能随便摒弃中医理论。

2. 要相信中医理论，依靠中医理论，创造中医药理学，发展中医药理学，努力走在世界药理学的前列

研究中药药理，常常碰到一个动物实验研究的问题。如何进行正确的科研设计呢？我认为没有中医理论的指导，亦不可能有正确的结论。如过去有人用动物做白虎汤的药理实验，他用霍乱疫苗注射到动物身上使之产生发热，然后逐个药进行实验，再把四个药合起来进行实验，结果均没有退热的效果。这是为什么呢？我认为他犯了一个原则性的错误——脱离了中医系统理论的指导。如果用中医理论对他的动物模型进行辨证的话，应该是表证，而且表热、表寒均有可能，用白虎汤治表证当然不能退热。过去有人研究脾胃学说时，制作脾虚的动物模型，用大黄来泻，使之脾虚，这也不符合东垣总结的脾虚的病因：饮食失节、劳倦过度、忧愁思虑等。可见离开了中医理论，就不能进行正确的实验设计，从而不能得出正确的结论。

延缓衰老的药物研究也应重视中医的整体观与辨证论治。整体观就是要从整体上来进行研究，我们研究延缓衰老的中药，就要达到延缓衰老的目的，而不是单纯为了研究中药。所以在研究中药的同时，也要注意延缓衰老的药物与中医其他疗法，如针灸、按摩、理疗、气功等的协同作用，以期收到更好的效果。如针灸就有一个延缓衰老的穴位——三里穴。"若要安，三里常不干"是古代医家的经验总结。

《黄帝内经》指出人是应"度百岁乃去"，日本有一家人每月初一、十五艾灸足三里穴1次，都是过了100岁才逝世的。人之所以不能达到百岁之寿，是因为多种因素对生命的损伤、干扰。《黄帝内经》也重视调理精神因素，提出应该保持"恬淡虚无"的精神状态，保持心理上的平衡。气功可以使人们达到内稳态的平衡。所以我们要重视多种方法的协同作用，从整体上来研究延缓衰老的药物。一味延缓衰老的药和一个延缓衰老的方能不能长期服用呢？我认为需要以中医的辨证论治作指导，同时也应该结合现代的检查方法。一味延缓衰老的中药也许适用范围较广，或可服用较长的时间，如宋代有一位医生向皇帝推荐的长寿药只有一味——九制豨莶草，用九蒸九晒的方法制成长寿药。但不等于说适用于所有的人及可以长期服用。单味药吃多了、吃久了，终归是不行的。有人说中药没有副作用，但穿心莲制成的中成药，据报道其副作用同青霉素的反应一样。所以服用一段时间后应该检查一下。我很赞成研究系列的延缓衰老药物，而不是单味药物，这样，可以在辨证论治的指导下，更好地选择运用。

二、总结过去开拓未来

怎样总结过去呢？我认为应该从3个方面着手研究：文献整理、中医经验、民间经验。浩如烟海的古籍文献，是一个丰富的宝库，里面也蕴藏着丰富的延缓衰老的宝贵经验和方药。当然，单从文献上整理还是不全面的，还要重视经验总结。这些经验就存在于广大的中医工作者身上，民间也流传着一些点滴的宝贵经验。我认为很多中医工作者经过长期的临床实践，都有些独特的东西，如果我们从延缓衰老的角度去探讨总结的话，是一个很好的课题。

关于怎样开拓未来，我也想谈谈自己的看法。中医药学自古以来就是把人作为研究对象的。很多方药都是在长期的临床实践中总结出来的。现代的控制论和黑箱理论就证明这种研究方法是科学的。很多中药疗效无法在一般动物实验中重复，而与人的种属相近的动物如猩猩、猿猴等，由于来源有限而不能作为一般的动物实验对象。我认为，只要是无创伤的，就应该设法以人为对象进行研究，如通过人的体液（血液、唾液等）进行研究。当然，以人体为对象的研究，应该是对人体无损害、无创伤的，这是一个前提，也是科研道德问题。流行病学的调查也是一种研究方法，通过流行病学的调查，可以分析、研究长寿的人之所以长寿的原因。此外，还要注意从多层次、多角度、多学科进行研究，并要注意吸收、运用现代科学的先进技术、方法和手段进行研究，以开拓我们的视野。

以上是我对延缓衰老中药药理研究的一点不成熟的看法。我不是研究药理学的，门外之谈，请批评指正。

浅谈中医科研诸模式

任继学

| 编者按 |

中医药学是一个巨大的开放型科学体系，是迄今为止任何学科所无法比拟的。而中医药学这一科学体系，是在"形而上"，即整体综合的方法论指导下形成和发展起来的，如果违背了中医药学自身所具有的方法论，而试图以微观的、静止的方法来为中医药学进行诠注和规范，则永远不能得出有益于中医药学发展的成果。数典忘祖，不仅仅意味着不学无术，更会把中医药学推向死路。

新中国成立以来，中医学术界围绕科研思路和方法问题争论不休。在争论中，进行着中医的学术研究，也取得了不少成果。但推广应用还很有限，不够理想。究其原因，虽然很多，但关键还在于路子不够明确，方法思路上与中医的理论体系不完全合拍。正是路遇歧途，不知所向，只是套用西医的思维路子来进行中医的科研模式。因此，得出的结论是穿靴戴帽者多，真正符合中医理论体系者少。这样，就难免得出所谓"中医不能重复"的错误结论。真是岂有此理！这不符合马克思主义实事求是的原则，是片面的、主观的东西。请看几千年中医学术的发展，就是雄辩的见证。传统中药方剂四物汤、四君子汤、八珍汤、藿香正气丸、银翘散、金匮肾气丸、大活络丹、金黄膏、黄连膏、安宫牛黄丸、八正散、越鞠丸、苏合香丸等，不都是在重复吗？！怎能说经不起重复，这不是临床事实吗？！这个事实不能抹杀，几十年来这种偏见归根结底是中医的从属地位造成的，也就是党的中医政策始终没有得到正确贯彻所造成的错误观点。今天，由于党中央的重视，国家成立了国家中医药管理局，使中医有了自主权，由从属地位解脱出来。中医得到了应有的地位，其科研工作的春天亦已经到来。

在此谈谈我对中医科研方法的浅见，抛砖引玉，并请同道斧正。

一、中医科研思路是整体观

中医学术从古至今的发展，不是孤立的，而是"天人一体""五脏相通"。这也就是说，中医学术的研究不是单打一的，而是看成万物一体、互相渗透、互相依存的，从外及内，由表及里，如脾主肌肉、肝主筋、肺主皮毛、心主血脉、肾主骨，五脏与六腑又是互为表里的。所以《素问·生气通天论》说："天地之间、六合之内，其气九州九窍、五脏、十二节，皆通乎天气。"《灵枢·海论》亦说："夫十二经脉者，内属于脏腑，外络于肢节……"李时珍《奇经八脉考》说："内悬隧道，唯返观者能照察之。"《素问·六节脏象论》曰："人生有形，不离阴阳。"

以上说明人体与自然是个整体。脏腑、经络、气血、津液等等都是一体观而不是孤立的，因此中医学术、中医科研的思路必须建立在这个基础上，否则是不会得出正确结论的。古代医家们对中医学术的研究，得出的结论几千年不衰，就是沿着此路设计的。如仲景的《伤寒论》《金匮要略》以及李东垣的《脾胃论》，朱丹溪的《格致余论》，刘完素的《素问玄机原病式》《素问病机气宜保命集》，吴鞠通的《温病条辨》等等，直至今天不仍在指导临床实践吗？他们的理论、他们的方药，每天不都是在重复吗？他们能经得起重复，就是从整体观来研究中医学术的，所以结论正确。

二、研究中医诸模式

现在有的同志发表了继承型目标模式和发扬型目标模式，并倡导建立具有中医药学特色的实验科学体系，认为用实验方法研究中医药学是发展中医药的重要途径之一。我认为：继承是研究中医学术的基础，其道理是在系统继承的基础上，才能找出中医科研的突破口。张机、张子和诸家都是在继承的基础上，结合临床实践，而发展了中医学术。因此，发扬是继承的硕果。中医不是没有实验手段的，实验手段只是研究中医的一个侧面。因此，中医学术的形成，是多学科、多模式总结出来的。宋·林亿在《素问》序言中说："上穷天纪，下极地理；远取诸物，近取诸身。"《素问·天元纪大论》亦说："夫候之所始，道之所生，不可不通也"，"善言始者，必会于终；善言近者，必知其远，是则至数极而道不惑，所谓明矣"。《素问·六节藏象论》更言："恍惚之数，起于毫厘，毫厘之数，起于度量，千之万之，可以益大，推之大之，其形乃制。"从以上简要的论述可以看出，中医学研究是有许多模式的，就此略举几例。

1. 生物模式

中医的生物医学模式有二，一为藏象学说。其不是空洞形成的，而是建立在对人体解剖基础上，并参合象数学之发展形成的。《灵枢·经水》说："若夫八尺之士，皮肉在此，外可度量切循而得之，其死可解剖而视之，其藏之坚脆，腑之大小，谷之多少，脉之长短，血之清浊，气之多少，十二经之多血少气，与其少血多气，与其皆多血气，与其皆少血气，皆有大数。"《难经·四十二难》亦说："人肠胃长短，受水谷多少，各几何？然胃大一尺五寸，径五寸，长二尺六寸，横屈受水谷三斗五升，其中常留谷二斗，水一斗五升，小肠大二寸半，径八分分之少半，长三丈二尺，受谷二斗四升，水六升三合合之大半；回肠大四寸，径一寸半，长二丈一尺，受谷一斗，水七升半；广肠大八寸，径二寸半，长二尺八寸，受谷九升三合八分合之一，故肠胃凡长五丈八尺四寸，合水谷八斗七升六合八分合之一，此肠胃长短受水谷之数也。"不仅对人体生理有解剖认识，而且对病理亦有解剖认识。《汉书·王莽传》中载有大医尚方，利用王孙庆的尸体，"刳剥之，度量五脏，以竹筵导其脉，知其始终，云可以治病"。《后汉书·华佗传》也载有华佗外科手术的事迹，"若疾病发结于内，针药所不能及者，乃令先以酒服麻沸散，即醉无所觉，因刳破腹背，抽割积聚；若在肠胃间，则断截湔洗，除去疾秽，既而缝合，敷以神膏，四五日创愈，一月间平复"。这也是世界医学史上的奇迹，如果当时没有相当先进的解剖学基础，是不可能有此优秀成果的。由此可见，中医解剖学源远流长。例如，新、旧唐志的《五脏论》《五脏诀》，宋代医籍《五脏图》《存真图》《洗冤集录》；元代王与的《无冤录》；清代王清任在《医林改错》载有"古人脏腑图"，"亲见改正脏腑图共二十四件"。正如英国学者李约瑟所说："中国古代的解剖学出现较早，从扁鹊就开始了，到王莽时代广泛采用，并持续到稍晚的三国时期，从此以后，也像欧洲一样，解剖学便绝迹了，直到中世纪晚期才再度出现。"事实确实如此。二是实验研究。中医对实验研究是很重视的，从神农氏就开始了人体药物实验研究。淮南王刘安曾在《淮南鸿烈解修务训》中说："……神农……尝百草之滋味，……一日而遇七十毒。"至唐代本草学家陈藏器则开始有动物药理实验研究了，《本草拾遗》说："赤铜屑主折疡，能焊入骨，及六畜有损者，细研酒服，直入骨伤处，六畜死后取骨视之，犹有焊痕，可验。"宋代寇宗奭在《本草衍义》中有意识地进行动物实验，云："有人以自然铜饲折翅胡雁，后遂飞去。令人（以之治）打扑损。"《南野新荟》则有小鼠对红矾的动物实验之记载。到明代药物学家李时珍又对洋金花对人体的麻醉作用进行了亲身验证，用动物实验就更为常见了。今天仍然沿用这种方法来进行人体研究。

2. 物候模式

物候模式是指自然界中的生物和非生物受气候和其他环境因素的影响而出现的现象，表现出四季的规律性变化，古代医家在医疗实践当中认识到，自然界中的物候现象，人体亦应之。《素问·四气调神大论》指出："春三月……此谓发陈；

夏三月……此谓蕃秀；秋三月……此谓容平；冬三月……此谓闭藏。"《素问·六节藏象论》曰："五日谓之候，三候谓之气，六气谓之时，四时谓之岁，而各从其主治焉。""人生有形不离阴阳，天地合气，别为九野，为四时，月有小大，日有短长，万物并至，不可胜量。虚实呿吟，敢问其方。"（《素问·宝命全形论》）意思即说，自然界阴阳之气，五日一变化，鸟兽草本之类，以及人类，感受阴阳气化的变动，就要发生种种适应这些变化的征象。考察这些征象的规律，即大寒之日起，用五十日计算，占测阴阳五日为之变，一变谓一候，而察人体的一切改变亦必须用物候之法来面测之。所以《素问·三部九候论》说："一者天，二者地，三者人。因而三之，三三者九，以应九野。故人有三部，部有三候以决死生，以处百病，以调虚实，而除邪疾。"《运气论奥》又说："天亦无候，以风、雨、霜、露、草、本之类，应期可验，测之，曰候。……医工之流，不可不知。"可见中医科研离开物候规律，是研究不出成果的。因此，必须抓住物候这一环，进行科研设计。所以，只研究证，不研究候的规律，证的实质研究难以得出正确规律和结论。今后科研研究证，必须也要研究候的发生发展规律。

3. 宇宙模式

中医学术的研究，宇宙模式也是主要途径之一。中医学认为，天地是个大宇宙，人体是个小宇宙。所以《素问·天元纪大论》引《太始天元册》说："太虚寥廓，肇基化元，万物资始，五运终天，布气真灵，总统坤元，九星悬朗，七曜周旋，曰阴曰阳，曰柔曰刚，幽显既位，寒暑弛张，生生化化，品物咸章。"《素问·阴阳离合论》又说："天为阳地为阴，日为阳月为阴，大小月三百六十日成一岁，人亦应之。"《素问·八正神明论》亦说："是故天温日明，则人血淖液，而卫气浮，故血易泻，气易行；天寒日阴，则人血凝泣，而卫气沉；月始生，则血气始精，卫气始行；月廓满，则血气实，肌肉坚；月廓空，则肌肉减，经络虚，卫气去，形独居，是以因天时而调血气也。"《素问·离合真邪论》说："天地温和，则经水安静；天寒地冻，则经水凝泣；天暑地热，则经水沸溢；卒风暴起，则经水波涌而陇起。"《素问·阴阳应象大论》说："治不法天之纪，不用地之理，则灾害至矣。"《素问·异法方宜论》也说："医之治病也，一病而治各不同皆愈。何也？岐伯曰：地势使然也。故东方之域，天地之所始生也，鱼盐之地，海滨傍水其民食鱼而嗜咸，皆安其处，美其食，鱼者，使人热中，盐者胜血，故其民皆黑色疏理，其病皆痈疡，其治宜砭石，故砭石者，亦从东方来；西方者，金玉之域，沙石之处，天地之所收引也，其民陵居而多风，水土刚强，其民不衣而褐荐，其民华食而脂肥，故邪不能伤其形体，其病生于内，其治宜毒药，故毒药者亦从西方来；北方者，天地所闭藏之域也，其地高陵居，风寒冰冽，其民乐野处而乳食，藏寒生满病，其治宜灸焫，故灸焫亦从北方来；南方者，天地所长养，阳之所盛处也，其地下水土弱，雾露之所聚也，其民嗜酸而食胕，故其民皆致理而赤色，其病挛痹，其治宜微针，故九针者，亦从南方来；中央者，其地平以湿，天地所以生万物也众，其民食杂而不劳，故其病多痿厥寒热，其治宜导引按跷，导引按跷者，亦从中央出也。故圣人杂合以治，各得其所宜，故治所以异而病皆愈者，得病之情，知治之大体也。"张机《金匮玉函经》则云："夫二仪之内，唯人最灵，禀天地精美之气，故与天地相参，……天有风雨，人有喜怒，天有雷电，人有音声，天有阴阳，人有男女，月有大小，人有虚实，万物皆备，乃名为人。"清代医家石寿堂《医原》亦认为"人身是一小天地"，"天地与人，同一理也"，"人禀天地之气以生，即感天地之气以病，亦必法天地之气以治"。关于人身是一小天地论，在医药文献中的记载不胜枚举，古人认为天地自然界有的物质，人体亦有之，如微量元素、痕量元素等等。以上的宇宙模式，即天文地理模式，这种模式可行可用，道路可通，违背于此，就很难揭示中医学术的内在本质。因此，今后研究中医药学术必须遵循这一途径。

4. 象数模式

象数模式也就是太极模式。此模式除了模糊数学，还有理化相连之源，万物变化之终始，故《左传》说："物生而后有象，象而后有滋，滋而后有数。"《素问·阴阳应象大论》亦说："阴阳者，数之可十，推之可百，数之可千，推之可万，万之大不可胜数，然其要一也。"《素问·宝命全形论》亦云："能存八动之变，五脏更立，能达虚实之数者，独出独入，呿吟至微，秋毫在目。"《素问·血气形志》说："夫人之常数，太阳常多血少气，少阳常少血多气，阳明常多气多血，少阴常少血多气，厥阴常多血少气，太阴常多气少血，此天之常数。"《素问·宣明五气论》则云："五脏应象，肝脉弦，心脉钩，脾脉代，肝脉毛，肾脉石，是谓五脏之脉。"《素问·六节藏象论》云："气数者，所以纪生化之用也。……夫自古通天者，生之本，本于阴阳，其气九州九窍，皆通乎天气，故其生五，其气三，三而成天，三而成地，三而成人，三而三之，合则为九，九分为九野，九野为九藏，形藏四，神脏五，合为九脏以应之。"《素问·天元纪大论》说："天有五行御五位，以生寒暑燥湿风，人有五脏化五气，以生喜怒思忧恐。"此即是说天地人五行均各有所存之气数，就是五行本身所生的气数。如天一生水，地二生火，天三生木，地四生金，天五生土，均为生数，便是此理。古人把五行之数，巧妙地运用到人体上，进以说明五行之气数在人体内的转化，从而把人体分为五藏、五气、五味、五志、五液、五声、五色、五音、五果、五菜等等。所以，《素问·上古天真论》说："其知道者，法于阴阳，和于术数……"由此可见，中医研究不能离开象数，即太极图的轨道，人体生化之数，皆由此出。现代有的学者，研究瘀血利用血液流变学、血液动力学等手段，但始终未说明瘀血形成的本质，其道理很简单，就是谈血不谈气，谈"流变"不谈"流注"，何时能中其原。诚如《素问·经脉别论》所说："饮入于胃，游溢精气，上输于脾，脾气散精，上归于肺，通调水道，下输膀胱，水精四布，五经并行，合于四时五脏，揆度以为常也。"这种循行过程亦是从象数推算出来的。可见，象数亦是现代手段之一，但是有的科研手段尚没有达到此项境地。

5. 时间模式

时间模式是研究人体生理病理、生死存亡的重要手段方法之一。《素问·藏气法时论》说："黄帝问曰：合人形以法四时五行而治，何如而从，何如而逆，得失之意，愿闻其事。岐伯对曰：……肝主春……其曰甲乙，……心主夏……其曰丙丁，……脾主长夏……其曰戊己，……肺主秋……其曰庚辛，……肾主冬……其曰壬癸，……病在肝，愈于春，夏不愈，甚于秋，秋不死，持于冬，起于春，禁当风，肝病者，愈在丙丁，丙丁不愈，加于庚辛，庚辛不死，持于壬癸，起于甲乙，肝病者，平旦慧，下脯甚，夜半静……"此段文字说明了四时取五脏，时辰分属脏腑，以及脏腑病理的时间医学等内容，其中有年节律、月节律、日节律等不同节律性变化。其途径主要是气血流注在经络之中，经过周而复始的传流而实现的。始于肺经注入大肠经，而胃经、而脾经、而心经、而小肠经、而膀胱经、而肾经、而心包络经、而三焦经、而胆经、而肝经，再复从肝注入肺经。而血气流注在某一经络有一定的时间性。在病理上，《伤寒论》提出六经病各有"欲解"之时辰，从而发展了《黄帝内经》时间病理学，云："太阳病欲解时，从巳至未上"，"阳明病欲解时，从申至戌上"，"少阳病欲解时，从寅至辰上"，"太阴病欲解时，从亥至丑上"，"少阴病欲解时，从子至寅上"，"厥阴病欲解时，从丑至未上"。可见，六经病变与时间上的特定关系。五脏六腑病变也是如此。所以治疗按时用药，按时用针，其疗效就高。如子午流注，热病用药的报道屡见不鲜。

6. 心理模式

中医学强调整体观念，十分重视具有情感思维的人的心理活动以及心理活动在人生老病死中的重要作用，进而从理论概括出心主神明论、七情学说、脏象五志论、形神合一论等等，并将它贯穿于病因、病机、诊断、治疗、防病保健、开发智力等方面，指导着中医的临床实践。仅《黄帝内经》而言，涉及心理学问题的篇幅达 90% 以上，重点讨论心理学内容的约占 20%。如《素问·天元纪大论》说："人有五脏化五气，以生喜怒悲忧恐。"《灵枢·本神》则云："肝气虚则恐，实则怒"，"心气虚则悲，实则笑不休"。《灵枢·百病始生》则云："喜怒不节则伤脏，脏伤则病。"《素问·阴阳应象大论》说："怒伤肝，喜伤心，思伤脾，悲伤肺，恐伤肾。"同时《黄帝内经》还提出了五脏五志相胜和祝由等治疗方法。《素问·阴阳应象大论》曰："怒伤肝，悲胜怒"，"喜伤心，恐胜喜"，"思伤脾，怒胜思"，"忧伤肺，喜胜忧"，"恐伤肾，思胜恐"。《素问·移精变气论》则提出："唯其移精变气，可祝由而已。"《素问·宝命全形论》说："一曰治神，二曰知养身……"《素问·疏五过论》则云："医不能严，不能动神，外为柔弱，乱至失常，病不能移，则医事不行，此治之四过也。"《灵枢·师传》则明确了心理语言疗法，云："人之情莫不恶死而乐生，告之以其败，语之以其善，导之以其所便，开之以其所苦，虽有无道之人，恶有不听者乎？"以上足见中医学对心理活动在人体生理病理方面的重视。再从临床上看，心身疾病占临床中的 70% ～ 90% 之多，且不被临床医生所重视，仍是目前医疗临床的薄弱环节和现代医学发展的突破口。况且国外这方面的研究正突飞猛进，人们多么希望我们发掘祖国医学心理学的宝库，将之整理、提高、升华为一门新学科，弘扬岐黄学术，为四化建设和世界人类的健康长寿做出应有的贡献。

7. 物理模式

物理模式即是充分利用现有的物理手段和方法，去挖掘、整理、扬弃中医学术的一种常用的研究方法。这是多学科研究中医的具体体现，亦是一条通幽的捷径，符合中医学术自身的发展规律——多学科形成的中医特色。早在《黄帝内经》时代，就有"移光定位"为代表的光学实验以测知四季阴阳的变化，进而推知对人体的影响。如《素问·八正神明论》说："因天之序、盛衰之时，移光定位、正立而待之。"《素问·六节藏象论》亦论："立端于始，表正于中，推余于终，而天度毕矣。"这些都是古代医家吸取当时的物理学成果，为我中医学所用，不断渗透，移植到中医学中的。有人说中医保守，那是他个人的偏见，中医学是一个开放的大系统，一切有益于它的营养，都能够吸取过来，不断地丰富发展它。其实，这也是中医整体观的一种具体体现。现代很多研究成果都是这种物理模式的代表，如脉象图、面图、电阻诊查仪、磁疗仪、经络探测仪等等。现在中华全国中医学会内科分会成立了临床检测协作攻关组，亦是这方面的代表和研究的方向。

8. 气功模式

气功是中华民族的突出国粹、国宝，亦是中医学的精华。中医历来重视气化学说，讲究子午流注，强调真气在人体内的循经运行和真气的作用。试想古人在当时的历史条件下，如何能够去正确地认识人体的解剖、生理、病理呢？怎么能认识那样详细，以至于现代如此先进的科学技术手段都不能发现它，同时又确实可以证明经络的客观存在？这就是因为现代的科学技术还不完善，没有进入到气功境界那样的微观观察，或者是四维时空的东西，在三维时空中很难认识的，但古人实现了它，称之为"内景返观"。古代许多医药学家都是精通气功的，他们之所以有那样的医学成果，都与此分不开的。如扁鹊隔墙视人，尽见五脏症结，孙思邈、王焘、李时珍、葛洪等等，举不胜举。

综上是中医学有代表性的八大科研模式，此外尚有许多研究方法，亦值得很好地继承发扬之，此不赘述。

（本文原载于《悬壶漫录》，北京科学技术出版社，1990 年）

中医哲学观的原则
及其思维方法

王众

│编者按│

　　本文把繁复庞杂的中医科学体系，用提纲挈领的方式整理出来，以便于人们通观中医学之全貌。只有把中医学之"形而上"、重在调整"功能"和"关系"等特点把握住，才能真的登堂入室，成为中医大家。

　　中医药学哲学观的原则及其思维方法是相当精湛和深刻的。在临床上，哲学方法指导医学实践，医学实践又大大促进了哲学的发展。这是中医学的基本特色和优势之一，也是我们研究中医哲学观的原则及其思维方法的根据所在。

一、中医哲学观的基本原则

　　中医学理论体系形成于春秋战国时期，在百家争鸣中，它继承了先秦诸子的优秀理论，吸取了老子的重要学说，有选择地借鉴了几千年的中国古代哲学成果。特别是新中国成立以来，由于辨证唯物主义和系统论的广泛传播，通过长期与临床实践的结合，形成了中医哲学观的基本原则。

1. 精气一元论

中医学不仅在理论上坚持精气一元论，而且在临床上也十分重视它的运用。从哲学思维上，老子提出"道生一"的观点，就是研究精气的有规律运动产生一切。《黄帝内经》进一步说："夫精者，身之本也。"进而把人的生命统一建立在唯物主义精气论的基础之上，成为中医药学的坚实基石。

2. 阴阳辨证论

中医药学中充满了辨证思维，集中体现在阴阳辨证论之中。在《道德经》中，老子说"一生二"，"万物负阴而抱阳"，认为精气可以化生阴阳，阴阳是对立统一的。《黄帝内经》把它提到宇宙的高度，指出："阴阳者，天地之道也，万物之纲纪。"正是在这个前提下，产生了六经辨证、十二经辨证、八纲辨证等科学理论。明代医家张景岳明确提出："道者，阴阳之理也；阴阳者，一分为二也。"这就把阴阳辨证论作为中医哲学观的思维原则的又一基础。

3. 五行系统论

中医学从来把五行系统论和阴阳辨证论并列。老子提出"三生万物"，而万物的基础在于五行。无论中医精气观、阴阳观、天人观、恒动观、防治观等都是以系统思想展开论述的，而五行观中系统论的观点尤为突出。著名科学家钱学森说："人体科学一定要有系统观，而这就是中医的整体观或系统论的思想、观点。"正是由于坚持五行系统论，把它同精气一元论、阴阳辨证论紧密结合起来，形成了中医哲学观的思维原则的另一重要特征。五行与脏象结合，形成五脏系统，以此观察疾病，发展为五脏（系统）辨证论治的体系。

二、中医哲学思维方法的主要内容

中医哲学观在思维方法中的运用，可分为下列各端：

1. 精气观及其思维方法

中医学不仅认为整个宇宙都是精气化成，而且认为人体也以"天地之气生"。张景岳指出："形以精成，而精生于气。"这就表明精气是维持生命的基本物质，人的一切都与精气有关，中医学的生理、病理学即建立于此。在精气观的基础上，包含两项思维方法。

（1）精气统一法。《黄帝内经》指出，人的基本构成，包括精、气、神、血、津液等物质，它们都是精气化生而来，也可化成精气。基于这种思维方法，在临床上非常重视精气统一的作用，而且贯彻辨证施治的始终。

（2）生命气化法。中医学认为，气化正常，表现生命的新陈代谢正常，气化异常，表现生命的新陈代谢异常。所以，在精气观的指导下，生命的生长、发育和衰亡的全过程时刻不能离开它。

2. 阴阳观及其思维方法

老子说"一生二"，即指精气可以化生阴阳二气。《易经》提出"一阴一阳之谓道"，作为事物的法则。在临床上，阴阳观和医学实践结合得相当紧密，大约有八种思维方法。

（1）阴阳离合法。中医学以此方法分析、综合一切事物的特性。论人体，则认为："人生有形，不离阴阳"；谈病邪，则分为阴阳二类；涉及中医治疗体系，则以阴阳为总纲。无论三阴三阳、十二经脉，都贯穿阴阳离合。总之，在中医学看来，一切医学现象皆有离有合地反映阴阳两面。

（2）阴阳交争法。由于阴阳之间存在矛盾，就会有斗争，因而提出阴阳交争法。在临床上，《黄帝内经》已提出"阴阳上下交争"的证候，表明中医疾病观是建立在阴阳交争的基点上。因之，通过一系列措施，使阴阳协调，才能恢复健康。

（3）阴阳互根法。中医学不仅承认阴阳对立和交争，而且承认阴阳双方互以对方为存在的前提条件。《黄帝内经》认为："阴在内，阳之守也；阳在外，阴之使也。"所以，中医学建立阴阳互根的思维方法，认为阴虚不仅要补阴，而且要补阳；阳虚不仅要补阳，也要补阴。

（4）阴阳相贯法。这就是"阳中有阴，阴中有阳"，两者间没有一条不可逾越的鸿沟，强调阴阳相贯通、渗透。这种方法体现在对季节、时辰，以及生理、病理、药理等方面的阴阳分析之中。

（5）阴阳动静法。《黄帝内经》说："动静相合，上下相临，阴阳相错，而变由生也。"这就是动静相合的辨证方法。诸如六经辨证、卫气营血辨证，都是依据"阴阳动静"的思维方法形成的。一方面承认疾病不断发展变化的绝对性，一方面又承认相对静止的阶段性。因此，有六个阶段或四个分期的辨证方法。

（6）阴阳消长法。在自然界中，中医学认为，一切功能消耗一定的营养物质，就是"阴消阳长"的过程；而一切营养物质的化生必然消耗一定的能量，这是"阳消阴长"的过程。如果这种阴阳消长的过程发生异常，造成阴阳偏盛偏衰，即为病理现象。常用消长拮抗的原理进行治疗，可使人重获健康。这是临床常用的大法，如滋阴涵阳，或益气养血等。

（7）阴阳移位法。阴阳消长达到一定程度，可以移位。即："重阳必阴，重阴必阳。"在中医理论上不仅承认在特定条件下阴证和阳证、表证和里证、虚证和实证、寒证和热证均可发生变化，而且临床上十分注意根据阴阳移位法进行动态分析，用不同方药以适应已经变化的情况。

（8）阴阳平秘法。阴平阳秘，这是正常的生命活动的基本条件。《黄帝内经》说："阴平阳秘，精神乃治。"《伤寒论》在此基础上提出"阴阳自和"的命题，说明从病理上的阴阳失调趋向阴阳平衡的建立，表示疾病转入痊愈状态。否则，"阴平阳秘"的解体，必然出现"阴阳离决，精气乃绝"的严重后果。这个思维方法，是保障人体健康、防止疾病恶化的重要方法。

3. 恒动观及其思维方法

运动是物质的根本属性。《吕氏春秋》说："流水不腐，户枢不蠹，动也。"朱丹溪也指出："天主生物，故恒于动，人有此生，亦恒于动。"这就把事物和人体的恒动状态，看成一切运动发展的根源。在这个基础上，中医学建立了自己的学术体系和思维方法，其中有二。

（1）运动传变法。《素问·天元纪大论》说："物生谓之化，物极谓之变，阴阳不测谓之神，神用无方谓之圣。"这就说明宇宙万物是变化莫测的。我们应在运动中灵活掌握治疗原则，才能揭示人体、疾病的辨证规律。因此，从思维方法上，形成运动传变法。

（2）升降出入法。中医哲学思想不仅承认事物的运动的特性，而且认为运动具有升降出入的形态。《黄帝内经》认为，"升降出入，无器不有。"在临床上强调生命的升降出入的辨证关系，坚持升降出入法。

4. 天人观及其思维方法

中国古代的唯物主义者认为，"天"和"人"是一个系统，存在互相适应的关系。中医学又加以发展，进一步结合医学实际，提出了"生气通天"论，奠定了天人观的哲学基础。

在天人观的指引下，形成了天人相应的思维方法，不仅具有顺应自然的思想，而且具有改造自然的含义。《黄帝内经》说："有道以来，有道以去，审知其道，是谓至宝。"这就表示疾病按其固有规律发生、发展的，人们只有在承认规律的前提下充分发挥主观能动性才能奏效。这就是中医学顺应自然、改造自然、扶正祛邪、主动进攻、积极防范的思维方法的体现。

5. 形神观及其思维方法

荀子提出"形具而神生"的物质派生精神的重要思想，中医学形神观及思维方法正是建立在这个基础之上的。《黄帝内经》提出"积精全神"的观点，正是这种思维方法的体现。张景岳进而辨证地分析了形与神的关系，深刻指出："形者神之体，神者形之用；无神则形不可活，无形则神无以生。"在此形神观的前提下，建立了中医生理学和心理学体系，形成形神辨证法。如中医学有"五形脏"，又有"五神脏"，而神能统率形，因而成为形神合一的有机整体系统。

6. 防治观及其思维方法

老子很早就知道"摄生"的道理，庄子也认为他有"卫生之经"，可惜没有详细阐述。《黄帝内经》第一次系统而创造性地论证了防治观的理论，为中医学建立了学术基础。后代医家进而从各科技领域中形成和发展了防病治病的各种思维方法，内容大致可分八项。

（1）"治未病"法。王叔和在《伤寒序例》中说："时令不和，便当早言，寻其邪由，及其腠理，以时治之，罕有不愈者。"这是经验之谈，中医学既重视无病先防，又重视既病早治，完全合乎"治未病"的医学思想。

（2）扶正祛邪法。正邪相搏，贯彻于疾病的发生、发展和传变过程。《金匮要略》说："若五脏元真通畅，人即安和，客气邪风，中人即死。"这就说明中医学既重视扶正，也从不忽视祛邪，把正确处理正邪的辨证关系，作为一条重要原则。

（3）因果互移法。中医学认为治疗一切疾病"必伏其所主，而先其所因"。因此，从医疗实践中创造了审证求因的方法。表明一定的"因"，必然产生一定的"果"；一定的"果"，正是一定的"因"所造成的。而在一定条件下，因果可以相移，这完全合乎辨证思维。

（4）真假区别法。在临床中，中医学既注意不被假象迷惑，又注意分析真假证候相关的一面。采取"治寒以热，治热以寒"的正治法，同时总结出"塞因塞用"、"通因通用"的反治法，这种真假区别法如果运用得当，可获奇效。

（5）标本缓急法。从实践中，中医学已经认识到，事物充满矛盾，而且各种矛盾也有标本的不同。《黄帝内经》指出："知标本者，万举万当；不知标本，是谓妄行。"说明只有善于分清主次，处理好标本关系，才能正确治病。这当中离不开急则治标，缓则治本的原则。凡是依照上述方法去做，无不确保疗效。

（6）知常达变法。疾病在发展的过程中，既有一般规律，也有特殊情况。因此，中医学根据不同特点，既用常法，也用变法，力求做到知常达变。这个方法不仅合乎辨证思维，也符合客观规律。

（7）相反相成法。老子说过："反者道之动。"这就说明事物总是相反相成的。中医学无论在治疗方法和药物配伍上，都常用此法，以收临床疗效。

（8）治病求本法。中医学治病力求抓住病证的本质，寻求阴阳偏盛偏衰的根本原因。所以在临床时强调辨别阴阳，处方一切围绕主证，集中主要精力以对付病邪之所在、病机之所属等本质问题。这些都属治病求本的思想方法。

7. 五行观及其思维方法

在五行中，特别在五行生克乘侮思想中，充满事物互相制约和联系的系统论思想。在临床中，五行观及其思维方法大致包含以下三法。

（1）五行制约法。表现在生理方面，主要以生克制化规律来解释人体间的系统联系；在病理方面，则以乘侮变化规律解释组织器官的功能失调，会影响其他组织器官出现病变现象。在"我生、生我"、"我克、克我"、"我乘、乘我"、"我侮、侮我"的反馈思想中，更合乎控制论的思维方法。

（2）脏象相关法。这也是五行学说的运用和发展。《黄帝内经》指出："视其外应，以知其内藏，则知所病矣。"由此可见，它着重研究脏象对于人体内部与表现于外部的辨证关系。中医学从透过现象揭示事物的本质的原理出发，深刻揭示脏象相关法的思维方法。

（3）整体联系法。整体也是一种系统，实际上包括表里、上下、左右诸方面的系统关系。特别表现在经络学说之中。经络分为阴阳十二经，另外还有奇经八脉之数，把人体视为不可分割的系统联系。因此，在整体上运用系统论的思维方法进行临床诊治，形成一个精辟的整体联系法。

总之，在中医哲学观及其思维方法中，充满辨证思维，合乎系统论的基本特点，我们要在实践中继承和发展它，促其现代化，使其达到新的理论高度。

（本文原载于《中国医药学报》1988 年第 1 期）

中医学体系结构的特点

傅立勤　傅景华

| 编者按 |

"墨守成规""固执己见""至死不悟"的特性，恰恰显现了"养在深闺人未识"的中医药学那光彩夺目的科学性。在她面前，真有"六宫粉黛无颜色"之感。然而，令人遗憾的是，崔月犁部长在衡阳会议上提出"保持和发扬中医药学特色"已有30多年之久了，不仅关于这一问题的理论研讨没有一个历史性的结果，而且在中医临床、科研、教学的实践中，中医学的特色和优势更是日渐消失。

真正了解中医学的中外科学家们都认为，中医学有不同于现代科学的独特理论体系。值得指出的是，在承认它的理论体系的同时，绝不能忽视对它整个科学体系的研究。

科学体系是比具体的理论更高的范畴，现代科学哲学称其为"范式"。一般认为，体系或范式由科学认识的主体、科学活动的工具、科学研究的对象三部分组成。科学认识的主体，是由专业工作者为主体组成的科学共同体。科学活动的工具，包括精神工具和物质工具，即自然观、方法论、理论、信念、仪器设备等。科学研究的对象，是指由它的体系所限定的具体问题。

体系或范式的基本科学内涵非常丰富，其中最主要的，是它作为科学活动的精神工具，表现为一定的自然观和方法论。此乃科学活动的精神力量，科学探索的指路航标，它决定着科学概念、范畴和理论体系的创立，以及科学模式的设计等。这种认识是对"科学的力量就在于经验事实的实验证实"，这一西方传统观点的挑战。

体系或范式的作用还具有两重性，即革命性和保守性。科学家不但要解放思想，敢于突破一种体系，还要尊重传统，善于维护一种体系。科学的保守性和革命性一样，都是它发展的不可缺少的因素。当一种体系尚未穷竭其潜力时，有必要沿着既定的思路和方法进行研究。正如著名的科学哲学家库恩所言："墨守成规，固执己见，甚至至死不悟，这是成熟的科学发展的一条准则。"当旧有的体系完全不能容纳新的理论和实践时，科学的革命性变革才会到来。

一、中医学的自然观

自然观是关于宇宙和自然界的观念。它是科学的伴随物，是科学活动必不可少的前题。中医学以阴阳五行自然哲学为指导认识世界，形成了有机的整体自然观。它认为整个宇宙都由形和气两类基本的运动方式所构成，每一具体的物体，都是形气相互转化的生化之宇。阴阳二气的相互作用，三阴三阳的离合运动，五行及其相应状态之间的生克制化，形气两大类运动方式的互相转化，是宇宙乃至人的生命运动的基本形式，亦是万物之间辨证统一关系之所在。

这是一种物质元素和运动关系统一的理论，它的深刻意义尚未被大多数学者所认识。在现代科学和哲学领域内，物质元素和运动关系被严格区分为两大范畴，表现为自然科学和哲学的分工。而当代物理学以及系统论的研究成果表明，将元素和关系划分为两大范畴是不合理的。中医学这种科学理论和哲学理论的统一，是一种按照客观世界本来面貌来认识它的先进理论的范式。

中医学所发展的阴阳五行形气学说，内涵着时间、空间、物质元素，以及质量、能量、信息、事物现象、相互关系等一系列客观存在的统一。如《素问·天元纪大论》曾生动地描述了中医学对宇宙自然总联系的认识："太虚廖廓，肇基化元，万物资始，五运终天，布气真灵，揔统坤元，九星悬朗，七曜周旋，曰阴曰阳，曰柔曰刚，幽显既位，寒暑弛张，生生化化，品物咸章。"

文中将太虚、宇宙、万物、生命描述为一个环环相扣、生化不息的有机整体。无涯的宇宙，充满了生化的大气，万物由此而资生。太虚总统天地，天气统摄地气，天地又主宰着形类。恒星、行星无不影响着自然界的阴阳刚柔，从而影响着物类和生命的进化繁衍。由太虚元气所化的时间、空间，以及恒星、行星、昼夜四季、万物与生命，构成了一个有严格系统关系的整体，一个有生命力的宇宙。从这一自然观看来，宇宙似人，它有生命力；人似宇宙，它与宇宙同源，是物质运动的一种表现形式。因此，有一个既包括宇宙，又包括一切生命现象在内的统一规律。

在近代西方世界，随着十六世纪新的自然科学理论的诞生和机器的发明，自然界被看成是庞大的机器，各部分之间的有机联系被忽略，不再有人理会"整体大于部分之和"这一古希腊的至理名言。十九世纪中叶，达尔文进化论出现后，自然界不再被看作是一个机器，而是被看作不断发展的过程。但是又认为进化是生命和环境对立的产物，有机体与自然界之间，有不可逾越的鸿沟。而中医学则不仅认为宇宙处于不断的发展之中，并认为生命的进化与宇宙的进化是谐调统一的。

近二十年来宇宙物理学的发展，终于科学地揭示了地球上没有一种现象可以孤立于太阳、银河、河外星系之外。生命起源的研究，发现人类同宇宙的关系，可以追溯到大爆炸产生宇宙的一刹那。地球化学家发现，地层中各种元素的丰度与人血中相应元素的丰度惊人地相似。时间生物学揭示，人体的生理活动和病理过程，随着时间的推移而存在着规律性的变化。现代科学开始在更高的形式上，回到有机的整体自然观中去。中医学的自然观，至今不失其伟大的思想光辉。

二、中医学的方法论

现代科学的主要方法是"实证分析法"，即按照结构层次逐级对物质实体进行还原性分析、解剖，将整体还原为微末的组分，以此来说明整体的变化。中医学恰恰与此相反，主要采用"模式综合法"，即以自然界的生化模式，类比人体的生命过程，以自然之常拟人体之常，以自然之变喻人体之病。并通过辨证思维，建立效法自然的抽象生理、病理模型，作为生命实在的"神似物"。如藏象理论、经络学说、伤寒六经辨证、温病卫气营血传变等，都是经过思维再创的抽象模型，而不是对具体实在物的机械描述。它追求的是本质特征的"神似"，而略于形迹的逼真。

模式综合法与实证分析法各有利弊。就前者而论，它抓住未知物与已知物的相似性，能够从本质上把未知物的特征简要地描述出来，因而在利用药物、针灸、气功、摄生等方法的整体综合效应，对机体进行整体综合调控方面，显示出一定的优越性。现代物理学也开始大量使用模式综合法，如卢瑟夫原子结构模型，就是基于与太阳系类比的抽象思维产物。自从量子论和相对论诞生后，对微观世界越来越难以进行实证研究了，理论物理学也被迫越来越多地采用这一方法。因此绝不能以中医的藏象、病机等理论与西医的解剖、化验等对不上号，而轻率地否定这一方法论的科学价值。

三、中医学的思维方式

目前科学界认为，人类的思维方式可以分为三类，一是抽象（逻辑）思维，二是形象（直感）思维，三是灵感（顿悟）思维。当代的思维科学，仅对抽象思维有一定的研究，出现了有一定理论和概念体系的逻辑学，它是近现代自然科学的主要思维方式。而形象思维和灵感思维尚未被认真研究，但它们恰恰是创造性科学的重要思维方式。

中医学的思维方式是形象思维和逻辑思维的结合，而且倾向于发展整体形象和辨证逻辑。中医学史上的所谓"上工"或"神医"，则是前二者与顿悟思维的结合。形象思维的方法在中医学中称为"取象比类"。英国学者斯巴克思不久前讲："这是一种不同于简单科学归纳的思维，是复杂的、多途径的、多回路的思维。"钱学森认为：建立这种思维科学需要研究语言和识别图象，而这两门学问，都远未达到成熟的阶段，从它们再上升为形象，逻辑学就更有一大段路要走，来日方长。因此，保持和发扬中医学的思维方式，仍然具有深远的意义。

四、中医学的研究对象

表面上看来，中医和西医研究的对象都是人体，但实际上它们聚焦的侧面却有巨大差异。例如，西医学侧重于研究作为生物体的人，而中医学则侧重于研究自然、社会与生物、心理一体化的人。西医学侧重于研究形质，即研究人体内部不同层次的实体结构及其形态与功能。中医学则侧重于研究气象，即生命活动的整体气象及其与自然的整体性联系。中医的脉象、舌象和藏象学说等，就是反映了这一特点。

中医学认为，整体的活的生命气象，反映着整体的活的生命结构及其功能状态，同时亦反映着自然界的整体变化。如舌、脉之象，不仅反映着五藏、六府的生命活动状态，还反映着自然气运的变异，"脉应四时"即其例。中医学研究对象的特点，植根于阴阳五行的"象数"之道。中国古代诸多学术，都是在此范畴内发展起来的，如天文学、物候学、气象学等，都集中研究自然之象。《淮南子·天文训》即载："文者，象也。"这些古代科学的光辉成就，也说明象的研究是可以获得客观真理的。

五、中医学的物质工具

中医学的物质工具取材于自然，如保健注重饮食、精神的调理和内气、形体的锻炼，药物取用于矿物、植物、动物，诊疾则利用人体的感官和智慧，称之为"医之神"。它在自己的发展过程中，虽然没有条件借助仪器设备，但却因之而充分发挥了辨证思维的力量，并认为掌握了辨证论治理论与实践经验的医生智慧，具有见微知著、出神入化的作用，故能把握病之本。对中医来说，医生个人的学术理论与实践造诣比西医显得更加重要。

事实告诉我们，现代自然科学的许多重大突破，如相对论、量子论、统一场论、大爆炸宇宙学说、耗散结构理论，以及协同论、控制论、信息论、突变论、系统论等，都应主要归功于辩证思维的伟大力量。人类的智能是大自然最完美的物质之花，人类思维活动的许多特征及辨别模糊图象的能力，现代电子仪器尚不能模拟。中医学物质工具的特色，仍然具有无法取代的现实意义。

六、中医学的价值标准

有人认为"中医诊断缺乏客观化、标准化的指标"，这实际上是用西医学的价值标准来衡量中医学。如在诊断标准上，中医学认为患者的各种生理病理感觉和整体气象都是客观存在，故以之作为诊断的客观化依据。在此基础上，又以抽象的辩证思维模型作为具体标准，以辨别疾病的性质。如八纲辨证、六经辨证、藏府经络辨证、卫气营血辨证、三焦辨证、病因辨证等，都是这种辨证模型，它们互相区别、互相补充，增强了中医诊断的严格性。目前，西医学还不可能全用局部检验来解释整体行为和精神现象，中医学的价值标准，仍然具有不容否定的科学价值。

七、中医人才的知识结构

中医学用阴阳五行学说和整体运动的观点来认识生命及其与宇宙的关系，因而《黄帝内经》中要求每一个医生要"上穷天纪，下极地理，远取诸物，近取诸身"，具有博大精深的学术造诣。古代的名医，注重"究天人之际""穷古今之变"，培养自己深邃敏锐的哲学思辨和触类旁通的医学灵感，他们所反映的中医学人才的知识结构，是以"文、医、哲三位一体"为特征。张仲景"博览群书，广采众方"，孙思邈"弱冠善读老庄及百家之书"，张景岳深究先秦诸子及宋明理气之学，通晓天文、历法、数术、吕律，主张学医必先知易。他们都是通过消化大量的百科知识，达到了医学的高峰。

在当前中医人才的培养上，既不应效乾嘉学派之风，埋头考据而略于究理，也不能照搬西医之法，拘于实证而失法自然，应该培养出既掌握现代科学精华，又通晓古代自然哲学思想和中医理论体系的一代新生。

八、中医学体系的完整性

中医学作为一种医学体系，它的精华或特色，绝不仅仅局限于某些具体的辨证论治法则和临床经验，必须包括与这些法则和经验有关的上述内容。它们是构成中医学大厦的基础和框架，从而决定了中医学存在的形式。忽略中医学的理论基础，抽掉它的框架，改变它的存在形式，将使中医学走向覆灭的道路。而那些单纯的或个别的治疗经验，以及作为不同化学结构的药用植物，则可以纳入任何医学体系。

（原载于《医学与哲学》1986 年第 5 期）

关于中医理论思维方式及其学术渊源

傅景华

| 编者按 |

中医药学是当今世界上罕见的与人文科学融为一体的自然科学体系。没有哲学就没有中医药学。探讨中医药学的哲学本源，深究其与西方哲学的差别所在，是学习、理解、继承、发展中医药学的基础。在"横看成岭侧成峰"的大千哲学世界中，换一个角度，变一种方式，打破框框，跳出圈子，可能会有助于认清庐山真面目。既雕既琢复归于朴，法天贵真不拘于俗。在洋洋大观的中华民族文化的先河中，孕育着与西方文化完全不同的思维方式、认识方法、概念范畴、理论体系和价值观念，从而导致了中华医道与西方医学的异峰突起、双水分流。任何企图抹杀其根本区别，而使之合二为一的愿望和行动，都将造成对中华医道的根本性的摧残。30 多年前作者的呼声，如果能引起中医界的认真思考，又将会出现一种什么样的局面呢？

思维科学作为研究人类思维规律和方法的一门新兴学科，越来越受到各界学者的密切关注。对中医学理论思维方式的探讨，旨在揭示本学科发展的内在动因，以便重建更为符合中医学自身思维原则的学术范式。本文在分析了思维科学的某些基本内容和中医学理论思维方式的主流，及其不同历史阶段的特点之后所提出来的过程论原理，是对中医学理论思维的反思，也是从思维科学的角度对中医学术发展所进行的战略展望。

一

一股深刻而广泛的对历史反省的潮流正席卷着我们的时代。对重大历史现象的观察与思考，日益引起人们对中华民族悠久的文化传统的浓厚兴趣。虽然目前对这一传统之所以延绵数千年之久的终极原因的追寻仍然遇到巨大的障碍，但是，这一伟大的文明像永恒的火炬一样照耀在世界的东方，吸引着无数的科学家为之不停地思索。

众所周知，传统的东方文化是中医学术的渊源，中医学独特的理论思维方式与之一脉相承。而正是这一与西方完全不同的理论思维方式，决定了中医学的本质特征。因此，我们在讨论中医学理论思维方式时，不可能无视对它产生巨大影响的整个民族的文化背景、社会结构、科学观念、生活方式等全部历史过程。

史前期的医学处于萌芽阶段，伴随着人类的生存斗争而缓慢地发展着。思维形式的幼稚与人脑不发达状况和征服自然能力的低下相适应。后来，一些智商较高者的丰富想象和借助于神话的推理，口耳相传地流传下来，并逐渐付诸文字。医术与巫术相杂，科学与神话为伍，想象成为联结人类认识与自然的纽带。恩格斯所说的"用幻想的联系来代替尚未知道的现实的联系，用臆想来补充缺少的事实，用纯粹的想象来填补现实的空白"，在我国历史上应该属于史前期，而不应该以之来解释中医学的"缺陷"。

正如六十万年以前，地球上不知发生了什么事情，世界各地的"古猿"几乎在同一历史时期纷纷站立了起来一样，公元前五世纪左右，人类的思维领域出现了异乎寻常的变化。神密的地中海岸，古希腊光辉的科学哲学思想，展现了西方世界灿烂的古代文化。在中国，易学、阴阳论和五行说的兴起，逐渐战胜了原始的图腾崇拜和宗教迷信，形成了东方科学哲学思想的主流。春秋战国时期，出现了一个万舸竞流、百家争鸣的局面，诸子学术像无数曲溪细流，汇为汹涌澎湃的大江，几乎统领中华民族整个学术领域达两千年之久。

既然西方理论自然科学往往借鉴古希腊人的思想，中医学要想追溯自己发生、发展的历史，也不得不回到先秦哲学家那里去。以《周易》《老子》等为代表的中国古典哲学论著，反映了中华民族独特的思维方式及其辉煌的科学成就。正是由于这一思维方式及其相应的学术思想体系与医学的结合，促成了《黄帝内经》的问世。如果说《黄帝内经》像一幅描绘人的生命活动图景的宏伟画面，那么中国古代的思维方式及其哲学理论则是镶嵌它的框架和衬托它的基板。

中国古代社会的稳态结构，使得中医学直至近代以前始终未能从与古代哲学相和谐的千古不易的思辨体系中分化出来。从魏晋玄学到宋明理学，中国古代学术虽然经历了剧烈的震荡，但却一直保持着自己的主系，并且不无痛苦然而耐人寻味地融合了包括佛学在内的许多外来学术。中医学则从汉末伤寒理论的创立，到金元各家学说的争鸣，直至明清温病学派的崛兴，始终沿着自身学术发展的轨道，不断展现了此起彼伏、大开大合的新局面。

清末以来，欧风东渐，首先是西方近代科学哲学思想叩响了皇城的大门。机械唯物论的严密推理，实验科学的雄辩事实，细胞、器官、血液循环、心肺功能等生理病理的崭新概念，使得中国学者目瞪口呆。在强大的历史潮流的冲击下，中医学术蕴酿着转变、分化或自我否定。于是出现了中西汇通派及其与废止中医派之争。他们幻想把以实验研究为基础的西医学思维方式、研究方法、概念范畴、理论体系等引入中医学，并以之来验证和改造中医。但遗憾的是，由于无视中西医学在上述问题上的根本分歧，忘记了中医学自身稳定了数千年的固有规律，这一愿望始终未能实现。"废医存药"、"中医不科学"、"中医是经验"、"中医要科学化"等奇谈怪论由是而生，致使中医学术面临有史以来最严重的危机。

新中国成立以来，中医学曾经出现一派繁荣的景象。在思维方式和哲学思想的研究方面，也经历了变革传统，以纳入现代哲学轨道的多次尝试。中医理论家们对阴阳、五行、藏府、气血、经络等进行了新的诠解和引申，并希望通过实验来寻找其"物质基础"。"朴素唯物论"、"自发辨证法"被认为是中医学的指导思想，"整体观"、"辨证论治"则被看作是中医学的特色。但以此为基础的教材所培养的学生，却不断地对中医学的科学性表示怀疑。

创立"新医药学"的口号，极大地鼓舞了中医学术界的热情。但是，从"理论的全面结合"，到"一根针、一把草"，美好的愿望如海市蜃楼转瞬即逝。失败和痛苦叩打着科学的大门，比成功和欢乐发出更大的声响，在严肃的现实面前，理想主义狂热的幻想消散了。继之而来的是"后继乏人"、"后继乏术"的呼吁，中医学进入了"抢救"和"振兴"的时代。人们又一次力图寻找新的途径，挽狂澜于既倒。

当风靡世界的"三论"以磅礴的气势冲决了闭关自守的近代科学堤坝的时候，中医学者发现这一新思想与中医理论有十分惊人的相似之处，于是中医学术界又重新鼓起了勇气，"中医系统化"、"中医规范化"、"中医客观化"、"中医现代化"的呼声日高。中医学与现代科学截然不同的概念、范畴体系怎样才能进入或融合于现代科学的思维方式和理论体系之中？如果中医学只有费尽心力才能进入唯象阶段，那么消融于现代科学之中还需要走过多少漫长的路？中医学完整的理论体系究竟能否拆卸成知识单元去构筑新的理论框架？人们至今仍然难以摆脱理论的迷惘。

在回顾了中医学术发展的历史和思维方式的变迁之后，不难发现，近代中医学始终徘徊在时代的漩涡之中以寻觅其理论的归宿。既不抛弃传统，又能纳入当代主导科学体系之中，虽是今天中医学者刻意追求的目标，但当步着大洋彼岸突飞猛进的足迹奋起直追时，往往从良好的愿望出发而误入歧途。由此，我们想起美国贝尔研究所创始人贝尔塑像下的一句名言："有时需要离开常走的大道潜入森林，你就肯定会发现前所未见的东西。"

二

神奇莫测的思维领域，千变万化的精神世界，向来是难以捉摸的认识的迷宫。当代思维科学主要对逻辑思维有一定的研究，完成了有一定理论和概念体系的逻辑学（主要是形式逻辑），它是近代自然科学的主要思维方式。为了说明中西医学思维方式的根本分歧，让我们先对一些尚未形成明确认识的思维科学问题，作一些初步的探索。

黑格尔说："既然文化上的区别一般地基于思想范畴的区别，则哲学上的区别更是基于思想范畴的区别。"毫无疑义，自然科学（包括中医学、西医学）的区别亦是基于思想范畴的区别。而这一区别首先是思维方式、思维范畴的区别。那么，在思维领域内起主导作用的范畴和方式是什么呢？

人们已经熟知的形象思维和抽象思维，乃是由于思维的"工具"（即思维的"语言"）不同而划分的思维方式。以形象为基础的思维方式被称为形象思维，而以概念为基础的思维方式被称为抽象思维。形象思维和抽象思维的配合应用是思维活动的规律之一。

由于思维的内容不同，则可划分为经验思维和超经验思维（亦可称为理论思维）。二者都可运用形象思维和抽象思维。前者依据经验事实进行思维，后者则依据理论进行思维。经验思维也可划分为直接经验思维和间接经验思维。超经验思维又可划分为理性思维（即逻辑思维）和悟性思维。前者又可分为公理思维和辨证思维；后者在佛家有小乘、大乘之异，在道家则有小成、大成之别。直觉思维或灵感思维应是属于小乘的范畴。中医学所谓"望而知之者谓之神"，又谓"医者意也"，非深刻领悟这一思维方式者所能理解。

多年来，人们往往把自然科学看作是对经验的证实和理性的描述。近代自然科学几乎放弃通过悟性思维理解自然本质的任何努力，并斥之为模糊的、非客观的、无实验基础的、不能重复的等等，总之是不科学的。然而，悟性思维却远远超出严格的经验主义、实证主义所能认识的范畴，一再对这一封闭的王国提出无穷的挑战。悟性是思维的重要方面，理解是认识的正当形式，承认这种事实将使我们的思维从顽固的习惯势力的专制中解放出来。

艺术品的内在和谐，是通过被理解而唤起人们深切的赞赏；音乐的美感，只有从内心深处领悟它的结构关系的人才能懂得；哲学就是精神的不断觉悟，不断摆脱具体的、感觉到的事物，而深入自然的本质，哲学的真谛在诗意中得到体现，哲学的最高境界是朦胧的。中医学的内涵，只有在自我理解、自我和谐中，才能真正认识它的妙合神机，任何不为它内在的光彩而热爱和赞美的人，对它都是一知半解的。

我们又发现，中医学也在同时采用逻辑思维方式，但这一方式中的概念体系和推理方法却与西医学根本不同或形同实异。因此，中医学与西医学思维方式的根本分歧尚不完全在于偏重理性或悟性的区别，而在于思维科学的另一个重要的范畴，那就是认识对象（或者说思维对象）的区别。由于认识的对象不同，就会有不同的思维方式、研究方法、概念范畴和理论体系。上述思维工具、思维内容等都将从属于这一范畴，也就是说中医有自己的抽象思维和理论思维方式，西医也有自己的抽象思维和理论思维方式。

同样的自然，为什么给予牛顿的是绝对时空观，给予马赫的是相对时空观，而给予爱因斯坦的是弯曲时空观？其根本原因就在于他们所研究的自然领域不同。在机械运动的世界里，牛顿定律几乎是绝对真理，而在超光速运动的宇宙便无它的立足之地。也许人们认为医学研究的对象都是"人"，为什么会有两种截然不同的医学体系，何不把它们合在一起呢？岂不知同是研究物种的变化，却有进化论与遗传学说的尖锐对立，而且双方都在自己的领域内取得了巨大的成就，有谁曾提出要把它们合二为一呢？其实中、西医学所侧重研究的对象并不是一回事。

西医学立足于近代实验生物学的成就之上，以实证论和分析法为主要认识手段，力图寻找每一种疾病在器官、组织、细胞、生物大分子上的形态和生化的特异性变化及其相应的特异性治疗方法。它的研究对象无疑是人的实体结构及其形态、功能等等。中医学却较少着眼于（并不是没有）人的实体结构，反而对生命过程特别是对生命活动的调控过程更感兴趣。这一研究对象的区别，在思维领域里则表现为实体论和过程论两种思维方式、认识方法的相反互补。

实体论的认识方法是近现代自然科学认识论的主流。不过实体的世界也不是单一的，如果我们把已知的宇宙分成三个世界，那么第一世界则是牛顿的世界，在这里，空间是平坦的，时间是均匀不变的，质量是大而不变的，能量是低而不相干的，运动是低速的，轨道是可见的，状态是有形的，变化是按部就班的，关系是平衡而无序的。第二世界的景象则与之大不相同，空间是弯曲的，时间是不均匀而可变的，质量是小而可变的，能量是高而相干的，运动是高速的，轨道是不可见的，状态是无形的，变化是跳跃的，关系是非平衡而有序的。第三世界则对应于《周易》的"阴阳不测谓之神"，在这里，"质量"接近无限小，"速度"接近无限大，"形态"接近于无，"能量"达到超能，包括时空在内的许多基本的物理学、化学和生物学概念都失去了原来的意义，而精神、意志、情感、生命等却可能在这里找到它们最终的归宿。

由此可知，当代主要自然科学学科，都是以第一世界的平衡态客体为认识对象的。长期以来，由于非平衡态世界宏微观领域的大门迟迟未能打开，固有的物理学、化学、生物学和医学所描述的"物质"世界和人体结构，一再企图否定这另一世界的存在（更不用说第三世界）。因此，对于非平衡态过程的研究，则更是难以问津。然而，作为"小宇宙"的人的生命过程却包涵了三个世界的运动方式和存在形式。立足于过程的思维方式和认识方法，显然具有不容忽视的和根本无法取代的重要意义。

三

事物总是当作过程出现，或者总是作为过程而向前发展的。反之，过程则并不总是以可见的事物来体现，而是以无限的运动方式来展现。恩格斯也曾经指出："当我们说，物质和运动既不能创造，也不能消灭的时候，我们是说宇宙是作为无限的进步过程……而且这样一来，我们就理解了这个过程中所必须理解的一切。"无始无终的运动是所有事物的灵魂。狄德罗说："一切都在一瞬间发生和消灭。"在某种意义上来说，绝对的"物"是不存在的，一切都在无休止的变化，一切都是过程。于是，我们可以把自然看作一个总过程，而自然过程是包括上述三方在内的无限的运动方式及其相互作用的总和。

"方式"的含义在这里是指过程的特征，即某过程与它过程的区别。不同方式的过程相互作用，自始至终是变化的根本原因。宋代诗人苏东坡有诗云："若言琴上有琴声，放在匣中何不鸣？若言声在指头上，何不与君指上听。"这一洋溢着哲理和诗意的绝唱，能使我们进入一种崇高的境界，去领略那自然的妙理真谛。以动态的相互作用来反映方式之间的关系，从而区别于其他理论中物的静态联系，这是过程论的基本特征。相互作用的方式也可称作"相干方式"或"相干过程"。没有两两相干的运动方式则无所谓阴阳，只有在研究相互作用中才会产生阴阳、三阴三阳、五行等概念。离开对生命过程的作用，六淫也无所谓淫，太过不及也失去意义，四气五味、升降浮沉也不复存在。

由于参与作用的方式有多寡，其作用的特点和相互关系亦不同。这样就出现了阴阳、三元、四象、五行、六气、七情、八卦、九宫、十干、十二支等表示作用规律的应用符号。所以，我们可把参与作用的方式数称为"自然之数"。其中，两种方式相互作用是自然过程中最基本的相干关系，其他数如四、八等则包含了二的规律，六则包含了二与三的规律，以此类推。所以，二以外最重要的数则是三和五。这样就又出现了遵循共同作用规律的数列，我们把这种现象称之为"序列"。于是，自然界在无限运动方式的相互作用中，表现出了有规律可循的万千变化。而这些规律则可通过数和序列简单直接地把握。中医学以气（其数为一）、阴阳、五行、三阴三阳等建立了自己的概念范畴和理论体系，正是以生命过程的相干方式为研究对象，以过程论的思维方式来认识自然、认识自身的。

在同一序列中，有无数的类别，如五行中的五藏、五音、五色、五味、五方等。其中又有一些类别之间相互作用，如五藏与五味等。我们把这一现象称之为"相干类别"。在方式和类别的相互作用中，除了依据阴阳、五行等序列规律进行外，作用的诸方常常处于不同的地位和不同的发展方向，我们把前者称为"态势"，后者称为"趋势"。如八纲中的"虚实"所反映的是"正气虚"或"邪气实"的相干态势；"表里"则反映了表里、开合、出入、升降、聚散、浮沉、进退等正邪相干的趋势，而并非指疾病的部位。此外，任何方式及其相互作用的过程都表现为一定的阶段，我们将其称做时势。在不同的阶段里，相干方式的态势、趋势均有变化，如伤寒六病、三焦、卫气营血等则是反映这一变化的诊病方法。

由上述可知，以过程、方式、相互作用及序列、类别、态势、趋势、时势等为基本概念的思维方式，更有利于简单地从动态过程来把握自然及生命活动的变化规律。特别是运动方式的相互作用及宏观调控，是过程论思维方式认识自然、认识自身的出发点。这与实体论以实体、结构、位置、形态、功能等为基本概念的认识方法形成鲜明的对照。二者分别从过程和实体、运动和"物质"、动态和静态、方式和结构、作用和功能等相反的方面来认识生命和人体，并互相补充，从而成为医学思维领域里两种各具特色和优势而相反互补的认识方法。

人们都认为，世界的真正统一性在于它的"物质"性。那么，东方的思维对于世界统一性的理解究竟是什么呢？《乾凿度》载："夫有形生于无形，乾坤安从生？故曰有太易、有太初、有太始、有太素，太易者未见气也，太初者气之始也，太始者形之始也，太素者质之始也。"无中含有，"0"中含"一"，一即是太初，《周易》谓之"太极"，后人释之为"元气"。"太极元气"无时不在，无器不有。何休《公羊》注："元者气也，无形以起，有形以分，造取天地，天地之始也。"《周易参同契》中指出"气"的特点是"至小无内，其大无垠"。广义的"气"，不是一种具体的物质，也不是任何一种具体的存在形式，而是一切存在的总和，一切运动的总和。非常接近于上述"自然过程中无限的运动方式"的含义。所以，任何寻找其物质结构与形态、功能的努力和希望都是艰难和渺茫的。

连李约瑟博士也把阴阳看作是本体论的二元论，致使中医学的现代研究中，也力求分割本体，寻找阴阳的具体的"物质基础"。然而，阴阳的本来意义并不是指本体，而是指任何两种相反相干的方式，及其所表现的态势或趋势、气象或形象等。此即阴阳之气、阴阳之性、阴阳之象。如正气阴阳指阴阳之气，二者相反相成，同气相求，只有互补，绝无对抗（正气阴阳与不同气之邪气阳阴才只有对抗，绝不互根，所谓"阴盛则阳病"，指阴邪盛则阳气病，根本不是什么阴阳二气的"不平衡"）。虚实、寒热之态势，升降、出入、开合、聚散之趋势，皆为阴阳之性（性非现代概念的"性质"）。性态依赖相干方式而存在，本身无所谓互根，亦无所谓斗争。至于阳脉、阴脉、阳色、阴色等阴阳之象，则是相干方式的各种表象（包括形象和气象等）。这里的阴阳只作为相对概念出现。永远也无法找到一个具体的阴阳物质实体，更没有一个能够代表所有阴阳的本质性物体或"物质元素"。

由于阴阳所表示的两种方式的相互作用规律是自然过程中最重要的规律，阴阳之道引入医学领域后则成为中医学的理论核心。故有所谓"阴阳者天地之道也，万物之纲纪，变化之父母，生杀之本始，神明之府也"之说。中医主张"治病必求于本"，即是立足于生命过程中阴阳的变化。阴阳和谐互补则无病，反之则病。调和阴阳是中医治病的根本大法。以阴阳所表示的二元序列，即《周易》所谓"太极生两仪，两仪生四象，四象生八卦，八卦生六十四卦"的二进位制序列，内涵了自然过程中最重要的序列规律，因而也可作为认识人的生命过程和病态过程的理论范式。现代研究已证明的 DNA 的 A—T、G—C 双螺旋结构模型，正好相当于八卦中少阴 - 少阳、太阳 - 太阴的四象层次，而 mRNA 四种碱基以三体密码方式的 64 种排列，恰与六十四卦相一致，说明这一规律可以概括宏微观领域的各种符合阴阳序列的动态变化。无怪张景岳说："虽阴阳已备于《内经》，而变化莫大于《周易》。"

《素问·六节藏象论》中有"其生五，其气三"。罗东逸《内经博义》释之为："太乙之所施，造化之所以鼓铸，必得三而成物。"回想老子"三生万物"之说，虽炳耀千古而众议纷纭，其根本原因始终是未能解开三数之谜。设若自然过程中，唯有阴阳的作用方式，那么世界将必然是一个严格而整齐的二元序列的框架。而事实上并非这样。从数学的角度来看，只要在"二"的序列中加入"一"，它们就可组合所有的数。这个"一"的重要性是可想而知的，它的出现产生了惊人的伟大成果，于是一个无限丰富多彩的大千世界便展现在我们的面前。

阴阳运动变化中最大的特征是阳动阴静。如果阳动而"一生二"，此时阴尚未动，即成二阳一阴之势，其数为三。如果当太少阴阳四象格局中，阳中之阳太阳和阴中之阳少阴动而出现两阳合明之阳明和两阴交尽之厥阴，则成三阳三阴之势。其次序为太阳、阳明、少阳、太阴、少阴、厥阴。故中医谓"气有多少，形有盛衰"。气为阳，形为阴，依其多少盛衰而成局。中医学以三元和三阴三阳表示三种或六种方式的相互作用规律，如《伤寒论》中的三阳三阴六病等，均为过程论思维方式的体现。李清庵《中和集》有诗云："两仪肇判分三级，乾以直专坤辟翕，天地中间玄牝门，其动愈出静愈入。"

五行之说，屡遭非议，近代以来，鲜有不言其为循环论或形而上学者。后来虽有进一步研究，但一般都把五行看作五类形质或元素。然而，五行和阴阳一样，绝非具体的物质概念。王安石解《洪范》时指出："往来乎天地之间而不穷者也，是故谓之行。"这里已可以认为他把五行理解为遍及宇宙的运动方式。这一认识也非常接近于本文所述的观点。也许是为了更明确地表述五行序列的动态特征，《黄帝内经》中已重申了"五运阴阳者，天地之道也……"把五行称作五运，是更进一步从时态和动态的角度，反映了这一序列的变化。《说卦》中载："叁天两地而倚数，观变于阴阳而立卦。"古往今来，很少有人悟得其中奥义。如上所述，太少四象中阳中之阳动而成三阳二阴之势，则为五行。天为阳，地为阴，叁天两地寓五行之机括。此时依阳阴气之多少，则为火、金、木、土、水。相邻之气相制约，相间之气相滋助，于是反映这一规律的生克制化理论便应运而生。

阴阳五行学说揭示了自然过程中不同方式相互作用的规律。当它进入医学领域以后，则贯穿于中医藏象、经络、病因、病机、诊道、治道、方药、针灸等各个方面，为中医学横观生命过程和病态过程（就像实体论指导西医学纵观实体生理、病理一样）提供了理论武器。

以上就阴阳五行为例，简略地讨论了中医学的理论思维方式及其与中国古代哲学思想的联系。限于篇幅，我们不便将这一思维方式及其所反映的自然原理在中医理论和治疗实践中的应用一一列举，但似乎已可见其一斑。看来爱因斯坦的一句话颇值得我们反复思考："西方科学的发展是以两个伟大的成就为基础，那就是：希腊哲学家发明形式逻辑体系（在欧几里得几何学中），以及通过系统的实践发明有可能找出因果关系（在文艺复兴时期）。在我看来，中国的贤哲没有走上两步，那是用不着惊奇的。令人惊奇的倒是，这些发现（在中国）全都做出来了。"（《爱因斯坦文集》第一卷第 574 页）

（原载于《中医学与辨证法》1986 年第 3 期）

关于中医学方法论的研究

傅景华　徐岩春

| 编者按 |

　　中西医截然不同的概念、范畴和理论体系，反映了东西方文化在思维形式、认识方法等哲学体系上的根本差异。这一差异有着深刻的历史渊源。阅读本文有助于我们认清中医学方法论之特点和优势，坚定走中医自我发展之路的信念。此外，本文在 30 多年前所揭示的现代科学革命的方向，从 20 世纪 80 年代以来分形论、超循环理论、混沌论等对现代科学的重大影响中，已得到了进一步的证明。一大批卓有成就的西方自然科学家、哲学家惊呼，这一历史性的科学革命是向中国古代道家思想和中医理论的归复。于是，我们"用现代科学方法研究中医药学，实现中医现代化"的"现代科学方法"，恰恰成了现代科学革命的对象。

　　科学的研究，首先是方法的研究。中医学方法论的研究，从斥阴阳、五行为迷信，到"朴素的唯物主义"和"自发的辨证法"，从"经验医学"到"整体观"，乃至"客观化""标准化"的实验研究，无疑经过了漫长而艰难的历程。然而，上述认识的轨迹告诉我们，这一过程始终是沿着西方（主要是西医学）科学哲学的思路和标准、理论和方法来验证自己和解释自己。

　　清季欧风东渐，朝野震动，为学者有抱残守缺，固步自封，亦有珠目同弃，唯洋是崇。诸如梁启超视阴阳五行为两千年迷信之大本营，陆渊雷从根本上推翻气化，以及袁复初以紫外线、氢离子解释风生木、木生酸的奇谈怪论等等，不胜枚举。虽曾有杨则民慧然独悟，奋起为《黄帝内经》之哲学据理申辩，不过如中流之一石。

但是，无数雄辩的事实证明，中医药奇迹般的疗效不容否定。于是，又有人视中医学为"经验"，从而将其排斥于科学圣堂之外。为了论证中医学也有自己的科学理论，又有人提出其基础是"朴素的唯物主义"和"自发的辩证法"。殊不知在哲学领域里，"朴素"、"自发"几乎是"原始"、"落后"、"本能"和"非理性"等的同义语。因此而"废医存药"或"改造中医"，便成为理所当然的事。用西医来验证中医、解释中医，力图寻找"中西医的共同点"，以使其"客观化"、"标准化"、"规范化"，并逐渐纳入现代科学，特别是"现代医学"之中，最终实现中医的"现代化"，乃成为我们这一代人奋斗的目标。

然而，随着现代自然科学的发展，西医学的理论家们却日益感到实验生物医学模式的局限，开始力主向其他学科（包括中医学）渗透。近年来，西医学边缘学科如雨后春笋般兴起。医学心理学、医学气象学、医学社会学、医学哲学，以及时间医学、体质医学等的问世，使人们想到中医学早在《黄帝内经》时期已有了类似的理论。

划时代的电子计算机技术在古代东方数术的启示下应运而生，控制论深入自然科学、社会科学的各个领域，系统论以磅礴的气势风靡世界。一些有识之士发现中医学也有控制论思想和系统观。当然也有人认为其是朴素的，或原始的。但这一认识足以证明，人们在随着西方科学哲学的反思而不得不重新回顾自己的文化传统。

中西医截然不同的概念、范畴和理论体系，反映了东西方文化在思维形式、认识方法等方面的根本分歧。这一分歧有着深刻的历史根源和自然根源。它是人类精神所固有的双重性特征，是潜在意识与自我意识、直觉与感觉、悟性与理性的具体体现，也是自然过程本身于人类精神的再现。

众所周知，"世界上的一切都在运动"（对于这一概念的理解和运用自然是千差万别的）。既是"运动"就不是一时一地的，其总体自然是无限的。无限的运动表现为无限的存在，无限的运动方式表现为无限的存在方式。无限的运动和无限的运动方式及其相互关系的总和，则表现为"自然过程"（我们暂时借用这一词汇，并赋予它上述涵义）。

各种不同的运动方式相互作用，由于其作用的方面有多寡，故可出现各种不同的序列。其中双方相互作用为最基本的作用方式，其次有三方、五方等，而"四"、"八"等则包涵了"二"的作用规律，"六"则包涵了"二"和"三"的作用规律……这样在无限的运动方式的相互作用中，就出现了有规律可循的千变万化。我们把这些规律称为"自然之数"。

在同一序列中，有无数的类别，其中又有一些类别之间相互作用，由于这些作用的类别在特定的范畴内分别处于不同的地位，我们把这一现象暂时称为"层次"。而任何方式、序列、层次都会表现为各具特色的相对"阶段"。毋庸讳言，如果从无限的运动来把握世界，则以过程、方式、相互作用、数、序列、类别、层次、阶段等为基本概念和基本特征的认识方法，比较能够接近自然的本来面貌。

但是，单从上述方法来认识自然，则无法深入了解某些方式的阶段性过程（特别是低速、低能运动及可确定相对位置和相对质量的，表现为具体的物的阶段性过程，而这一物的有形的实体存在是感觉和自我意识目前所能了解的主要世界）的内幕。而只有把这一阶段性过程当作相对不动、相对孤立的物体来进行分析，才能掌握它的空间位置、形态结构，以及质量、能量、性质、功能等等。这样就产生了更为接近人类现实条件的实体论的认识方法。

早在古希腊时期，西方即尽力于某种固定形体的，或特殊的东西中去寻找世界的本源，无论是泰勒斯的"水"（米利都学派），赫拉克利特的"火"（爱非斯学派），阿那克西米尼的"空气"，还是恩培多克勒和亚里士多德的"四元素"，德谟克里特的"原子论"等等，几乎毫无例外地在实体论的范畴内施展才华。

牛顿的世界是典型的实体世界，现代科学的基本概念多由这里引出或引申，并都以这样或那样的方式表明，世界是实体的集合。而人体则是器官、组织、细胞的集合。疾病则是实体结构和功能的改变。于是，莫干尼《疾病的定位和原因》把疾病定位于器官水平，魏尔肖《细胞病理学》把疾病定位于局部细胞损害。20世纪50年代以来，分子生物学的进展，已使人们对疾病的认识，深入到生物膜、受体、蛋白质、酶及核酸的分子水平。

实验生物医学的伟大成就，使它在自己的发展中形成了这样一种信念，认为每一种疾病都可以在器官、组织、细胞、生物大分子上找到形态和生化的特异性改变，都能找到相应的特异性治疗手段。而且疾病完全可以用偏离正常的生物学变量来说明，这一变量只有在实验室里，或通过客观仪器来取得，而只有取得了这一"客观指标"，才是真正的科学。

定位、定性、定量的研究方法，是经典物理学、化学和生物学共同的特征，它来源于实体论范畴的机械论世界观。以非生命内容来解释生命内容，从局部变化来解释整体变化，以生物化学和生物物理来解释生理活动和病理机制，而且这些解释又必须以经验事实的实验证实为唯一前题，这就是实证论和还原论的科学研究方法。这一方法为人类纵向认识自身开辟了广阔的道路。

然而，古代的东方，特别是中国的先秦哲学家们，却大都注重自然过程的横向研究，摆出了推倒一世、包罗万象的雄浑态势。他们比较轻视具体的实物分析，对细枝末节的深入钻研漠然置之，故有所谓"形而上者为之道，形而下者为之器"。尽管其时也有如墨子为代表的学派，在实体分析和逻辑学等方面曾经达到同时代最高水平，但由于社会历史等原因，不可能在当时发展这一领域的理论性建设，而把这一无尚光荣的历史性任务留给了近代的西方。

以《周易》《老子》为代表的中国古典哲学论著，反映了中华民族在另一领域里所特有的思维方式及其光辉的科学成就。以太极图卦、阴阳五行等为象征的古代自然科学方法论体系，执两千年学术之牛耳，直至近代以前均无改观。大凡道、释、儒各家，天、地、人诸学，莫有不言形气阴阳者。

就像黑暗的中世纪埋葬了西方科学文化一样，中国的科学思想在当时也难以取得现实的巨大成就，反而深深地打上了时代的烙印，甚至被披上了迷信的外衣。唯有中医学执戈前趋、遇乱而兴，并在实际应用中极大地丰富和发展了这一自然原理，建立了自己完整而独特的理论体系。

"气"的概念引入了医学、贯穿于中医学理论的各个领域，是中医学自然观和方法论中最重要的理论范畴之一。"气"绝不是某种具体的东西，也不是抽象的物质概念。无论是用空气、精微物质、粒子、波、射线、场，还是用功能、能量等所作的解释，都是以实体论的观点认识中医所导致的结果。盈天地间皆一气，气无时不在，无器不有，其小无内，其大无外。它不可能是指有形的实体，而象是无限运动与无限存在的总和。狭义的气，则往往指不同的运动方式，脏腑之气、经络之气、宗气、营气、卫气等，分别为生命过程中不同的运动方式。

阴阳作为相反概念，用以概括自然过程中相互作用的双方，并可分别从气、性、象等不同方面，反映过程的属性及其相互关系。两仪阴阳是指形气阴阳，此即"天地之道也，万物之纲纪，变化之父母"。以有形和无形为象的两种运动方式是自然过程的基本方式之一。气为阳，形为阴，阳化气，阴成形，"气始而生化，气散而有形，气布而蕃育，气终而象变，其致一也"。形气阴阳深入中医藏象、经络、病因、病机、辨证、论治、方药、针灸、气功、养生等各个理论领域，是中医学的理论支架。形气运动的基本方式是升降出入、消长变化，形气过程的基本关系是相反互补。生命过程中正气阴阳相反互补，但正气阴阳与邪气阳阴相反互限。

五行不是五种"物质"或"物质元素"，而是又一序列的五种相互作用的方式。王安石解《洪范》时指出："往来乎天地之间而不穷者也，是故谓之行。"此认识显然是指无限的运动与无限的存在，非常接近于本文所赋予"过程"的涵义。五行生克制化是过程间的相互作用规律，是该序列所特有的相干关系。五行学说进入医学领域，与阴阳相贯，用以揭示生命过程的基本规律。以五藏为例，分别反映了生命过程的五类不同方式及其相互关系。用内脏解释藏象，以组织器官或功能翻译五藏，从根本上背离了中医方法论原理，是导致中医学理论混乱的重要原因之一。

"自然界的规律是由数学语言写就的。"（伽利略）各种不同方式、不同序列、不同层次的过程及其相互关系的总和，构成了千变万化的自然。0、1、2、3、5等，分别为这一变化最基本的序列。无极、太极、阴阳（四象、八卦、六十四卦）、三阴三阳（三元、六气、九宫）、五行等，就像简单和谐而又神奇莫测的"宇宙代数"，揭示了自然过程中不同方式相互作用的基本规律，因此也可作为生命过程的数学模型和理论范式。中医学正是在此基础上建立了自己完整而独特的理论框架，展现了中华民族绝异于西方世界的智慧之光。

正如中医藏象经络横观生命过程，西医器官系统纵观实体生理一样，现代中医学的"证"，也应当理解为病态（《黄帝内经》中的"病能"即读作"病态"，但《黄帝内经》中的"证"是指症状，"证"作为病机概念是后世所为）过程，而"症"是病态表现。"证"绝不是"一组症状"，也不是"病人的一系列相互关联的表现"。西医学中没有以病态过程为内涵的"证"的概念，就像中医学中没有以实体病理命名的"病"的概念一样（中医学的"病"是以症或病因、病机命名）。二者完全交叉，而又完全不同。前者横观病态过程，后者纵观实体病理。它们相反互补，各自从不同的方面反映了疾病变化的规律，既不能互相取代，又不能互相包容。值得指出的是，"证"绝对不会有什么现代"证的研究"中的所谓"形态"和"功能"。用还原论的方法，特别是实验室里的"生化指标"来描述"证"的"实质"和"发生机理"，似乎也是万分艰难的。

辨证论治（原本应是辨证求因，审因论治）是在中医方法论的范畴内确立的诊疗大法。理法方药的一贯性反映了过程的连续性。八纲、脏腑、经络、六因、伤寒六病、温病三焦、卫气营血等辨证，分别反映了病态过程的不同方式、不同序列、不同层次、不同阶段及其相互关系。

中药和方剂在中医理论范式中，作为各种不同方式、不同序列的阶段性过程，与生命过程及病态过程互补、互限，可用以调控和改变过程的发展。虽然它们也不可能不直接作用于实体病理，但这一作用是以过程调控为主导的。离开四气五味、升降浮沉、辨证论治、过程调控等基本原理的"植物药"或单体化合物、"有效成分"等，并非本来意义的中药，当然不能被中医药理论体系所兼容。

气功、导引、精神情志调摄、饮食起居调理等养生方法，都是立足于生命过程的自我调控。此与西医学直接针对实体病因的防治措施根本不同而又各具优势。

气功等养生术所产生的特殊疗效和延年益寿作用等，是人体摒除外界干扰，潜心内视，激发自身调控能力，并抑制自我意识，活跃潜在意识，忘记感觉，唤醒直觉所出现的非凡意境和最佳有序状态。以机械运动来解释气功，以"营养成分"来分析食疗，就像把中药分解为无机化合物，在物理、化学实验过程中寻找经络实质一样，是典型的实证论和还原论的研究方法。

必须重申，本文绝无轻视实体论、机械论，或实证论、还原论的倾向。作为实验科学方法学的主流，它是现代物质文明的开拓者。问题不在于有人企图否定这一重要的科学研究方法，而在于这一主流几乎是历史性地，而且是理所当然地否定了与自己不相容的任何其他方法论原理。就像在日常生活中一样，人类在认识自然和认识自身中也是两条腿走路，必然是一者在前，一者在后。只有在前者完成了自己阶段性的历史使命后，后者才有可能成为下一阶段的先驱，这也是"历史的辩证法"。

正如古希腊就有"整体大于部分之和"的至理名言，西医学在 20 世纪 30 年代出现过稳态理论和应激学说一样，中医学自《黄帝内经》以降，也不乏解剖生理、实体分析的研究。然而，以此与西医学相比较，其结果是可想而知的。是扬长避短，还是弃长就短，虽然是不言而喻的，但真正实行起来就并非如此了。

在不背离中医学方法论原理和辨证论治基本精神的前提下，实行中医、西医两种方法配合互补的临床治疗，必然会取得更高、更好的疗效；用西医学思路和方法研究中医学，也必将极大地丰富西医学的理论和临床实践；用植物化学和生物化学的方法来研究"中药"，也必将在西医药理学及其临床应用中获得可喜的成果。但是，如果中医学忽视自身主体性理论的建设，并抛弃自己的传统，力图向西方改弦易辙，其后果也是可想而知的。

值得注意的是，近年来西方也在作放弃传统的努力，大有向东方古代思维方式靠近的趋势。举现代物理学最新理论为例，以"靴绊假说"为代表的，从量子论中认识到基本的普适的相互关系，在相对论中获得动态的含义，在 S 矩阵理论中用反应概率的语言描述出来的新的世界观，把宇宙看成相互关联事件的动态网络，从而基本上放弃了机械论世界观。它否定物质基本组成部分的存在，也不接受现存基本定律、方程、原理这些几百年来自然科学的核心部分（这些永恒的定律几乎被认为统治着整个宇宙）。不难看出这种相关动态网络的认识，与古老的东方理论，特别是五行学说，在某些方面有多么惊人的相似。

从还原论到整体观，从机械论到系统观，人们已逐渐认识到科学研究的对象不是一个个的零件，而是一个个的系统，从而期望确立系统科学的观念，以便从内部结构、结构要素的相互关系去认识世界。这无疑是人类认识史上又一个崭新的时期。不过，人们最终将发现，系统的框架仍然没有（也不应该）离开实体论的范畴，因此也不应该要求它容纳千变万化的自然过程。科学整体的革命性变革，还要等待历史的召唤。

（本文原载于《北京中医杂志》1986 年第 6 期）

中西医学与方法论

满晰驳

| 编者按 |

满晰驳博士是联邦德国慕尼黑大学东亚研究所所长，汉学及中医理论和方法论教授，中医协会主席。一个外国人，客观地论证中医学的科学性，论证中医学方法论的科学性，其见地竟超过我们中医学界的一些权威，真令我们这些炎黄子孙汗颜。请看他对中医学的评价："能达到西医今天仍不能达到的目的"；请听他对中医学的告诫：决不能"无批判地运用西方殖民者、官员和传教士兜售给他们的方法论"；谁来回答他提出的问题：中医学"是否提供了世界上任何其他文化都无法企及的东西"？

在中国对人类知识宝库最光辉的贡献中，中医是一个主要的组成部分。然而，由于缺乏前后一贯的方法论观念，虽然在毛泽东的领导下，20世纪50年代以来执行了各项明智和鼓舞人心的政策，但中医目前的不平衡状态仍是值得注意的。尽管当今成百万中国人通晓西方科学的某些学科，但在中国产生的传统科学仍没有在世界科学中占据其应有的地位。这主要是由于将现代（西方的）科学所特有的某些错误或粗疏，不经意地用于中国传统科学的评价和解释造成的。为了说明这些问题，有必要先明确几个广泛使用而通常认为不会有歧义的术语的涵义。

一、科学·方法·术语

1. 科学

这里，我们将按照现代狭义的涵义（即从物理学、化学和天文学为代表的严格意义上的科学中得出的涵义）使用"科学"这个术语。这里科学的准则只有三项，即：①经验事实的确定性；②表述的单义性；③经验事实的严格的理性综合（系统化）。这样，假如我们称任何一种知识是一门严格意义上的科学，它就必须符合所有这三项准则。

经验事实的确定性。这是同单纯的猜测（想象、假设）相对立的。它是科学的最起码的条件，因为只有具备确定性的经验事实才能被检验和再检验，同时也可依据同样的方式重新产生和重新观察。

表述的单义性。这是指在既定的上下文中每一单独的表述只能有一种单独的被准确限定的涵义，并且只以这种被准确限定的涵义为人们所接受。它排斥所有别的涵义，甚至是那些略有相似之处的涵义（这一准则把"科学的"表述与"通常的"表述区分开来，也把它与"哲学的"表述区分开来，因为哲学的表述通常也可以按照不同的方式去理解和解释）。表述的单义性是通过用"协定"的标准表述事实而实现的。这些标准之所以被称为"协定"的，是因为它们的应用只依赖于所有从事这门学科的人在借助这些标准，系统地阐述事实时的不言而喻的、甚或是付诸言表的一致。换句话说，这些标准自身既不是任何发现或发明的产物，也不是自然法则或必然性的表现。它们必须迎合其为之服务的学科在方法论和技术方面的要求。

严格的（不是含糊的、近似的、没有必然联系的）理性综合，是指在搜集到的经验事实之间建立逻辑关系。由于这些联系的规律性，也即它们对公理化原则的符合，使得人们可能对搜集到的经验事实和它们之间的相互联系进行重新组织。因此在计划和预测未来结果和事件时，它们是迅速、准确而灵活地再现经验事实，并依据它们作为进行推理的必要条件。

2. 科学、原科学、伪科学

假如依据上述准则来检验目前各种各样的学科和知识体系，大致可区分如下：①少数学科几乎完全符合这些准则，因而构成了各门严格意义上的科学，如物理学、化学和天文学；②大多数学科部分或偶尔符合这些准则，或是仅仅符合其中一项或两项。

这里，我们必须作出明确的区分：假如一门学科仅严格地符合准则①，即经验事实的确定性，我们称之为"原科学"。这一限定并非贬义，只是标志这一特定学科或它的某些部分仍然停留在经验的水平上，而所有的科学正是从这里发展起来的。

假如一门学科无视准则①——观察的确定性，但符合准则②或③，或两者之一，情况便完全不同了。这样的学科徒有科学的外貌，而缺少作为其基础的确定的经验，它们阐述的只是一些无法归结为实际的东西，因此，我们只能把它们称作伪科学或假科学。

作为手边的例子，我们说，现代医学的绝大部分由原科学知识组成，只有少量严格意义上的科学，同时包含了相当量的伪科学的论证和方法。相反，会使你感到震惊的是，中医学尽管也有原科学和伪科学的成分，但包含有很大部分的严格意义上的科学。

3. 方法与准则

所谓准则就是一种标准，是由权威、习惯或普遍公认的意见所确立的，从而作为一种模式或范例，诸如活动的规范或目标。方法则是为了达到某一目标而采取的步骤和程序。所以，方法或手段不仅取决于要达到的目的，而且在同样程度上取决于出发点和在通向目的的道路上有待克服的具体困难。换句话说，尽管不同的学科涉及不同的经验事实，上述准则无论在哪一门学科和哪一个课题中都是科学努力追求的目标。而为达到目的采取的特殊的专门的行动则构成了方法。或者用一画面来说明：一座山的峰顶代表目的（目标），而登山者为了到达峰顶所采取的具体行动和留下他们足迹的途径则代表方法。

假定有两队登山队员打算攀登一座山峰，抽签之后，决定一队经南坡上山，一队由北坡攀登。毫无疑问，在所遭遇和克服的困难方面，在所经历的艰难险阻方面，在达到峰顶所付出的时间方面，两队必然会有很大的差别。假如他们攀登的是同一高度的不同的山，差别会更大一些。当我们谈到西方科学和中国科学时，我们应当习惯于这样的观念：它们是沿着不同的道路朝着严格意义上的科学这同一峰顶攀登的两支不同队伍。显然，为了达到同一目标——理性对确定的经验事实的唯一定义，可以采用不同的方法（道路）。

4. 思维的两种不相容的焦点

当我们有意识地把思维集中于目前状况时，我们就记录下各种不间断的运动、活动和变化，连同知觉此刻留下的迹象，这就是观察者的"即刻"和"现在时"。这种态度使得感知者的思维同被感知的事物取得一致，因而可以说是"综合的"（希腊文中"综合"一词意即"放在一起"）。而且，因为明确的知觉，就像同时并存的事物之间的相互作用一样，是由那些实际的、即刻的事件直接感应而来的，所以，这种态度又可以说是感应的。换句话说，现存的、实际的、能动的功能现象直接进入知觉的思维，是以一个感应的综合的焦点或认识态度为先决条件的。

我们也可以把思维的焦点集中在过去的事件上，这样留在我们身体上或体外的物质上的铭记，构成了对它们的"记忆"。要把思维的焦点集中在过去的事件上，首先必须抑制或隔断作用于我们的感觉或作用于反映过去的物质材料的所有的即时影响，使它们不吸引我们的注意力。由于这种态度存在于分解和离析同时并存的事物的联系之中，我们又称它为"分析的"。同时，就过去的效果是代表现时的行动和事件的前提和原因而言，这种态度又可以说是因果知觉。或者反过来讲，当思维感知过，即感知静止的、有潜在能力的物质现象时，它所采取的是因果的和分析的态度。

感应综合和因果分析反映了知觉思维的两个不同但不可缺少的方面。实现严格意义的科学，在严格地限定和令人信服地联结确定的经验事实的过程中，它们同样要求有截然不同的途径。换句话说，因果分析用以实现严格意义上的科学的方法，与感应综合是必然不同的。

5. 两种方法各自的局限

（1）因果分析的局限。任何一位现代科学家，当然也包括任何一位医师，通过日常的经验都知道，在生物科学和医学科学中，不可能达到现代物理学、化学和天文学等学科所特有的那种高度的严格性。这个问题我们可以从认识论和功能的稳定性与物质的均一性成反比的定理中得到答案。让我来简要地解释一下。

物质要得到严格的和带有明确意义的定义，必须具有一定程度的均一性。例如，任何教科书关于氧原子的知识绝不会只是对一个单独的特殊氧原子观察的结果，它总是以对可作统计学总结的数目的氧原子的观察为基础的。由于氧原子的高度均一性，进而这些涉及到的原子实际上没有显示出任何有意义的个体差别，因此，由统计学总结产生的表述几乎是万无一失的。同样的结果在别的现象上也可见到，只是其中有一明显的限制，即均一性的减少（相对应的是有意义的个体差别的增加）会降低通过因果分析而得到的对物质的表述的严格性和或然性，并因而降低它的可信质。

物质的均一性在基本粒子中品位最高，从它们开始，沿着原子、分子、细胞、原始的和较高的有机体的组织、动物、人、社会的、政治的和文化的团体、行星和银河系……这一方向行进下去，我们可以看到均一性的依次下降。

显然，从人类知觉这一有利的地位出发，我们可以清楚地看到，物质的均一性与个体的复杂性成反比，随着个体复杂性的增加而持续下降。单个原子的结构相当简单，一个细胞要比它复杂上几百万倍，而一个动物同它的最简单的细胞相比，其复杂性要以指数才能计算。在人体的构造、社会集团和国家的复杂性中，这样的增值一直持续下去。作为物质复杂性增加（或者说均一性减少）的一种后果，由对个体所作的确实可信的观察而得出的表述在引伸、推广到其他个体时所具有的严格性就越来越小。结果是：由于物质均一性的不断减少，基于因果分析的表述最终失去了它的意义。之所以如此，是因为在接近这一临界线的地方，因果表述的概率逼近并将最终达到所有随机事件的平均数。换句话说，生物有机体的个体差异和复杂性越大（均一性越小），从对单一个体的观察中得出的推论，用于其他所有个体的正确性就越小；从对大量相同的个体的观察中得出的统计数据，如果用于预测个别的特殊变化，其严格性就越小。简而言之，基于因果分析的表述的严格性和实际意义，在人类生理学的领域里明显地降低了，而当涉及到心理的或社会现象时，就蜕变成完全不确定的了。

（2）感应综合的局限。只有忽视了这样一个事实的科学家和科学管理者才会对因果分析在意义和实用性方面的局限感到吃惊，这个事实是：物质、过去、记忆和潜在能力只是现实的一个确定的方面，现实还有不可缺的、可以触知的另一确定方面，即现时、即刻、实际经历、功能、运动和生命，它们为感应综合明确地感知并加以解释。同样，后一种表述也有方法论上的局限，它存在于功能的稳定性中。这种功能的稳定性在各个星系和宇宙现象中非常明显，并依行星系、文化的、政治的、社会的团体、人的个体、高等和低等的动物……这样的次序递减。即功能的稳定性与相应的物质的均一性成反比，随均一性的增加而逐渐下降。

举例说：一种相对简单的物质，譬如说一个原子，由于其功能过于简单和不稳定，要对单一的个体加以限定，在技术上是不可能的。在分子或细胞的水平上，对瞬间的变化加以描述在技术上是办得到的，因而也就可以描述个别单位的功能。然而，对这样的观察作理性的综合和解释是没有意义的。因为同更大的实体相比，所观察到的效果具有的积极意义小得可以忽略不计。而进一步到生物化学，由于具有生物学意义的功能产生于各种微量物质的作用，对这些物质就能从医学意义上加以解释。在植物、动物或是更高级的人类个体水平上，随着物质复杂性的增加，相应的功能变得稳定了，可以维持相当长的时期，这样，我们便可以对它们作长期的、密切的、反复的观察、检验和研究，对它们下定义。

6. 量与质的差异

对于现代科学家来说，难于理解的是在对现实的另一方面，也就是对运动、现存、功能和能量的评价上。由于蹩脚的术语，下述看法相当普遍：速度、时间、强度等也是可以测度的，如果不能测度，不能定量化，那成什么了呢？为了澄清这一混乱，我首先提醒你一个所有科学家一致同意的、基本的、不可动摇的立足点，即真正科学的表述，一定是建立在确定的观察结果、确定的经验事实基础上的。继而，我想以一个正在赛跑的运动员为例作一点考察。这个运动员预计在 12 秒内可以跑完 100 米。在他未跑完全程之前，这一表述还不是确定的。譬如，他或许会在 98 米处跌倒而根本跑不完 100 米；或者，他也许会跑得更快些或更慢些，因而到达终点比预期的提前或推后。无论我们怎样观看这场比赛，有关这个赛跑者的运动的表述，只有在他完成了全部预定的距离之后才是确定的。用"在……之后"这个词清楚地表达出是已经发生了的事：在赛跑者通过了 100 米标志后取得的测量数，定义了一个过去的事件、完成的事件、结束的事件、一个记录在记忆里，潜化于胶片和磁带上的事件，而不是一个实际的运动，即刻的、活动的事件，一个现存。在赛跑者的例子中是正确的东西，对别的即时活动，实际确定的现象也同样适用，也就是说无法给这样的现象以确定的测度和定量化。要任意为一活动的过程设一终结，成功的办法就是把它转换为一个过去的、潜在化的、有潜能的实体化的现象。

还需要回答的问题是：我们怎样以描述和定义物质和潜在能力那样的精确性来直接描述、定义运动、现存和功能。运动有方向性，方向性是把一个个别的运动同所有其他同时发生的运动区分开来的标准。方向性相当或相等于质。对运动、现存现象、行动、功能的直接的确定的表述，只有通过确定一个运动相对于一个观察或知觉的位置（如一个观察者或一架观测仪器）的方向才有可能得到。因此，感应的和综合的科学必须通过方向性的定义——定性的表述来表达自身。

为了把定性的表述严格地结合成一个科学的体系，换句话说，为了建立一门以感应综合为基础，主要以即时的、现存的、活动的现象为对象的严格意义上的科学，需要有定性的标准，即协定的标准。在现代科学中，至少物理学由于借助电动力学和核物理学在完成从因果分析到感应综合的转变上是成功的，它在 19 世纪引进了象阳性和阴性、右旋和左旋这样粗糙而相当妥贴的协定标准，近来在对基本粒子、"夸克"的研究中，还引用了一整套纯抽象的定性的契约。中国的科学，尤其是中医学，早在两千多年前就已经应用阴阳五行以及它们在各专门领域和不同层次等级上的派生物这种定性的契约，以高度的精确性，绝无歧解地对它最感兴趣，并始终如一地用研究着的有生命的、活动的、现存的现象加以解释。

二、有关中医的谬见："科学的"西医学和"经验的"中医学

1. 西医的疗效与中医的疗效

作为一门科学，西方医学是建立在因果分析之上的。身体的病变作为因果分析的西医的对象，它或者是产生重大伤害的意外事故的后果，但更经常的是由某些被人忽视的、难于区分的、不能诊断和治疗的功能失调而产生的结果。就像正在扑灭大火的消防员给张嘴凝望的公众留下的印象更深一样，在涉世未深的病人和医生的眼里，西方外科的生动姿态、西方化学疗法的惊人效果和西方的医学设备所带来的印象，比起那些只对病人作一些外部检查、切切脉、作几句询问的中医所进行的平淡无奇的诊断过程带来的印象，不知要深刻多少倍。然而，只有后者，在经过适当训练和正确引导后，能达到西医今天仍不能达到的目的：精确地具体地诊断出各种功能失调，并因此在治疗上也胜过西医。

2. 解剖学与"藏象"

解剖学无疑是现代医学的一根主要支柱。那么，"解剖学是治疗病人必须具备的"这一说法有没有错误呢？中医过去已经并且将来还要治疗病人，为什么它可以不考虑解剖学的概念呢？我很早就注意到，中国医生在讲英语时，很少讲到"中国的解剖学"，有时还抱歉地说"它是很初步的"。其实，在他用中国话谈论中医时，他完全可以不用从西语来的"解剖学"一词，因为在他们的语言里有一个不同的

词——藏象，人们出于习惯或协定始终用它来称呼"中国的解剖学"。

《难经》是唯一的例外，在两千多年中，除了指出某些脏在横膈膜之上，某些在它下面之外，没有任何一本中国自己的有影响的医学著作曾经提供过任何可以勉强称得上是"解剖学资料"的东西。那么，几乎每一本书中论述脏的简明的章节是干什么的呢？现代以专家自命的人告诉我们："它们多是不着边际的臆测和没有多少内容的理论。"

我们难道可以像现代诽谤和诋毁中医的人那样，抱歉地说，当中国的医生有机会检查这些脏时，他们极为马虎，仅仅看到了肠子，或者说，他们都是些非常粗心非常愚蠢的人，没有描绘展现在他们眼前的东西的能力吗？合理地、唯一能符合认识论的基本事实和公理的解释是：由于他们的感应的和综合的观察方法，以致他们根本就没有去看这些脏。只有当我们极大地低估了知觉模式（即感应的和因果的）的决定性的影响，我们才会因为中国医生始终对身体主要器官的肉眼形象视而不见而感到吃惊。知觉的不同模式完全自然和必然地使处于经验描述水平上的现实产生了两极对立。因为，为了使图象完整，西方的医生直到今天仍然几乎完全无视大量极有意义的功能性变化，这些变化是他们在自己和病人机体内无须借助仪器就能随时清楚地觉察到的。

假如我们考查一下中医藏象学说的内容，就会明白，几乎所有的表述都建立在重叠和相倚的活动的功能上，建立在循环的功能模式上。换句话说，建立在"功能的环状世界"上。无论我们在哪一方面对中医理论的复杂性有进一步的了解，都会使我们更加相信选择这样一种模式来说明功能及其变化是巧妙而合适的。如果"藏"被理解为"一个功能的环状世界"，那么，藏象的图象只能等同在核物理学中所用的那些图象。没有一个建立某种原子模型的物理学家会认为自己只有在放大这样一种结构的像片。假如他以光滑的球代表电子，以金属环代表轨道，以覆盆子代表原子核，那么他决不会说，在小得多的规模上，真正的电子是运动在金属轨道上的光滑的球，真正的原子核看起来像覆盆子。如果他的原子模型把一些同已知事物多少有点相似的元素结合在一起，那也不过是他希望诉诸形象，使学习者便于记忆。同样，从前论述藏象理论的医学家们没有（也从未声称他们打算）描绘过他们在解剖学领域内所观察到的东西，这样做的唯一目的，就是要使读者更牢地记住由对功能的确定性观察所得的综合结果。

经过对比中国科学和西方科学之间的根本区别，可以理解：尽管每一体系都达到了高度的经验完善和严格的逻辑一致，两个体系各自的表述是无法完全相合的。中文的"藏"是对人类明显的功能变化这一连贯链条所作的实际观察的一个逻辑组成部分。而且，不管它如何命名，如心或脾，它同同名的解剖学器官实际上几乎没有什么联系。传统中医在处理脾的功能失常和在处理心的失常时，对脉搏同样重视。相反，西医所精心描述的那些器官的功能是符合这些器官的解剖学定义的。假如找不到一个器官来解释既定的功能活动，西方的医学家就感到惊慌失措，假如不能把新观察到的功能同前人积累的对功能的观察结果恰当地联结起来，中国的医学家才会烦恼。人们可以联想到，后者正是从古到今的天文学家所持的态度。

三、中西医的融合

显然，对于世界的健康事业和医学进步，中国应当而且能够作出远较针刺术和赤脚医生要更有意义的贡献。中医的学者和研究它的科学家，必须真正认识到这样的事实：他们的任务决不是无批判地运用西方的殖民者、官员和传教士兜售给他们的方法论；相反，在凡是有必要的地方，他们都应当力争使他们的医学科学传统达到同西方科学相同的水准，西方的科学在几乎每一方面都不同于中国的传统，在某些方面远不如中国的传统。很清楚，通过不加思索地无批判地接受任何假定是科学的方法是完不成这一任务的。

1. 共同基础

毫无疑问，中西医之间任何交流和融合的共同基础是确定的临床经验。从这里出发，在任何特殊病人身上出现的症状构成了两种互补的解释的共同基础，这两种解释既相互独立、相互排斥，又相互依存、相互补充。经过大约两千年发展，在中国传统中已有非常精确和成熟的感应综合方法，专门诊治本质上是功能失调的体质方面的或慢性的疾病；在欧洲经过大约200年的进化已相对成熟的因果分析方法，对身体的器质性病变的诊治则是可以信赖的。任何探索世界医学未来的人都应当明白，迄今为止只从单方面解决问题的医学，在将来没有哪一个可以被真正称为科学的医学。

2. 正确的方法论＋古代文学造诣

传统中医学组成内容包罗万象，其条理清晰和卓有成效的知识体系远非西方医学所能包括得了的。直到今天，尽管中国和西方都作了可观的努力，它在治疗上的潜力仍远未发挥出来。显然，目前应当完成的任务有下面三项：

（1）使中国从事中医研究的第一流学者从认识论角度，把握传统中医学相对于现代科学的方法论方面的地位。起初这一任务可能要通过中西学者的合作来完成。

（2）更深更广地挖掘传统医学宝库。这项任务与第一项任务紧密相关，它能够而且应当由中国学者来承担。这样的研究需要精通双重的知识：通晓古典或半古典的原文，在中医理论和西医理论方面有良好的基础。

（3）现代技术的系统的发展。在以往的年代里，中医是一门偏重实践的学科。自19世纪以来，当然也包括最近20年，对新的、一般的和基本的技术的不懈研究实际上中止了。加深对中医基础理论和基本知识的理解，可能而且必然会导致新的技术，如研制和分析新药的技术、发展仪器辅助的功能病变诊断技术。

四、结语：中医的未来作用

目前，中国人对中医的看法同所有经济和科学高度发达国家的人——特别是欧洲人和美国人对它抱有的期望和认为它可能担负的任务之间，有着很大的分歧。在中国，中医被看成是一个经实践证实了的、非常实用的医疗保健手段。人们还未想到它是否提供了世界上任何其他文化都无法企及的东西。

在不远的将来，中医在中国所起的作用将不再是今天所起的作用。我想提出的问题是：世界其他国家是否可以帮助中国不再重复现代医学在他们自己国家已经经历过的根本危机——西方医学由于相信因果分析是唯一有助于达到目的的方法而走进了方法论的死巷？或者说，目前显而易见的迹象和证据是否已足以唤起这些国家的有识之士，使他们从失败中重新振作起来，对中医表现出兄弟般的关切？

（原载于《中国医药学报》1988 年第 3 期，袁冰整理。）

论辨证与辨病问题

陆广莘

| 编者按 |

研究一门科学，尤其是精深博大的理论体系，首先在于搞清楚其基本概念。基本概念不清或混乱，会延误整个这门科学的发展，甚至会将其引向歧途。此文在融汇、剖析古今中西的基本概念中，深究中医科学的本源和真谛，对于当今的中医教学、科研和中药开发都有正本清源的指导作用。有志于振兴中医事业者，不可不反复研读此文。

近代以来，人们把中医诊疗思想特征概括为辨证论治，以资与西医辨病论治相区别。认为中医辨证与西医辨病，各有所长而相得益彰，提倡在临床上广泛地实行辨证和辨病相结合；认为证的研究是发展中医药学和中西医结合的突破口。笔者认为，对证和病及其相关概念怎样正确理解，是中医药研究和中西医结合课题设计的重要理论前提。

一、把证归属于病是战略观念失误

汉代张仲景《伤寒论》的"观其脉证，知犯何逆，随证治之"，前后两个证字的含义显然不同。观其脉证的证，属于诊察的对象，是医学对象的可被医生诊察观测到的现象。知犯何逆的证，属于诊断的结论，是医生思维推理判断形成的概念。由此导致对证的不同理解：20世纪50年代，秦伯未认为"证是证据，是现象，在医学上代表疾病的临床表现"；朱颜称证"是整个外观病象的总和，相当于综合征或症候群"；任应秋也认为证"是整体病变的证候"。

20世纪80年代有人提出：证不是诊察的对象，而是在中医理论指导下，通过四诊收集症状体征进行综合思维得出的诊断性结论。认为病、证、症三者皆为人体疾病的反映："病"，反映疾病全过程的本质；"证"，是疾病某阶段本质的反映，受疾病的特殊本质所制约；"症"，指症状体征，既是病和证的外在表现，又是诊病和辨证赖以凭借的依据。五版教材也认为："证反映疾病发展过程某一阶段病理变化的本质，它包括了病变的部位、原因、性质以及正邪关系。"

把证从诊察的对象，提升为诊断的结论，是出于担心把证作为外观的病象或病变的证候，会把辨证误认为只是现象性分析而未达本质性认识，会把辨证论治误认为只是症状性诊断和症状疗法，因而降低中医学的科学地位。

然而，诊与断是既相联系又有区别的认识过程，诊察属于认，判断则是识。证若是指可被诊察体认的现象和证据，则辨证的辨，是对诊察所得进行思辨推理识别判断的过程。证若指为已经医生思辨推理识别判断的诊断性结论，则辨证的辨，还将要辨些什么和辨向何处去？

而且，作为中医学诊察的对象，也不限于症状体征，不能用症字来代替证的证据的含义。

至于把证提为诊断性结论，称它也反映疾病的本质，也揭示病因病理病位，则是仍然把中医学的研究对象局限在疾病。把证称作是疾病全过程中某一阶段本质的反映，受疾病的特殊本质所制约，则是更进一步地把证从属于病，成为疾病分类学下低一个层次的证型而已，从而使辨证和辨病的中西医结合研究，只是在西医辨病论治下增加一些中医证型的内容，整个中医辨证论治，则被置于西医辅助疗法的从属地位。有人已经意识到这一点，于是提出：中医原本也是辨病的，中医本来就是辨证和辨病相结合的；从而再度掀起整理中医病名的工作，并进一步要求实现中医病名的规范化。

把证认同于病，而又自觉地从属于病的思想根源，在于这样一种医学观念：以为医学的研究对象只能是疾病，诊断的根本任务是找出疾病的本质；医学的发展水平也就是它对疾病的认识水平，衡量诊断水平的标志就是看它找出毛病的能力。于是认为证也反映疾病的本质，辨证也是辨病因病理病位，辨证论治也是追求消除病因和纠正病理的对抗疗法。但是，这并不符合中医学实际，扭曲了中医学本来面目，既不利于中医学自主健康地发展，也不利于中西医在高层次上实现互补而又增益性的结合。

在新中国成立前，用辨病论治观点研究中国医药史和整理中医疾病史，结论是在古代有不少最早的发现和发明，但越到后来越落后，中医学只具鉴赏价值而已。20 世纪 30 年代，余云岫以此全盘否定中医的诊疗思想，说什么"阴阳五行、三部九候之谬，足以废中医之理论而有余；治病必求本、用药如用兵二语，足以废中医之治疗而有余"；鉴于中医防治的实效无法否定，提出了"研究国药，试用成方，足以发扬国产药物而有余"的废医存药论。

新中国成立以后，曾经用西药的对抗疗法的疗效观，对中药广泛进行药理筛选，在第一届药理学会议上进行了交流，其结果是阴性的居多，一些阳性作用的比起同类西药又大为不如。许多药理学家怀疑：中药究竟有效的多还是无效的多？是否值得对此花气力研究？以后在针灸治疗疟疾和痢疾等，更难以用消除病因和纠正病理的药效观所能说明。而在临床实际，有更多的虽经西医检查而诊断不明，即还不清楚其病因病理病位的，中医的辨证论治照样可以进行，并能获得较好的疗效。反过来，在中医界，无论老中青，都主张积极引进现代诊断仪器，但这些西医用来作为病因病理病位的检测指标，迄今还未能内化为中医辨证判断的内容，也不能据此指导中医的立方选药。这些关于辨病诊断用的检测工具仍然受欢迎，这是用来作为中医辨证论治前后的比较之用，作为评价中医疗效的参考指标。对此，人们责难中医理论的封闭和保守，却不能从单纯辨病的医学观察中解放出来。

二、中医、西医辨病论治的历史经验

近代的西方科学，强调的是认识论上的溯因分析，这是基于初始条件约束现在的行为的物理学原理，由此推动近代解剖显微分析技术的进步。在医学上则认为：是致病因素决定疾病的性质，病理变化决定疾病的转归。疾病的本质被归结为：致病因素造成的病理变化的性质及其解剖定位。于是诊断的根本任务是要回答：病从何来？这是关于"识病必求于本"的诊断思想。治疗的目的是：通过消除病因、纠正病理和清除病灶以消除疾病；并据此作为发展其诊疗技术的价值标准，相应发展以病因病理病位为基础的疾病分类学，这是一种建立在溯因分析认识基础上的疾病模型。对此，英国的 Doxin（1978）指出："特异性病因学概念统治了近代医学 100 年的发展，从 Pasteur, Koch 以来就成为医学思想的主要轴心。但这个概念面对目前发达或不发达国家面临的健康问题却是无能为力的，并把人们引入歧途：病人、医生、研究人员、医药公司、行政人员仍在这种思想支配下，从事寻找疾病的特异性原因。然而，英国死亡率的下降，疫苗和抗菌素的作用，与营养、公共卫生及环境卫生改善的作用相比是比较小的。"在当代医学面临的难题中，突出的是关于疾病谱的改变、药物的公害问题及其高更新率，迫使人们必须从医学模式的根本观念上去思考问题，提出了要从生物医学模式向生物心理社会医学模式的转变，但其注意点仍然是就病因学观念上的扩展。前苏联的察列格拉切夫（1978）认为："现在的医学理论体系的方法论中心问题是：因素——→机体的关系，这是立足于一个事物作用于另一个事物的外在的机械的因果概念，它排斥了相互作用的双向性。"纽约州立大学的 Whifbeck（1977）指出："现代医学使用的模型是：临床疾病实体、病理疾病实体和病因学动因。目前这种医学模型已不能适应需要，必须抛弃和纠正，因为作为疾病分类基础的假定是：每一个复杂过程中都能发现独一无二的病因学动因，然而关键的因素是机体的反应。代替目前的模型有两种办法：一是更强调人易患某种疾病的人体特点，走向疾病的体质论；二是用生理的观点研究健康和疾病问题，即研究身体在各种条件下对各种刺激的各种反应方式。随着我们逐渐强调身体的反应，疾病实体在我们的思想中就会占不重要的地位。"

中医学在早期也经历过以"邪为本"的诊断思想和以"工为本"的治疗思想，曾经为此付出血的代价和总结了极为宝贵的经验教训。《素问·至真要大论》的"夫百病之生也，皆生于风寒暑湿燥火，以之化之变也"，是病邪外因决定论；"治寒以热，治热以寒，方士不能废绳墨而更其道也"，把对抗疗法奉为常规，是药物外因决定论。即认为：病怎么来的？是致病因素；病怎么去的？是药物针对病因病理而消除病因纠正病理的结果。然而在实践中，"方士用之，尚未能十全"，甚至还出现"有病热者，寒之而热；有病寒者，热之而寒；二者皆在，新病复起"，原有的病没有治好，又产生新的病。

王冰注称这是"治之而病不衰退，反因药寒热而随生寒热，病之新者也"。认为这是由于"粗工褊浅，学未精深，以热攻寒，以寒疗热"，企图通过对抗压制予以纠正。但结果是："亦有止而复发者，亦有药在而除、药去而发者，亦有全不息者。"针对病因病理的对抗疗法，为什么却是压而不服，纠而不正，复发增多，亦有全然无效的？王冰认为，这种诊疗思想已被奉为常规，故"方士欲废此绳墨，则无更新之法；欲依标格，则病势不除；舍之则阻彼凡情，治之则药无能验；心迷意惑，无由通悟；不知其道，何恃而为？因药病生，新旧相对；欲求其愈，安可奈何？！"

"识病求本"的溯因分析和对抗疗法，为什么药在而除，药去而发？为什么旧病未除，新病复起？根本问题在于：并不是对致病的毒邪、对病因病理直接对抗的东西，都可以无条件地视为治病的。但是中医学历史上也出现过：鉴于"药在而除，药去而发"，于是更进一步"辛热比年而弗止，若寒频岁而弗停，犹恐药未胜病，久远期之"，企图依靠久远服药以战胜疾病，结果制造更多的新病。这种新病，是医源性疾病，是以邪为本的疾病观和以工为本的"药物战胜疾病"的医学观犯的错误。

医学实践的基本功能是：识别环境利和害并能趋利避害以实现养生保健，区分毒和药并且能动地化毒为药以帮助治病康复。医学的最大错误，莫过于不识利害或化利为害，不辨药毒而变药为毒，不能治病反而制造疾病。

中医学从自身错误中学习和实现理论上的飞跃，必须从最根本的医学观念上思考问题，从医学最根本的关系上回答问题。养生实践和治病实践要求回答：实践的目标、动力和条件选择的价值标准是什么？由此中医学提出了养生莫若知本和治病必求于本的理论要求。

三、"证"是医学对象的整体边界效应

辨证的证是什么？证从何来？是什么对象的证？辨证的辨要辨些什么？辨向何去？辨证求本，求什么过程的本？这涉及中医学的研究对象是什么这一根本问题。中医学的研究对象，又是决定于中医学的实践目的。中医学实践的目的追求是：人的健康。对于健康者，如何帮助其保持健康，这是中医学的养生之道；对于疾病者，怎样帮助其实现由疾病向健康的转化，这是中医学的治病之道。

医学对象的人，是"升降出入"的生化之宇；是有机整体的主体性开放系统；是"生长壮老已"时间不可逆的生命演化过程，通过整体边界效应与环境发生相互作用，实现物质能量信息流的主体性输入和输出。因此，中医学研究对象是：人与环境相互作用中的健康和疾病互相转化过程，不限于疾病这个对象，不只是疾病分类于实体。证，作为中医诊察的对象，是人与环境相互作用中健康和疾病互相转化过程的整体边界效应，是人这个主体性开放系统的输入输出信息。在其输出端包含了：生理反应（藏象）—病理反应（病象）—药理反应（疗效或药害）的三位一体及其转化过程，不仅仅是症状体征。在其输入端的医学信息，则是养生的—致病的—治疗的环境刺激因素的三位一体及其互相转化。

"证"的出入信息，是机体的反应和环境的刺激因素的关系；人的健康和疾病互相转化，无不是人与环境的相互作用。而环境因素对人的健康和疾病互相转化过程的影响，则是"四时之化，万物之物，莫不为利，莫不为害"。因此中医辨证的首要任务是要回答什么是识别利和害、区分毒和药的科学根据，因为医学的实践功

能及其发展水平，主要应体现为识别利害和区分药毒的能力，才能有效地实现其防治功能，才能最大限度地防止反目的效果，如药物病和医源性疾病。

中医辨证，就是对医学对象整体边界效应的出入信息，进行思辨推理识别判断的过程。

首先，从其输出反应中要区分证候的标本顺逆，通过标本主次作出各证候间的因果性分析，通过顺逆善恶以获得各具体证候的价值论判断。

其二，医学实践既要求能具体识别环境因素的利与害，又要求识别药和毒。钱天来指出："受本难知，发则可辨，因发知受。"什么是具体对象的致病因素？只有"因病始知病源之理"。什么是具体对象的治疗因素？其具体的"愈疾之功，非疾不能以知之"。什么是对具体对象有利的养生因素？只有"察阴阳之宜"，才能"辨万物之利"。通过输出反应，以获知与具体对象有关的致病的、治疗的、养生的因素的认识，是最基本的实践经验积累过程，也是医学实践的最基本要求。证是健康和疾病互相转化过程的整体边界效应，把证用"症"字代替，仅局限为疾病的症状体征，以为辨证就是依据症状体征作出病名证型的诊断。如果不涉及藏象和疗效反应，不涉及相应输入信息，则连最起码的经验积累都成为不可能。或称作出病名诊断后，防治技术可以从书本上学习，那么前人的经验知识又是从哪里来的？汉代王充指出："古贵良医者，能知笃剧之病所从生起，而以针药治而已之；如徒知病之名，而坐观之，何以为奇？！"如果辨证只是依据症状体征作出病名证型的诊断性结论，而不能确知与具体对象相关的治疗因素是什么，则难免王充对"病名医"的坐观之讥。如果不辨药毒，只知病名诊断，则难免发生制造药物病和医源性疾病的错误。

其三，审证以求因，即求证的原因或根据。由于对"证"的不同理解，对证的"因"也有不同的解释。曾经把审证求因等同于因发知受，就因为把证仅局限于症状体征，于是得出病因刺激是证的直接原因的机械因果论结论。证既是整体边界的出入信息，辨证求本是要找出构成这样出入信息的"中介主体"这个本。因为任何刺激"对生命发生影响的东西，却是由生命体独立地决定、改变和改造着的东西"；

因为"只有有机体才独立地起反应，新的反应必须以它为媒介"，这就是主体性开放系统对输入判断的主体性决定、改变和改造以及作出主体性的反应，是人与环境相互作用中人的主体性这个原因。而人的整体边界，犹如细胞的细胞膜，它区分内外，又是与环境相互作用而影响内部的调节和进化。在长期进化过程中发展了整体边界效应在内外出入中的作用地位，人是地球上最高级复杂的生物，其整体边界效应充分体现了人的整体性和主体性。中医辨证论治正是充分地巧妙地利用人的整体边界全息效应：审证以求因，由外知内，找出体内保持健康的自稳调节机制，这是养生要知的本，从而建立中医的健康模型；找出体内实现愈病的动力机制，这是治病必求的本，从而建立中医的愈病模型。

四、辨证建立了中医学的理论体系

在健康和疾病互相转化的过程中，从医学实践方向，要解决的是如何帮助其养生保健和实现由疾病向健康的转化。而在医学理论方面回答的有三种：其一是病从何来？其二是治向何去的目标和动力是什么？其三是保持健康的根本原因是什么？

病从何来？这是辨病的"识病求本"的溯因分析，近代借助解剖显微分析技术的进步，形成以病因病理病位为基础的疾病分类学理论模型。辨病的溯因分析以为：只要把致病的原因（病因病理病位）搞清楚，去除原因也就消灭了疾病，就可以恢复到原来的健康状态。但这里隐含着未被深究的问题：未病时是什么原因使人保持健康的？去除了原因就能够恢复到原来的健康状况吗？能否消灭一切致病原因？治愈的根本原因究竟是什么？关于治向何去的目标和动力问题，也就是治病必求于本。治向何去的目标，即健康模型，回答了保持健康的根本原因不在于没有邪的存在；治向何去的动力，即愈病模型，回答了治愈的根本原因不在于邪的彻底消灭。

中医学把健康和疾病，都看成是正邪相争的过程，都是正邪对立的统一。区别在于：健康状态由于是"正气存内，邪不可干"，而疾病过程的"邪之所凑，其气必虚"。健康不等于没有邪的存在，是由于人体正气的自稳调节使"邪"不能干扰破坏"正"的整体和谐自稳态。由疾病向健康转化并不要求必须是邪的彻底消灭，达到"正气存内，邪不可干"即可。因为在人与环境相互作用中，我们既不可能消灭一切邪，也没有必要，更没有什么好处。原因是：环境的涨落变动干扰是经常存在的，干扰稳态的因素是永远不可能消灭，我们只能力求降低其程度。因此，医学的根本任务和崇高使命，应该是帮助提高人类与环境相互作用中的生存能力，提高人的自调节、自组织、自适应的自稳能力，而不只是企图一个一个地消灭疾病。即使从某种特异病源角度，可能通过提高群体对它的特异性抵抗而消灭了某种疾病，例如天花，这也是提高机体的自调节、自适应的自稳自组能力的一例。

因此，在正邪相互作用中，决定人体保持健康的根本原因或动力，是正为本而邪为标。中医学把医学对象的人，看作是：天人之际中"升降出入"的主体性开放系统，"五藏阴阳"调和的自调自适自稳自组系统，"气血津液"代谢流通周身的"生化之宇""生长壮老已"时间不可逆的生命演化过程。这就是正气存内的"正"的健康模型，是身心相关的整体和谐自稳态。

"正气"，则是维持整体稳态的自稳调节："阴阳和调而血气淖泽滑利"、"阴平阳秘，精神乃治"、"五藏之道，皆出于经隧，以行血气"、"五藏安定，血脉和利，精神乃居"。

正气，就是精神－五藏阴阳－气血津液的调节流通稳态的健康动力模型：它既是人保持健康的内在动力，又是具体识别环境利害的价值标准。只有察其对人体阴阳自稳调节的宜与不宜，才能正确识别环境因素的利或不利。"故凡养生，莫若知本，知本则疾无由至矣。"

治病实践过程则是由病人正气的抗病作用与环境的致病的和治病的之间相互作用的一个三体运动：环境的致病因素和治病因素可以互相转化，并不是直接对抗致病因素的都可以无条件地视为治病因素。具体识别毒和药，只能是以病人的正气为依据：故病（人）为本，医（工）为标；正为本，邪为标。"症"字从"疒"从"正"，病为本，正为本，病人正气的"症"，是人体实现抗病愈病的根本动力，是临床表现作为主体性反应"皆根于内"的内在根据，因而是中医的诊断对象和治疗的依靠对象，不应当是压制打击对象。"症"也是具体区分毒和药的科学根据，一切治疗手段之所以能够呈现疗效的内在根据，因而是治病必求的"本"。

"症"的虚实之变，包括了正气虚、邪气实和传变时态。正虚，指五藏阴阳气血津液的不足为虚，失衡为虚，涉及物质能量信息流的调节以实现整体和谐自稳这方面的问题。邪实，指寒热燥湿水火风痰郁瘀的亢则为邪，郁则为邪。有郁即有不足，有亢就有失衡，故邪实是正虚的外在表现，正虚确是邪实的内在基础。刘元素对病机研究的贡献，根本在于进一步阐发《至真要大论》病机十九条"谨守病机，各司其属"的思想，明确指出邪气盛则实的旺气，不是那种"百病之生，皆生于风寒暑湿燥火"，而是"皆根于内"，是主体性的抗病反应。王履和张景岳也分别指出："夫充于一身者，一气而已，平则为正，亢则为邪"，"气和则为正，不和则为邪"。另外朱丹溪也认为：通则为正，郁则为邪。邪气盛则实的"旺气"，是自稳调节发动的原有生理机能的亢进，是"正祛邪"的主体性抗病反应。之所以表现为邪实亢进的"旺气"，正是因为"正祛邪"清除激源的能力还没有成功，还未达目的，于是有正反馈的放大系统的发动。这是由五藏阴阳通过气血津液的生成流通分布的变化来实现的：故与"气"有关的，如寒热郁火；与"血"有关的，有风和瘀；与"津液"有关的，为燥湿痰水。所以说这些邪实的旺气，"皆根于内"；或称之为"血气不和，百病乃变化而生"。

辨病论治的对抗疗法，为什么"服寒而反热，服热而反寒，其故何也"？又为什么说是"治其旺气，是以反也"？就因为所谓邪实的旺气，"皆根于内"，是"正祛邪"的主体性抗病反应，对于这种由于清除激源还未成功而激起的正反馈放大反应，"未有逆而能治之者，夫唯顺而已矣"。张景岳也说："治病之道，顺而已矣"；病机十九条归结为"疏其血气，令其调达，而致和平"的治疗总则。李中梓指出："或补之而血气方行，或温之而血气方和，或清之而血气方治，或通之而血气方调；此治虚实之大要也，一部《内经》之关要也。"通法包括汗吐下消，故药治八法，以及针灸推拿、气功导引等治疗无不着眼于此。中医辨证论治，就是通过整体边界的全息效应，通过气血津液中介，以达到改善五藏阴阳自稳调节的自组自适能力为目的。关于虚实之变的传变时态，即自稳调节发动的抗病反应的传变，历代发展有表里、五藏、六经、卫气营血及三焦传变等不同的时态模型。

作为一门成熟科学的主要标志，是它的实践积累的长时期特性和理论的高层次解释能力。中医学的实践经历几千年持续不中断的发展，从辨"证"论治的最基本实践积累，经过辨"病"论治的对抗疗法，上升到辨"症"论治的动员疗法和辨"正"论防的养生之道。后者是建立在辨"证"论治基础实践上的升华，又包容了辨"病"论治的合理部分于自身，加以一定的限制。它在诊断上强调"谨守病机，各司其属"。李中梓说："求其属者，求其本也。"王履指出："属也者，其枢要之所存乎！"而迄今药物病之所以仍如此，"数见者，得非粗工不知求属之道，以成之欤？！"因此强调："端本澄源，中含至理；执其枢要，众妙俱呈。"端正人的健康为实践目标这个本，澄清人体自稳调节抗病反应为愈病保健的动力机制这个源，抓住人体自稳调节这个枢要，就可以指望提高防治能力和最大限度减少药物病，这就是治病必求于本。"症"的虚实之变，是中医诊断的对象，"取虚实之要，定五度之事，知此乃足以诊"；只有"知丑知善，知病知不病，用之有纪，诊道乃具"。

证、症、正三者，有形声义上共同的是"正"。正气存内的"正"，是中医的健康模型和目标模式，病人正气的"症"，是中医的愈病模型的动力模式；出入信息的"证"，是中医关于医学对象，健康炼疾病的理论模型，"正炼症"的外部表现，是人体的以正气为本的整体边界效应。通过辨证，由外知内，由象知藏，建立五藏阴阳气血津液调节流通稳态的"正"的健康模型；因发知受，建立与此相关的养生因素认识基础上的辨"正"论防的养生学理论。通过辨证，由外知内，由形测"症"建立虚实之变的调节抗病时态的"症"的愈病模型；因发知受，建立与此相关的致病的和治疗的因素基础上的辨"症"论治的治疗学和病因理论，从而辨证建立了中医学的理论体系。

（原载于《中国医药学报》1990 年第 2 期）

证本质研究现状的反思

孙益鑫　夏善玲

| 编者按 |

"求木之长者，必固根本"，中医药现代化必须从巩固、充实中医药本体出发。丢掉自我，妄自"与国际接轨"，用西方的路子和标准去"规范""整理""改造""提高"中医药，无异于南辕北辙，是自毁长城的愚蠢。中医药有完整的科学体系，完全可能按自我规律探究自我规范的途径。真正的中医药现代化，要走的就应该是这样一条路。

苏联生理学家巴甫洛夫曾指出："科学是随着研究法所获得的成就而前进的。研究法每前进一步，我们就更提高一步……因此，我们头等重要的任务乃是制定研究法。"本文就证本质研究方法作一反思，祈望专家学者予以指教。

一、改繁杂无序为规范

1962 年，美国哲学家托马斯·萨缪尔·库恩在《科学革命的结构》一书中提出了"规范"这个概念，被众多学科的科研活动所应用，形成了所谓的"库恩冲击波"。因为"有了一种规范，有了规范所容许的那种更深奥的标志"。有了规范，就有了对该学科的基本假定、理论和定律，以及把假定、理论和定律应用到各种情况中的标准方法，必要的仪器与技术；同时还有了学术团体共同遵守的成规、条例以及对科研成果评价的标准。以前我们对证本质的研究正是缺少这种规范而造成其成果不被公认：无法重复又缺少特异性，很难在临床上推广应用。证本质的研究首先应引进规范化机制。

1. 证名规范

证名是指证候的名称，或指证候的概念与定义。概念反映对象的本质属性，同时也反映具有本质属性的对象。一个清晰的概念既要有客观的内容（内涵），又要有确定的范围（外延）。但是，传统中医理论的模糊性导致证本质研究的证名不论是从概念的内容或从其种类上看，多是思辨的概念，并没有明确的内涵与范围。如"脾虚证"、"气虚证"、"阳虚证"、"肝脾不调证"等等，均缺乏十分清晰的内涵。故此，应根据中医学理论和临床需要，对证候重新命名，使证候名称符合概念所规定的要求，能在最大限度内揭示病的本质，再用精炼的语句将这个概念的内涵予以界定而成为定义。如将空泛的"肝失疏泄、脾失键运、肝脾同病"的"肝脾不调证"，分解成"肝郁乘脾"、"肝火乘脾"、"肝旺脾虚"、"肝不疏脾"、"脾寒肝乘"、"脾湿肝郁"、"肝脾湿热"和"肝脾气陷"等证，这种命名使"肝脾不调证"这一概念由笼统模糊变得清晰具体，并且在古典医籍中也能找到相应的论述。这样，既不失传统性，又在科研实际操作中方便得多。其他诸如"脾虚证"、"心脾两虚证"、"肝胆湿热证"、"心肾不交证"等等，也应仿此予以具体化。

2. 证候规范

证候规范是指对组成证的"四诊"所得的症状、体征应予以规范。以往有许多专家学者，在从事证本质研究的过程中，对同一症候的临床表现和诊断标准各立其说，繁杂无序且多采用"主症加次症"的模式；诊断标准亦以"某某主症加某某次症"的不同排列组合方式予以表述。这种思维方式既不符合中医理论，又有悖于事物互相依存的客观规律。可以设想一下，"风寒表证"在"感冒"、"头痛"、"发热"、"咳嗽"等病中均会出现，但它在这些病中的主症与次症是否相同？回答是否定的。因此，也就不会有相同的"主症加次症"的表现形式和诊断标准。每一个证候的临床表现，应以能够从宏观上充分准确地反映病因、病性、病位和病机这四个方面为标准，其诊断也是如此，而不必拘泥于"主症和次症"的繁琐模式。

3. 证病结合

证本质研究不能脱离病而孤立进行。中医临床历来都强调辨病与辨证相结合。证候不能脱离病而单独存在，更不能脱离病而奢谈证的本质。更何况证的本质是由病而确定。如直肠癌与痢疾均可出现"大肠湿热证"，再生障碍性贫血和营养不良都会出现"气血两虚证"，显而易见，前两个病的大肠湿热证和后两个病的气血两虚证，其本质就有根本的不同。可见证病结合进行研究，才可能更真实地揭示证的本质。

二、易精确数学为模糊数学

马克思曾说过："一种科学只有成功地运用数学时，才算达到了真正完善的地步。"数学作为一种工具，在医学研究中所处的地位也越来越重要。证本质的研究，也毫无例外地要运用数学这个工具以现实自己的空间形式和变量关系，并逐步趋于完善。但是，证本质的研究忽视了自身的学术特点，被传统数学所纠缠而陷入了无所适从的困境。

1. 对传统数学的排斥

传统数学也就是俗称的精确数学。证本质研究的现状多是运用传统的精确数学，企图寻求"非此即彼"的确定性规律，其结果是有意义与精确性不能共同存在，也就是有意义的诊断指标对于揭示证本质是很难实现的。这是因为在数学联系实际的过程中，存在着精确性与有意义性的矛盾。中医学在脏腑形体结构与功能活动、临床症状、体征性态、证候质与量的互变等方面都明显地呈现着"亦此亦彼"的模糊性。再加上中医理论的抽象性、思辨性与模糊性，不可能用精确数学进行有意义的、全面的准确表达。诚如模糊数学创始人 A. 扎德所说："当系统的复杂性日趋增加时，我们作出系统特性的精确，然而有意义的描述能力将相应降低，直至达到这样一个界限，即精确性和有意义性变成两个几乎互相排斥的特性。"

2. 模糊数学的优势

模糊数学是研究和处理具有模糊性现象的数学。它力求在确定性中寻找确定的规律，用确定的概念和方法描述不确定性。组成证候的各种症状与体征具有明显的"亦此亦彼"的性态不确定性。如"四肢厥冷"一症既可见于里实寒证、里虚寒证，又可见于里实热证（阳盛格阴的真热假寒征）；又如"发热恶寒"既可见于表证，又可以见于里证等等。如何在这些性态不确定的症状与体征中寻找确定的规律，用确定的概念和方法描述其不确定性呢？只能运用模糊数学的隶属度来描述。这是因为精确的变量数学运用函数、统计学运用概率，两者只强调信息的量，只能在确定性中寻找确定的规律。模糊数学注重的是信息的意义而不是量，它可以在信息类属不清晰这一不确定性层次中，寻找确定的隶属规律，用模糊集合可能性分布概念描述精确数学无法把握的"亦此亦彼"的不确定性。针对具有多种因素影响、联系广泛而形成的复杂事物的处理，有的学者根据 A.扎德处理模糊性问题的理论和方法，创立了模糊综合评价（或称评判、分析）并为医学界广泛应用。模糊综合评价可在更高级的意义上抓住事物（证候）的本质特征，可以把事物（证候）放在普遍联系和发展中进行整体性观察，然后再进行高度概括分析和控制。可见模糊数学可以用来描述证候的客观指标，使有意义性提高，同时与中医学的整体观和恒动观十分吻合。总之，模糊数学所具有的作用是传统的精确数学无法替代的，它对于解决中医学各个分支领域中的科研难题，也具有很强的诱惑力。

三、换单科研究为跨学科研究

纵览证本质研究现状，所选用的方法全是西医学中的生理、生化指标的观察，使证本质的研究陷入了目前的困境。这是因为在证本质研究的起步阶段，没有注意到研究对象的理论、内容、学术特点和方法的统一。

1. 理论的不相容

中医与西医是两种不同理论框架的医学体系，两者之间缺少共同的理论纽带进行联系。比如对人体的生理的认识，西医所说的"心"具有"泵血"作用，而中医所说的"心"则是"主神志"、"主血脉"、"开窍于舌"、"其华在面"的心。可见中医学所说的某脏腑不论在概念方面，还是在生理功能方面，较西医学的范围要大。具体到中医的证候也是如此。有学者报道，仅脾虚证的研究就有70余项生理、生化实验指标，且无一项具有特异性，并涉及到消化、免疫、造血、内分泌、循环、泌尿、淋巴等10多个系统。可见西医学的生理、生化实验，很难对中医的证候作出真实的特异性反映。还有，西医学的生理、生化实验指标多用于对"病"的诊断，如今将其用于中医学的"证候"本质的研究，似乎有点"拉郎配"。两者虽然都是病理名词，但两者的概念及其本质完全不同，这是不言而喻的。况且，属于现代生物学实证方法范畴的生理、生化研究方法，只适用于构造性概念，无法深化人们对中医学中诸如"阴"、"阳"、"气"、"虚"、"实"等思辨性术语的认识。可见，具有时代新气息的西医生理、生化实验在古老的证候面前也会出现尴尬的窘态。

2. 证候对理化实验的排拒性

证候自身的特性对生理、生化实验有着排斥和拒绝的表现。具体表现在，一是证候的复杂性，即同一证候在不同病中的临床表现不同。如"脾不统血证"，可以表现为尿血、便血、肌衄、齿衄、月经过多或崩漏等。仅尿血又可因泌尿系统结核、结石、癌肿、感染、急慢性肾小球肾炎、肾盂肾炎等病引起。可以想象，这样一个证候，需要用多少项指标方可全面准确地进行揭示？二是证候的双向性，即同一个证候在同一个方面表现为两个完全相反的症状。如"肾阳虚证"，在小便方面既可表现为"频数消长"，又可表现为"短少"或"癃闭"，这种证候也就很难出现特异性指标。三是证候的多义性，即有些证候概念模糊，表现出"亦此亦彼"性，如以上提及的"肝脾不调证"，这绝非一二个特异性生理生化指标所能表述清楚的。四是证候的隐匿性，即在疾病发生发展过程中，按照中医"内外相袭"和"司外揣内"的诊断原理，在临床上没有什么特殊的表现，而致"无证可辨"，或者表现的症状和体征与疾病的本质不尽一致，使证候本身难以反映疾病的本质。这样的证候也很难用生理、生化指标予以揭示。

3. 跨学科研究的可能性

综上所述，对证本质的研究，仅仅依靠西医学的生理、生化指标是很难完成的。其原因，就是这些技术方法与中医学的整体系统和特征是南辕北辙的。证候所表现的症状与体征虽然是有机的组合，但不失其复杂性，而且是通过"望、闻、问、切"四种途径所获得的；其本质往往是许多参数、非线性"元件"构成的复杂系统；面对这样一个复杂系统，不可能找到一种方法，轻而易举地将其本质揭示出来。同时还应该认识到，对证本质的研究也有别于中西医结合的研究。前者是对"证"进行全面、深层的研究，以彻底解释其机制为目的；后者是将中西医两种医学理论在理论上互相混合，达到辨证的宏观与微观的统一。这样，其方法只能从西医学的理论概念中去寻求，而不能跨越中西两种医学的领域，否则就有悖于中西医结合的概念。对证本质的研究，我们并不反对采用现代科学所能提供的手段，只是我们应当选择某一两门或多学科的适宜于自己的科研方法。今天，科学技术蓬勃发展，新技术、新材料不断涌现，并纷纷与各学科领域交叉结合形成新的学科，如生物物理学、生物化学、生物光电学、模糊数学等等。面对广博的研究手段，我们的科研人员要择法为我所用。这也正是对证本质研究所要寻求的法门。

（原载于《中国医药学报》1997 年第 5 期）

论辨证论治体系的形成和发展

何绍奇

│编者按│

辨证论治是中医药学理论与临床完美统一的表现，也是中医药学理论与临床发展数千年的活的灵魂。能否认识中医辨证论治并自觉按其规律进行临床活动，是中医药临床有无疗效的关键。"要突出中医特点，充分发挥中医优势，是不能脱离辨证论治的轨道的。"

在科学史上，衡量某一学科是否形成了体系，必须具备一定的标准。这就是：理论是否完整；理论与实践是否统一；实践方面是否达到了典型化、规范化的要求。中医辨证论治体系基本上是符合上述条件的。

辨证论治的理论基础奠定于《黄帝内经》一书。在整个中医学的指导思想——整体恒动观，以及以阴阳五行为中心的方法论的指导下，这些理论大体上包括了：以脏象学说即人体脏腑、经络以及精、气、血、津液为主要内容的生理与病理生理学；以六淫、七情、瘀、痰、水、食、虫、毒等为主要内容的病因学；以正邪斗争为中心的病理学；以望、闻、问、切为主要内容的诊断学；以整体动态、标本缓急、虚实补泻以及因人因时因地制宜为主要内容的治则理论；以八法、四气五味、升降浮沉、归经为主要内容的方药理论及针灸理论等等。这些理论，都见于《黄帝内经》。《黄帝内经》不但奠定了辨证论治的理论基础，而且对辨证方法与步骤也有相当精辟的论述。特别在《素问·至真要大论》著名的"病机十九条"中，得到了集中的反映。

把医学理论与临床实践成功地结合起来，使理法方药一以贯之，从而创立中医辨证论治体系的，是汉末伟大的医学家张仲景。他的卓越贡献，主要在于以"六经"作为外感病和杂病的辨证纲领，实现了辨证论治体系的典型化与规范化。

"六经"是很朴素的一个概念。"六经"的实质即脏象学说中的经脉及其所联属的脏腑，以及既是经络脏腑功能活动的产物，又是经络脏腑的物质基础的气、血、津液、营卫等等。六经病变就是人体经脉脏腑在病因作用下出现的病变。六经辨治的总的精神，即在于从错综复杂的临床表现中，对症状和体征进行综合分析，根据不同经络脏腑在人体的部位与功能，以确定疾病所在之处，并进一步分析辨别其病变的性质，然后便在定位与定性的基础上，作出总的判断，确定治疗原则和具体治法。六经辨治的临床上有着普遍意义，实际上也就是辨证论治规范化、典型化最早的成功的模式。正因为如此，所以六经辨证不仅适用于外感病，也能指导杂病的辨证论治。

仲景以后医学的发展，我以为大致可以分为以下三个阶段。

第一阶段是从晋唐到北宋中叶，基本上是医疗经验的积累阶段。此期医家特别注重方药的搜集和整理。《黄帝内经》一书，在唐人王冰次注以前，已是残缺不全，"文义悬隔，篇目重叠"，"施行不易，披会亦难"；仲景著作虽经晋人王叔和整理，但由于长期兵火战乱，王氏的整理本亦很难见到。可以说在北宋校正医书之前，还不大为人所知，就连隋代巢元方和唐代孙思邈这样著名的医学家，于仲景之学的真谛亦不甚了了。但是，以脏腑经络为辨证论治的中心，仍是此期医学发展的主流。这可以从近年出土的陶弘景遗作，隋代的《诸病源候论》，唐代的《千金方》，六朝人（或宋人）托名华佗的《中藏经》，宋代的《太平圣惠方》《圣济总录》以及钱乙的《小儿药证直诀》等代表性著作里看出来。例如《诸病源候论》几乎对所有的病证，都用脏腑经络结合病因、疾病性质来定位定性，在分析病机时，也都紧紧抓住发病脏腑在功能上的特点；《千金要方》把杂病悉数纳入五脏六腑系统，作者在论述某脏某腑疾病时，又特别注意搜集整理《黄帝内经》有关脏腑生理病理、诊断、治疗等各个方面的论述，突出以脏腑为中心的辨证论治。另一方面此期在治疗经验上，较前人大为丰富。《千金方》《外台秘要》均有几千个方，《圣惠方》《圣济总录》更多至一二万方。即以治疗热病而论，诸如解表清里、攻里、泻火解毒、芳香开窍、安神息风、清热凉血、养阴增液等等，靡不具备，均有补于仲景。特别是紫雪、碧雪、黄雪、玄霜、至宝丹、牛黄丸、牛黄膏等成药的出现，大大提高了热病的治疗水平。此期对于药物的搜集整理也颇有成绩，唐宋两代均有官修本草著作，用药的路子也更宽了。这些都使辨证论治体系的内容大为充实。

第二个阶段是北宋晚期至南宋、金、元时期，医风为之一变。一方面，由于北宋政府校刊了大量古医书，为医学理论的研究创造了必要条件；另一方面，此期不少有识的医家，在实践中体会到"方不可恃"，尤其对《局方》"立方以待病"的做法反感，认为医贵在明理，所以转而注重医理的研究；并在理论指导之下，总结经验，各倡新说。北宋时，庞安常、初虞世、朱肱、韩祗和等已开《伤寒论》研究之先。宋金时期，更有许叔微、常器之、郭白云、成无己等起而应之，对于仲景之学，颇多阐发。如许叔微曾明确指出，仲景之三阴三阳（六经）的精蕴，就是把阴阳表里寒热虚实与受病脏腑经络结合起来，这就使仲景书中的辨证论治精神更加明确和突出了。金元时期的张元素、刘河间、李东垣、张子和、朱丹溪、滑伯仁等，其学无不以《黄帝内经》为宗。他们的著作旨在发明一义，原非求全，如刘河间的火热证治与杂病证治，东垣的脾胃内伤学说，张子和的攻邪论，朱丹溪的养阴泻火以及杂病的气血痰郁治法等等，都有着鲜明的特点，同时也都有比较坚实的理论基础和丰富的临床经验，因而影响深远，使辨证论治水平无论在理论上、实践上都有了长足进展。

第三个阶段出现在明清时期。此期医学大致有以下几个特点：一是医学争鸣之风颇盛。先是寒凉与温补之争，继之是伤寒与温病之争，以及经方与时方之争。学术上的争鸣是大好事，虽然有的言辞不免过激，但问题总是愈辨愈明。如张介宾批评朱丹溪"阴不足阳有余"之论；孙一奎、黄承昊亦批评"丹溪派"滥用寒凉之误；而姚颐真、何梦瑶、章虚谷、王孟英等又起而纠之，指斥滥用温补的流风。其实，这两种不同观点，都是有所见而发，而滋阴泻火与温补肾命实各有其宜，不能偏爱，也不能偏废，总宜因证而施。如叶天士说："金元之后，宗丹溪者多寒凉，宗东垣者多温养；近之医者，茫无定识，假兼备以幸中，借和平以藏拙，甚至朝有一方，晚易一剂，而无定见。盖病有见证，有变证，有转证，必灼见其初终转变，胸有成竹，而后施之以方，否则以药治药，实以人试药也。"（《清史稿》）他所强调的，正是辨证论治的精神。因此滋阴温补之争，完全可以统一于辨证论治；合之则全，分之则偏。伤寒与温病之争也是如此。仲景书，本非为狭义伤寒而设，风寒温热悉在六经范围之中；且不同的病可以见到相同的证，证同则治亦相同。《伤寒论》不仅为伤寒立法，其方亦不仅为寒邪而设。不过由于时代的发展，温热学家所掌握的方药更丰富，对急性热病的认识也更加深入细致而已。二是医学类书的大量涌现。类书之作，往往力求全面，而不满足于一人之论，一家之学。此期类书的写法，差不多都是对某一病从病因病理到辨证治疗各方面，分别采录前人不同论述，然后附以己见，阐明要义。如明代徐用诚、刘纯的《玉机微义》，孙一奎的《赤水玄珠》，李中梓的《医宗必读》；清代张路玉的《张氏医通》，林佩琴的《类证治裁》等等，都是很有代表性的类书。如《赤水玄珠》对于眩晕一病，就分别采录了河间的肝木兼于风火之化，东垣的气虚，子和的停饮，丹溪的痰、火、温、热、瘀，戴元礼的阳虚，成无己的伤寒汗吐下后之虚，严用和的七情，刘纯的阴虚等诸家言论，而后附以自己的体会和治疗方法。这些类书，对于阐明辨证论治精神，示人以辨证论治方法，是极有意义的。三是医案著作大量问世。医之有案，可以追溯到《史记·扁鹊仓公列传》，而比较完整的医案著作，则始于明而盛于清。医案是医生的临床记录，理法的反复推敲、申明，方药的进退出入，悉在其中，是辨证论治的活教材。综合性的医案，如明人江瓘的《名医类案》，清代魏之琇的《续名医类案》，民初何廉臣的《全国名医验案类编》，近人徐衡之、姚若琴的《宋元明清名医类案》，秦伯未的《清代名医医案精华》等等；个人医案如孙一奎的《赤水玄珠医案》（又名《生生子医案》），叶天士的《临证指南医案》，吴鞠通的《吴鞠通医案》，王孟英的《回春录》等等，洵为医案之杰作，是临床医生不可缺少的借鉴。四是辨证论治原则的确立。明确地把辨证论治作为中医临床的特点提出来，是在明清时期。如明初陶节庵《伤寒六书·家秘的本》云："夫证之一字，有明证，见证，对证之义……五脏受病，人焉知之，盖有诸中必形诸外，以此言之，其证最亲切矣"，"脉证不明，取方无法，脉证既明，工中之甲"，"审得阴阳表里寒热亲切，复审汗、下、吐、温、和解之法，治之庶无差误"。又如孙一奎在其书序例中云："是书专以明证为主，盖医难于认证，不难于用药，凡证不拘大小轻重，俱有寒热虚实表里气血八个字，苟能于此八个字认得真切，岂必无古方可循……"。程钟龄《医学心悟》亦谓："凡病不外寒热虚实，表里阴阳"，并以八纲与"五脏六腑，三因八纲，七方十剂"为"彻始彻终，执简驭繁之要领"。举此数端，即可见其时对于辨证论治的意义及其基本精神的认识已经相当明确了。而且，据我所见，"辨证施治"四个字，即出明代周之干《慎斋遗书》，"辨证论治"四字，则明文见于清人章虚谷《医门棒喝》。五是温热学派崛起。这是中医发展史上的一件大事。以叶天士、薛生白、吴鞠通、王孟英为代表的温热学家，大量汲取前人对温热病的理论认识和治疗经验，在六经证治之外，另创卫气营血、三焦证治的新的辨证论治模式，以"羽翼伤寒"。实际上，三焦自不待言，卫气营血的实质，亦不外脏腑经脉气血津液。如叶天士《外感温热篇》开首就说："温邪上受，首先犯肺，逆传心包，肺主气属卫，心主血属营"；正是由于如此，所以下文接着又说，"辨营卫气血与伤寒同，所异者治法耳"。卫气营血、三焦的辨证论治方法，对于区分温热病的病变部位和类型、标志疾病的深浅轻重，以至概括其传变过程，确定治疗大法，都起到了纲领的作用。尽管此际王朴庄、陆九芝等对温热学说极力反对，但这一学说既有《黄帝内经》为其理论支柱，又比较合理地吸取了《伤寒论》的辨证方法和治疗方药，再结合千百年间丰富的医疗经验，所以生命力颇强。特别是在诊断上的辨舌、辨齿、辨斑疹、白㾦和治疗上的辛凉解表、泻火、凉血、活血、开窍、息风、解毒、养阴等各个方面都有突出成就，使外感病的诊断治疗水平大大提高。从此，在外感病的诊治上，六经与卫气营血、三焦，就作为两种方法一直并存下来。

新中国成立以来，以辨证论治作为中医的临床特点，更加明确。有两件事给人印象最深。第一次是20世纪50年代治疗乙型脑炎，先是石家庄用白虎汤为主清热泻火、解毒养阴，取得成功，轰动了医学界，于是就在全国推广"石家庄经验"。次年（即1956年）再用之，却疗效不高，这就使很大一部分人对中医经验的重复性产生了怀疑。中医研究院蒲辅周老大夫等起而纠之，认为1955年乙脑病情偏热，属暑温；而1956年病情偏湿，属湿温，改用治湿温的通阳、芳香、淡渗治法，提高了疗效。蒲氏等在肯定"石家庄经验"和总结新经验时，对于局限于一病一方一法的简单化做法有所批评，强调了辨证论治的重要性，引起了很大的反响。第二次是20世纪70年代，全国性的由冠心病的活血化瘀治法进而到活血化瘀治则的研究，其成绩当然应当肯定，应用此法治疗许多疾病有效，也是事实。但是，由于片面推广而产生了盲目性，以至于很多地方，无论什么病，无论什么情况都一概治以活血化瘀。后来，不少单位和个人在临床中体会到：盲目使用活血化瘀不符合辨证论治精神，即以冠心病为例，绝大多数病人表现为虚证。如心气虚、心阳虚、心阴虚、肾虚、心脾两虚，或虚中挟实证，实证除瘀血外，还要考虑到痰浊、痰瘀互结、气滞等问题，从而提出了益气、温阳、补肾、芳香温通、通阳泄浊等多种治法。因证而施，结果疗效显著提高。这两个事例，生动地说明了辨证论治的重要意义。要突出中医特点，充分发挥中医优势，是不能脱离辨证论治的轨道的。

迄今为止，临床辨证论治的一般方法，大体上可以分为以下几个方面：一是对病史、发病季节气候、患者体质状况以及性别、年龄、职业、工作和生活环境和发病经过的了解。二是在搜集症状和体征的基础上，进一步辨别证象，确定病位和病变性质，分析病因病机和疾病的发展趋势。三是以证为依据，确定治疗方针、立法、处方用药。在具体方法上，一般外感疾病采用六经或卫气营血、三焦辨证论治；内伤疾病，以脏腑气血为纲领。至于八纲辨证、病因辨证，则无论外感、内伤，皆所通用。

以上是辨证论治体系形成和发展的概况。总的说来，我认为这一体系还是比较完整的，即在理论上比较一致，比较完整，理论与实践也是统一的。尽管在具体方法上存在着差异，但以脏腑经络气血（正）和六淫、痰、瘀、水湿（邪）……为共同的物质基础，以阴阳表里寒热虚实为辨证纲领，以"证"为施治之标的，这些都是共同的。近年来，不少有识之士发现在外感热病的辨证论治上，客观地存在着六经、卫气营血与三焦等不同方法，主张把二者统一起来，创立中医外感病学。其实从清代以来，就有统一这两种方法，兼取其长，以便于学习和运用的主张。如吴坤安的《伤寒指掌》、俞根初等的《通俗伤寒论》等书，就在这方面做了大量工作。我认为统一是必要的，也是可行的，因为六经与卫气营血、三焦之间，存在着上述共同基础。至于用什么方法统一，怎样统一，统一之后能否为当代中医承认和接受，则当通过讨论解决。

（原载于《北京中医学院学报》1984 年第 4 期）

中医辨证论治研究发展述评

姜元安

| 编者按 |

　　辨证论治是中医药学理论及临床治疗的主要特色。但是，由于西方医学思想与方法在中医界的渗透，中西医结合的兴起，以及以实验研究为主导的中医科研的蓬勃发展，使得不少人不能真正理解并掌握中医辨证论治的精髓，甚至曲解辨证论治思想与方法，以致理论认识混乱，临床疗效下降，在整体上损害了中医药学的健康发展。本文客观地回顾了五十年来中医辨证论治研究的发展概况，指出了问题所在。

一、引言

　　辨证论治是中医药学理论及临床治疗的主要特色。自医圣张仲景首创辨证论治体系以来，历经千百年的临床实践与发展，辨证论治思想、方法与体系按其自身的规律与特点得到了应有的发展。但是，由于西方医学的渗透，尤其是西方医学思想与方法在中医界的渗透，中西医结合的兴起以及以实验研究为主导的中医科研的蓬勃发展，使得当今中医领域中不少人不能真正理解并掌握中医辨证论治的精髓，不能认清在辨证论治体系中病、证、方、药的关系与作用，甚至曲解辨证论治思想与方法，以致理论认识混乱、临床疗效下降，在整体上损害了中医的健康发展。

　　以目前"证"的研究为例。"证"的研究之所以受到人们的高度重视，是因为

"证"被认为是辨证论治中的关键所在。以"证"为中心而开展的实验及临床研究已有几十年的历史，尤其是近十年来，"证"的实质研究及其规范化研究越来越成为中医科研的重大项目。但是，由于对辨证论治体系中病与证的关系以及证与方药的关系认识不清，而使"证"的研究步入死胡同，与所投入的财力、物力、人力相比较，"证"的研究所取得的成效几乎是微乎其微。北京中医药大学杨维益教授在从事"证"的研究几十年后，最终也认为："在目前的情况下，继续坚持制作证的动物模型未必对发展中医有益。"并提出了这样的问题："证的研究（主要是实验研究）进行了近40年，取得若干成绩，也留下了一些困惑。人们有理由要问，几十年来，我们的科研策略、研究思路、研究方法是不是正确？"

随着"证"的研究所带来的困惑，杨氏等提出进行"证"的实验研究时应明确，"辨证论治有无适用范围，如果有，那就应当在适用范围之内进行研究，不应超越这个范围，否则就会劳而无功"。但是，由于脱离了中医学之辨证论治体系以求其适用范围，其结果就成了辨证论治的适用范围只有以下两个方面："一是治疗西医不知病名的综合征；二是治疗有症状而无实验室指标改变的第三状态"，因而"辨证论治不是（中医）唯一的治疗手段"，从而得出"传统的辨证方法已不能满足现代中医临床的需要"的结论。同时又提出了"辨（西医）病论治已取代了单纯的辨证论治而成为当今中医治疗及科研的主流"。为了达到辨（西医）病论治的目的，就有必要"给（西医）微观指标赋予（中医）辨证意义"。但是由于"自20世纪50年代末期开始的证的实验研究中，人们得出的结论是，在当前条件下，迄今未能获得有理论指导意义和临床实用价值的某个证的特异性实用指标"，因而"中医理论体系自身要变更和实现规范，以便与微观（指标）辨证结合"。杨氏等将证的规范化研究没有得到中医界的公认直接归咎于"中医基础理论的歧义性"与"中医生理病理内容的模糊性"。这样，就由证的研究进而涉及到了整个中医理论体系是否正确的问题。

那么，什么是中医学之辨证论治？辨证论治在临床与科研时到底遇到了什么麻烦？目前盛行的辨病论治又是什么？辨病论治是否真的能取代辨证论治？诸如此类问题，不一而足。更多的困惑将迎面而来，对于辨证论治是否仍将是中医药学理论及临床治疗的主要特色，人们将无从取舍。由此而引发的困惑，甚至还将最终导致对中医理论体系及其临床价值的根本怀疑甚至否定。

二、"辨证论治"的提出

"辨证论治"作为一个完整的词组，最早曾见于清代医家章虚谷所著的《医门棒喝·论景岳书》。"该书虽有较为完整的临床证治思路，也确实出现了'辨证论治'字样，还有'辨证论方''审证用药''随证而治''详辨施治''辨别论治''论证立法'，涉及辨证、论治、审证、辨治、证治、施治等词组，但'辨证论治'在全书出现仅一次，寻常道来，并未成为稳定的固定词组。"

在"辨证论治"作为完整词组出现之前，明代医家周子干所著《慎斋遗书》还曾有"辨证施治"的提法。周氏在其书卷二中专列"辨证施治"一篇，但并没有专门说明什么是"辨证施治"。在"辨证施治"篇中，周氏说："见病医病，医家大忌。盖病有标本，多有本病不见而标病见者，有标本相反不相符者。若见一证，即医一证，必然有失。唯见一证，而能求其证之所以然，则本可识矣。如头痛发热恶寒，筋骨疼痛，此外感实证也。……本必有因，或因寒热，或因食气，或因虚实，或因时令之旺衰。"从其论述中可以看出，周氏所强调的是要重视在疾病过程中与证相关的各种病机变化而进行治疗。

除了有时将"辨证施治"与"辨证论治"混用之外，现在基本是以"辨证论治"而非"辨证施治"来代表中医理论及临床治疗的特色。

"辨证论治"作为现代中医固定术语真正出现是 1955 年。任应秋先生在《中医杂志》上发表了"中医的辨证论治体系"一文，以五苓散为例，把中医临床证治称为"辨证论治体系"。1957 年秦伯未先生又在《江苏中医》上发表了"中医'辨证论治'概说"一文，"辨证论治"作为一个名词术语已基本形成。

之所以说"辨证论治"是在任氏提出之后才成为现代中医固定术语，是因为任氏第一次提出了"辨证论治是中医临床上不可缺少的基本知识"，并认为"中医的辨证论治是注意于身体病变的全身证候，务使身体的生活机能恢复正常状态，也就是说要把病体整个病理机转一变为生理机转"。任氏是从整个中医学的高度来认识辨证论治的意义，并明确提出了"了解和掌握辨证论治这一方法，就成为继承和发扬祖国医药学遗产的一个非常重要的问题"。

以任氏之博学，他完全会注意到前人已经有"辨证施治"与"辨证论治"的提法，但我们应该注意到任氏所提之"辨证论治"与周氏、章氏有着本质的区别。即任氏是将"辨证论治"作为中医药学临床治疗基本原则的高度提出来的。作为"辨证论治"现代用法的首倡者，任氏清楚地告诉我们："《伤寒论》《金匮要略》二书，都以'辨某某病脉证并治'标题，讨论各种病证。'辨证论治'一词，便由此而来。"任氏以张仲景所著《伤寒论》与《金匮要略》为依据提出"辨证论治"，可以说是对中医药学基础理论与临床治疗的高度概括。

任氏有关"辨证论治"的提出，立刻得到了秦氏的呼应。秦氏也认为："《伤寒论》和《金匮要略》的基本精神就是'辨证论治'。"与此同时，《江苏中医》和《中医杂志》于1957年和1958年相继发表了吴氏"中医的'辨证论治'"，朱氏"中医辨证论治规律的探讨"，蒲氏"从治疗乙型脑炎的临床实践体会谈中医辨证论治的优越性"等文章，从而使"辨证论治"这一提法得到较为广泛的认可。从此以后，"辨证论治"就被公认为是中医药学理论及临床治疗的一个重要特色。

三、"辨证论治"研究发展概况

任氏提出的"辨证论治"现代中医术语得到广泛的认可，但由于当时并没有明确说明什么是中医的"辨证论治"以及如何进行辨证论治，医家们开始就"辨证论治"的涵义进行了广泛的探讨与研究。

在20世纪50年代至60年代初，秦氏提出："'辨'是分辨、鉴别。'证'是证据、现象。'论'是讨论、考虑。'治'是治法，就是治疗的方针。……'证'

和'治'是现实的，固定的，'辨'和'论'是灵活的，要通过分析和思考的。"秦氏首次将辨证论治中的"证"作为"证据"提了出来。

吴氏认为"症候"是中医诊断和治疗的主要依据，"因为中医对许多独立疾病，一般没有固定的治疗，而对任何疾病中所表现的相同类型的'症候群'，反有比较固定的治疗"，从而将辨证论治中的"证"理解为"症候群"。

"症候群"的另一种说法是"证候群"，认为"'证'的概念包涵着整个机体病变在临证时遇到的证候群"。但"中医的证，不等于若干症状数量上的组合，而是在理论上提升了它的科学性意义"。所以"证是一个极有科学意义的概念……本身就直接指导着治疗的方向及方剂的组合"。

无论把"证"理解为"证据"还是"症候群"或"证候群"，都有一个共同的思想表述，即辨证论治的重点是在于"证"。对于"证"的理解，孙氏认为"不同的证集中地反映了机体在病理状态下的机体反应性的特征"，所以中医的辨证论治"就是治疗和纠正在原始病因作用下所引起的机体反应性状态倾向"。孙氏之所以将"证"用来代表机体的疾病状态，是因为他认为"辨证论治是中医诊断学和治疗学的基本原则，现代医学（西医）可以说是辨病论治"。以"辨证论治"和"辨病论治"作为中西医学的分界线，实际上就是将辨证论治的重点放在"证"上而忽视了与证相关的病。针对这一认识，郁氏等提出了虽然"机体反应性在疾病的发生和发展过程中的确起着重要的作用"，但"不能用'辨病论治'和'辨证论治'来区别中西医之间的差异"，因为"'病'和'证'之间存在着密切的联系，并不是根本对立的"。

那么，在中医的辨证论治体系中及在辨证论治过程中，病与证到底是否有关系？朱氏因此撰文认为："在辨病、辨症的基础上，辨证论治是中医学固有的医疗体系。"并提出中医辨病有辨归类的病，如"伤寒"、"温病"，和辨独立的病，如《金匮要略》中所提的各种疾病。至于辨症是为了辨病与辨证。"通过'症'才能认识不同的病种，才能据以归纳证候属性，从而辨证论治。"可见中医辨病与辨证不可分割，辨病然后辨证论治的认识早在20世纪60年代初就已明确提出了。但对于辨病然后辨证论治的提出，朱氏（良春）又有不同的看法。他承认"证"和"病"具有不可分割的有机联系，但他认为中医的辨证论治"缺少现代科学分析的依据"，因此，病证的结合应该是"（中医）'辨证'与（西医）'辨病'密切结合"。同期，蔡氏撰文强化了西医辨病的概念。他提出：辨病是指"通过现代医学的各种诊断检查手段，而对疾病所获得的包括了病因（病原）、病理在内的一种综合性诊断资料"。作为中医辨证与西医辨病相结合认识的附和者，蔡氏进一步提出了中医辨证论治的缺陷。其一是"对局部的病理过程，实质性损害情况无法深入了解"，其二是当西医意义上的疾病的本质变化不能完全通过证表达出来时，就会出现"无证可辨"的情况。所以，他认为采取中医辨证与西医辨病相结合的措施，能弥补这些缺点，而使辨证论治更趋于完善。但是，不幸的是，在中医辨证与西医辨病相结合的进程中，中医辨证逐渐被扬弃，而演变出了中医辨证附属于西医辨病，甚至单纯的辨西医病而论治这一毁灭中医辨证论治的可悲局面。

从 20 世纪 60 年代中期至 70 年代中期，"辨证论治"的研究曾一度中断。

从 20 世纪 70 年代中期以后，中医界又恢复了对辨证论治的研究与探索。针对"辨证论治"提出后中医界对这一观点认识的混乱情况，任应秋先生于 1976 年再次撰文，就他对"辨证论治"的认识作了较为全面的阐述。文章着重强调了以下几个方面：①中医的辨证论治过程就是对疾病由浅入深，由表入里，从感性到理性，从现象到本质的认识过程。②"辨证"主要是根据病人的症状（包括舌苔、脉象）以及发病的原因，病变的经过，治疗的情况等等，运用中医的基本理论，如脏腑、经络、病因、八纲各种知识，进行综合分析，探索病理变化，判断疾病所在的部位，明确疾病的主要原因，最后对疾病作出属于什么性质的"证候"诊断。③"证候"就是中医的诊断结论。④"症状"仅是"辨证"的依据，唯"证候"才是论治的根本。由"症状"分辨为"证候"，是认识疾病由感性认识到理性认识的阶段，这种已确定为"证候"的理性认识，已经不是病变的现象，而是抓住了病变的本质，因而便能以"证候"为根据，立法治疗，取得预期的效果。⑤现象只看作入门的向导，一进了门就要抓住它的实质，这才是可靠的科学的分析方法。如发热是个常见的"症状"，引起发热的原因，是外感？是内伤？外感是感受风寒？风热？风湿？内伤是因于气虚？血虚？在脏？在腑？只有抓住了这些病变的实质，然后采取针对性的治疗才能达到"辨证论治"的要求。

任氏在文中指出了什么是"辨证论治"以及如何进行"辨证论治"，尤其是关于现象与本质的论述，清楚地表明了他所提出的"辨证论治"，其重点实际上包括了在辨病的基础上进行辨证论治。

这种关于中医的辨证论治实际上包括了中医辨病在内的认识，得到了赵锡武先生的有力支持。赵氏认为："有病始有证，辨证方能识病。识病然后可以施治。有病始有证，而证必附于病。若舍病谈证，则有如皮之不存，毛将焉附？"正是因为认识到不能舍病而谈证，所以在治疗时也不能只言证而不言病。赵氏因而进一步指出："病不变而证常变，病有定而证无定。故辨证不能离开病之本质。是故诊病易而诊证难，诊得其证复诊得其病，则药无不效，治无不验。此仲景所以特标出'病脉证治'四字。……此所以《黄帝内经》是辨证施治，仲景是辨证施治，历代名医亦是辨证施治。医者临床舍此则无所措手。"

可惜，这些出自中医理论学家与中医临床学家的肺腑之言，并没有引起广泛的高度重视。在此期间仍有人坚持认为中医辨证与西医辨病相结合是开展中西医结合的基本途径，针对这一状况，任氏于1979年就辨证论治这一主题第三次撰文，专门讨论了辨证与辨病的问题。任氏明确指出："中医的辨证，主要就是在辨病的基础上提出来的。……辨证就是要辨识某一基本的证候，辨证的目的在于认识疾病，治疗疾病。所辨的证，就是某一具体疾病的证候，而不是其他的证。"这就更加直截了当地说明了辨病是包括在辨证之内的，先辨病然后进行辨证。但辨病不是中医论治的依据，中医临床论治的依据是从疾病中辨出的证候，所以，在辨证论治过程中，"不管是已知的疾病和未知的疾病，辨证始终是主要的。放弃了辨证，就谈不到论治了。……从复杂的症状辨识而为证候，这是中医辨证的精髓"。

到了20世纪80年代，"辨证论治"的研究进入了一个高潮。首先撰文的是肖氏就任氏关于辨病与辨证的关系提出了自己的看法。肖氏认为"中医辨证的对象是'证'，'证'包括症状、证候和证型"，"证候是临床现象的总和，证型（又称证候类型）是全面分析证候之后由感性上升为理性的认识"，所以，辨别证候不是中医辨证的精髓，"辨别证型才是中医辨证的精髓"。同时还认为，辨病为中西医临床之所需和共有，但"中医辨病还只能沿用中医辨证的理论和方法，而这些理论方比较笼统抽象，缺乏足够的客观指标"，所以，"寻找客观指标就成为中西医结合的一个突出的问题"。这样，又把对于辨证论治的认识引回到了：①辨证论治中焦点是"证"而不是病；②辨证论治中论治所依据的"证"是"证型"而非"证候"；③虽然中医也讲究病，但不如西医之病客观而明确。

到底在辨证论治中是否应该辨病？如果是，又应该如何辨病？"证"是什么？在辨证论治中应该如何看待"证"？

有人指出："从理论上讲，中医学历来主张辨病而后辨证论治。""如果离开了辨病而辨证论治，证来源于什么疾病，病损在什么脏腑都含糊不清，既不能定位，也不能定点，治疗难以着手，疗效难以总结。"所以，"凡是走了辨病之后再辨证论治的道路，对疾病的认识就准确，辨证论治就更有针对性。"也有人认为仲景学说中辨病与辨证的关系有三种形式：一是在辨病的基础上辨证，二是围绕主症（或体征）辨病与辨证，三是单纯的辨证，即难以辨病时使用。虽然他认为并不是一切诊断都必须辨病，但他同时也承认"其中辨病后再辨证是最为重要的"。还有人则进一步提出辨证、辨病与辨症三位一体才应该是中医辨证论治体系应有的模式。这样，对辨证论治过程中辨病与辨证关系的认识开始出现了摇摆的倾向。

方药中先生根据"证"就是"证据"的观点，提出了"辨证论治就是搜集并分析与疾病相关的各种证据，并据此作出正确的判断和处理"。他同时认为"辨证论治实际上就是一个如何进行病机分析的问题，也就是如何在认真分析病机的基础上进行辨证论治的问题"。并因此提出了辨证论治的七个步骤。将"证"作为"证据"并进而认为辨证论治就是在病机分析基础上进行的认识，实际上是将证完全脱离了具体的疾病，从而使得"证"在辨证论治过程中获得了特殊的重要地位。因此，如何认识"证"就成了辨证论治研究中的核心问题。

有人认为"证"具有整体观特点，同时"证"是一个相对稳定的具有时间性、阶段性、变化性的概念。由于同病异证则异治，异病同证则同治，所以证是治疗疾病的重要依据。也有人提出"证"与"证名"是不同的概念。"证"（或证候）只是患病机体的全部临床表现，而"证名"则是通过运用中医病因病机理论进行综合分析归纳，而给患病机体整个疾病状态所作的一个诊断结论。还有学者则认为："证"是疾病过程中的本质反映，依据证就可以确定相应的治则，进而以法统方，形成完整的辨证论治体系。所以，"方证相对"就是中医的辨证论治。"方证相对"的提出，就在辨证论治体系中完全忽略了病的地位与作用。

由于人们过多地关注"证"而忽略了"病"，姜春华先生指出了病有外异内同，内异外同，而反对持唯"证"观。尤其是认为没有必要进行辨证分型。他认为辨证分型：①千篇一律，有失疾病个性；②定型后，症情有变，而处方固定不变，影响疗效；③分类定型，用药固定死板，其他有效的方药用不上去；④阻碍人们思维，断绝医疗进步。但是，在反对唯"证"观的同时，他又提出了辨证论治之外的专病专方专药的问题。也就是说，除了辨证论治之外，还应该有专方专药治疗专病。虽然并没有直接提出"辨病论治"，但这是有关中医"辨病论治"认识的最早形式。此后，有人将此明确为"辨病论治就是根据不同疾病进行相应的特异性治疗"。也有人认为"辨病论治就是根据所辨之病进行相应的针对性治疗"。不管是"特异性治疗"还是"针对性治疗"，余氏将用来治疗专病的专方都概括为"通治方"，认为一方可以通治一病而不需要进行必要的辨证。"辨病论治"的明确提出，使得辨病论治与辨证论治成为两种并行的中医论治体系，从而使任氏所提出的在辨病基础上进行的辨证论治变成了单纯唯证而论治的一种治疗体系，其本质是辨病与辨证完全分离。正是由于将辨病完全脱离了中医的辨证论治体系，辨证论治的本来面目就变得更加模糊不清，辨证论治指导下的临床实践就变得捉摸不定。姜氏由此便由中医走向了中西医结合，因为他认为"中医的辨证论治内容我们还搞不清楚，它有时行之有效，有时一般有效，有时完全无效"。

从中医的辨证论治演变出了中医的辨病论治，其主要原因有两个方面。一是没有清楚地认识到在辨病的基础上进行辨证论治是中医药学固有的临床治疗体系；二是唯恐人们认为辨病是西医学中特有的内容而不承认中医学中也是讲究辨病的。但由于中医病名中存在的问题，比如病、证、症的概念混淆；一病多名，多病同名；病名的内涵与外延不够明确等，使得中医的辨病论治又陷入了新的困境之中。为了走出这一困境，有人又重新提出了应该在辨西医的病的基础上进行辨证论治，并认为这样一来，"中医的诊断及疗效判断都有了客观指标"，并且"在设计治法与组方遣药方面都可以吸收诸如现代病理及药理药化之类最新研究成果"。所以，在这样的背景下，进行以西医方法为主导的实验研究以求得到客观指标似乎势在必行。沈自尹先生率先在这方面进行了具体的研究，并提出了"微观辨证"与"辨证微观化"这两个带有明显西医特征的新概念。"所谓微观辨证……简言之，是试用微观指标认识与辨识证。而辨证微观化……简言之，是探寻各种证的微观指标。"这种新思维与新方法，在20世纪90年代得到了更加充分的发挥。

到了20世纪90年代，"辨证论治"的研究进入了前所未有的高潮，但也使中医辨证论治研究步入歧途达到了顶峰。对于"证"的认识以及中医辨证与西医辨病的结合，陆氏提出了颇具个人特色的见解。他认为，把"证"看成是疾病过程中某一阶段的本质反映，只是把证从属于病，成为疾病分类学下低一个层次的证型而已。而中西医结合的辨病与辨证的研究，也只是在西医辨病论治下增加一些中医证型的内容，使得整个中医的辨证论治被置于西医辅助疗法的从属地位。陆氏认为，由于人与环境相合作用中的健康与疾病相互过程不限于疾病这个对象，所以，把"证"归属于病是战略观念的失误。为了防止中医之辨证论治滑向与西医辨病相结合，陆氏将"证"截然独立于病之外而言"整体边界效应"，则使人对"证"的认识更加扑朔迷离。如此便使得一些人认为更加需要进行"证"的客观化研究，以求统一对"证"的认识。

关于"证"的客观化研究，最具代表性的观点是："应用现代科学理论、技术和设备，尤其是现代医学的技术和方法，对中医'证'的组成各要素进行定性、定量、定位的研究，使中医'证'诊断具有确定的统一的客观指标。"这实际上是沈氏所谓"辨证微观化"概念的具体延伸。这种认识又进而演变出了"宏观辨证"的概念。匡氏提出："宏观辨证"即中医传统的辨证方法。并认为将中医的"宏观辨证"与西医的"微观辨证"相结合是中医研究与中西医结合一大方法学的进步。而且为了达到这一目的，就"应给微观指标赋予某种辨证意义"。这样一来，"辨证"与"辨病"原本属于中医学术中固有的术语就被混用于中医与西医之中，而且，还将中西医原本运用不同认识方法所研究的不同对象混淆在一起。中医辨证论治的研究从此便真正步入歧途，中医的辨证实际上变成了在辨西医病基础上的附属品。

裘沛然先生在 20 世纪 90 年代初期指出："由于中西医学对人类生命现象审视的观点有差异，即使名称相同而内涵也有区别。因此我们在临床处理具体问题时，不能套用西医的观点指导中药的处方，更不能围着理化检查的指标转。"此间，不少学者也对中西医结合病证研究所带来的负面影响作了直截了当的批评，但是热衷于中医辨证与西医辨病相结合者仍然大有人在。

提倡中医辨证与西医辨病相结合，其实质部分在于试图用西医方法所得的实验室指标来说明中医"证"的本质，也就是说要给实验指标赋予某种辨证意义。为此，制作动物模型就成了进行这种研究的必要手段。因为"建立各种中医证的动物模型，已被视为实现中医药学规范化、客观化乃至科学化的重要环节"。借助"证"的动物模型进行中医"证"实质的研究，主要是始于沈氏所提倡的"辨证微观化"，但却是 20 世纪 90 年代以来在辨证论治研究方面最为热门的课题之一，政府机构与研究部门就此而投入的人力、财力和物力都是前所未有的。虽然不少人沾沾自喜地认为获得了许多研究成果，但是，"30 多年过去了，证的动物模型始终未曾发挥修正理论、发展理论或制成新药（指的是确有创新的药物）的作用"。

尽管杨氏已经提出"在目前的情况下，继续坚持制作证的动物模型未必对发展中医有益"，但仍有人坚持认为"没有合适的动物模型，很多机理的深入研究均是难以想象的"。尽管"自五十年代末期开始的证的实验研究中，人们得出的结论是，在当前条件下，迄今未能获得有理论指导意义和临床实用价值的某个证的特异性实用指标"，但却有人将中医的"证"与微观指标之间所存在的歧义归咎于中医理论的不规范，而认为"中医理论体系自身要变更和实现规范化，以便与微观（指标）辨证结合"。明知以西医实验方法不能解决所谓的"证"的客观化与规范化，却仍然要坚持继续做下去，这是非常令人费解的。出现这种情况的主要原因是，这些人认为"证"是基于主观感觉上而产生的，"证是主观感觉的综合，是从外在症状推断内在疾病的本质。而微观辨证就是从检测指标来证实宏观辨证的正确性"。众所周知，"证"是中医药学理论体系中特有的概念，也是中医临床治疗中立法处方的主要依据。既然"证"这一特有概念是主观感觉的产物，那么，"证"所依赖的中医理论体系也不可避免是主观感觉的产物。因此，以动物模型为基础而进行的"证"的微观研究没能取得良好的结果，不能归咎于指导思想与实验方法有误，而应该归咎于：①"中医基础理论的歧义性。连理论都没有规范化，那么在临床上要做到证的规范化只能是脱离实际的设想"。②"中医的生理、病理内容的模糊性。其理论框架虽然具有整体化的优越性，但似乎排除了对局部进行规范化的可能性"。

既然认为中医之理论体系的规范化研究应该在证的（实验）规范化研究之前，那么，就应该首先从中医理论体系入手，来研究一下如何规范中医理论体系（包括如何从中医自身入手来规范"证"）。但是颇具讽刺意义的是，提倡应该规范中医理论体系的人们不但没有从中医自身来研究辨证论治中的"证"，反而由此避开了"证"，由"证"转向了"病"。提出了"辨证论治不是（中医）唯一的治疗手段"，"辨证论治（应该）与辨病论治并重，不要厚此薄彼"。初略一看，提出辨证论治与辨病论治并重似乎很有道理，因为他们认为在中医的发展过程中，"方剂辨证及辨病论治的时间都早于辨证论治"。但涉及到怎样辨病论治时，也就是说是辨中医的病还是辨西医的病，杨氏提出了"中医虽有病名，并未脱古人以症状为主的窠臼，内涵不够确切严格，故以辨西医的病为宜"。大概认为在辨西医的病（以西医理化指标为诊断依据的病）的基础上进行中医治疗，就容易从实验中得出具有特异性的微观指标了吧。

辨西医病而论中医之治的观点，又被进一步明确为"临证时运用某一方药治疗西医某一种病，其药味、药量不伴随症状、病因、年龄、地域、季节等变动"。再具体一点，比如说"一些严重威胁人类健康和生命的疾病及某些疑难病在某个阶段往往'无证可辨'，如某些恶性肿瘤、高血压、糖尿病、冠心病、不育症等，只能'辨病论治'"。之所以要如此，是因为"中医所面临的已不是那些概念模糊、笼统的病名，而是经现代医学基本诊断明确的疾病群"。如果按照这种认识发展下去，"未来中医学术发展的重点应是基础研究，而基础研究则应从病理学入手……从而推动中医生理学、解剖胚胎学的发展"。也就是说，"中医学的研究方向应该是治疗学、病理学、生理学、解剖胚胎学"。这样，"不仅有利于科学规范地按国际标准总结中医对某病的疗效，使中医学和西医学接轨，而且也有利于与国际医学界的广泛交流"。

由中医的辨证论治提出了中医的辨病论治，由中医的辨病论治提出了辨西医病而论治，由辨西医的病而论治进而提出了中医学未来与国际接轨的发展方向，听起来似乎是十分完美的。但其结果将是对中医理论体系的根本怀疑甚至否定，中医药学理论体系将不复存在。

由此看来，中医辨证论治研究步入歧途的根本原因仍在于如何认识"证"的问题。根据前面已经提到的，对辨证论治中"证"的认识已经有这样几种：①"证"是证据；②"证"是症候群；③"证"是证候群；④"证"是病机反映；⑤"证"是证型；⑥"证"是诊断结论；⑦"证"是主观感觉的产物；⑧"证"是机体的疾病状态；⑨"证"是人体与环境相合作用时健康与疾病过程中的整体边界效应。除此之外，有关"证"的认识还有：⑩"证"是疾病过程中阶段性的本质变化；⑪"证"是疾病过程中整体层次上的机体反应状态及其运动变化，并认为"证"本身应该是客观的。

四、小结

到目前为止，有关"证"的认识仍然未能取得一致的意见。而"证"的认识不统一，则直接影响到如何认识中医辨证论治的根本问题。所以，正确认识"证"以及与"证"相关的所有问题，如证在辨证论治中的地位与作用、病与证的关系、证与证候的关系、证与治疗的关系、证与病机的关系、证与方药的关系、证与症状的关系、证与证型的关系、证与辨证的关系等等，将是解决什么是中医的辨证论治以及如何进行辨证论治的关键所在，也是端正中医辨证论治研究中对辨病与辨证关系的认识，端正"方证相关"的认识，澄清西医辨病与中医辨证相结合的认识，澄清辨西医病而进行中医论治等认识的关键所在。但是，我们现在面临的课题是：如何以及能否正确认识"证"及与"证"相关的所有问题。要解决这一问题，恐怕还要回到"辨证论治"现代提出的出发点上来，也就是任氏所谓的"辨证论治"的依据是张仲景所著《伤寒论》与《金匮要略》。研究《伤寒论》与《金匮要略》是如何体现出被我们今天称之为中医药学理论及临床治疗主要特色的辨证论治，将是澄清认识、统一思想的基本出路。在此，本文愿以清代医家程郊倩所说作为结束语以引起世人注意。"儒家有尧舜，医家有轩岐也。儒家有孔子，医家有仲景也。尧舜之道，非孔子而不传；轩岐之道，非仲景而莫显。世未有不读孔子书而称儒者，未有不读仲景书而称医者。"

论中医辨证方法
及辨证论治体系

姜元安

| 编者按 |

将中医辨证论治单纯化，错误地提出中医的辨病论治，中西医概念的混用，以及不承认中医药学的科学性等等，是导致近四十年来对中医药学中辨证论治这一特色认识混乱的主要问题。本文通过对张仲景所著《伤寒论》与《金匮要略》中所体现的辨证方法与辨证论治体系的研究，进一步明确了中医的辨证论治是在辨中医病的基础上所进行的辨证而论治。并且指出了任何试图将中医之辨病独立于辨证论治体系之外，将中医之辨病演变为辨西医之病的认识，都不符合中医辨证论治的固有的特点。

自任应秋先生于 1955 年首次提出中医药学现代意义上的"辨证论治"这一固定词组以来，经过四十余年的探讨与研究，人们对作为中医药学理论与临床治疗的主要特色的"辨证论治"不但没有统一认识，反而更加混乱。由中医的辨证论治提出了中医的辨病论治，由辨中医病论治提出了辨西医病论治。使得人们对辨证论治是否仍将是中医药学理论及临床治疗的主要特色无从取舍，甚至由此还将最终导致对中医理论体系及其临床价值的根本怀疑与否定。从这一意义上讲，能否正确认识中医药学的"辨证论治"，关系到能否真正继承并弘扬中医药学理论与临床治疗。

一、辨证论治研究中存在的主要问题

从表面上看，似乎对"证"的认识的不统一是导致辨证论治研究走入歧途的主要因素。但事实上，对"证"的认识的不统一则是根源于对任氏所提出的辨证论治的曲解。这种曲解主要是没有认清中医辨证论治固有的体系与特点。

除了对"证"的认识不统一外，在辨证论治研究中还存在着以下一些主要问题：

1. 将中医辨证论治单纯化

辨病然后进行辨证论治，本来是中医辨证论治体系固有的特点。但由于没能认清中医辨病对于辨证论治的重要性，反将中医辨病脱离于辨证论治之外，而使辨证论治单纯化。认为辨病论治是"针对疾病的病因病机而确定基本治则及处方用药"，而辨证论治则是"根据症状或体征，运用中医理论进行推理判断所得到的证，代表着当前疾病的主要病理变化和性质，因而针对证采取相应的治法"。由于将辨病论治与辨证论治相提并论，使得中医药学中出现了两种不同的论治体系，所以才会出现"只有在辨病困难的情况下，才会采用单纯的辨证论治"的认识。也有的学者由于不愿意看到出现西医辨病与中医辨证相结合或辨西医病而进行中医论治的局面，就干脆不言病而单言证，或认为"把证归属于病是战略观念的失误"，或认为中医证病概念同一，"证、病的真正区别往往源于它们在同一认识过程中是作为认识对象还是认识结果的不同位置，而不在于两种不同的认识结果"。所以，辨证论治就被认为"是针对西医治病而言"所提出的单纯的据证而论治，以便区别于所谓的西医辨病论治。其结果不但使中医辨证论治的本来面目淹没不闻，而且使整个辨证论治的研究陷入对"证"的无休止争论之中。

2. 错误地提出中医的辨病论治

有关辨病与辨证的关系，是中医辨证论治体系中的一个重要问题。"《伤寒杂病论》是一部辨病与辨证相结合的典范。就伤寒和杂病而言，两者是性质不同的两类疾病，所以有'六经辨证'与'脏腑辨证'之异。"但是，在没有认识到在辨病的基础上进行辨证论治是中医辨证论治体系固有的特点的情况下，就有人提出"自仲景直至晋唐，辨证论治一直占主导地位"，而且认为"辨病论治就是根据不同疾病进行相应的特异性治疗"，或"辨病论治就是根据所辨之病进行相应的针对性治疗"。这样，就出现了所谓的一方可以通治一病而不需要进行必要的辨证的"通治方"。至于辨证论治和辨病论治如何区别，有人认为"在疾病诊断明确，有专方专药治疗时就采用辨病论治"。而对病情复杂，或"无特效方药时就采用辨证论治"。并提出了"近十年来，辨病论治已取代了单纯的辨证论治而成为当今中医治疗及科研的主流"。在将中医辨证论治单纯化的基础上而提出中医的辨病论治，是使中医的辨证论治演化为辨西医病而论治的一个必然过程。

3. 中西医概念的混用

中西医学本是两种完全不同的医学体系，在其各自的理论体系中按其自身的特点得到应有的发展。但自从在中医研究中将西医的思想与方法引入之后，经常发生中西医概念混用的情况。概念混用，导致了中西同道都可以随心所欲地依据不成熟、不严密的学术理论，在中西两个医学体系中出此入彼，任意串换，并将这种方法视为中医科研的正常途径和主流。在中医辨证论治研究中，中西医概念混用主要表现在对病的认识上。一般认为：中医所讲的病"是在病因作用下，机体正邪交争，阴阳失调，出现具有一定发展规律的全部演变过程，具体表现出若干特定的症状和各阶段相应的证候"。而且"疾病是与健康相对应的概念"，这与西医学中以理化指标改变为诊断基础的疾病概念是完全不同的。但有的学者却将中西医学中不同概念的病相互混用，将中医辨病然后辨证论治改换为辨西医病而后进行单纯的中医辨证论治，即所谓的西医辨病与中医辨证相结合。提出了"中医之证，可见于西医各种疾病中，称为'异病同证'。西医之病，也可表现为中医各种证，称为'同病异证'"的看法。更有甚者，在错误地认为中医也有辨病论治之后，将这种中医的辨病论治改换为直接的辨西医病而论治。

4. 不承认中医药学的科学性

在提出辨西医病而后辨证论治或直接辨西医病而进行中医论治之后，那些主张要通过实验研究以寻找"证"的客观指标，或给实验指标赋予中医辨证意义的人们，之所以在明知没有合适的动物模型以及迄今未能找到具有中医辨证意义的实验指标的情况下，仍然坚持要以实验研究来进行"证"的客观化与规范化，或强调中医理论的歧义性与生理、病理的模糊性，其本质是不承认中医理论体系的科学性。因为他们认为"只有通过'证'的规范，建立统一的证候标准，才有可能探求'证'的客观指标和实质，从而实现中医的科学化"。否则的话，中医药学仍将"属于经验医学范畴"。要想使中医药学脱离经验医学而成为科学之医学，就应该"摆脱目前研究中过分依附于临床的状况……建立不过分依附于临床的评价指标子系统"。殊不知，如此一来，中医药学自身的理论体系就将不复存在。

二、在辨病的基础上进行辨证论治

研究《伤寒论》与《金匮要略》是如何体现出被我们称之为中医药学理论及临床治疗主要特色的辨证论治，将是澄清认识、统一思想的基本出路。所以，本文将从这一基本出发点入手，来探讨中医的辨证论治体系。

虽然任氏提出"辨证论治"初始并没有明确辨证论治与仲景著作的关系，但当他意识到在"辨证论治"提出后对其意义的认识出现混乱时，即明确地指出了"辨证论治"一词是根据张仲景《伤寒论》与《金匮要略》而提出来的。同时清楚地表明了他所提出的"辨证论治"实际上包括了在辨病的基础上进行辨证论治。当中医辨病与中医辨证关系仍然没有被清楚地理解时，任氏则进一步直截了当地强调了"中医的辨证，主要就是在辨病的基础上提出来的"这一重要观点。因此，根据任氏提出"辨证论治"的出发点以及任氏对"辨证论治"的理解，在辨病的基础上进行辨证论治，而辨证论治实际上包含了中医辨病在内，应该是张仲景著作中的精髓。

应该看到，任氏关于辨证论治的认识得到了不少医家的认同，并就此提出了更加明确的认识。周氏强调了"正确的辨证应包括两大部分，即已病与未病。前者指对现阶段的本质认识，包括当前的主要矛盾及其与各次要矛盾间的联接。后者指疾病的发展趋势，应着眼于证的主要矛盾及其与病的基本矛盾之联接。因此，正确而完整的辨证应当寓有辨病的因素"。廉氏提出："《伤寒论》既辨病又辨证，其科学性在于首先通过辨病，从整体上获得对该病病性、病势、病位、发展变化规律及转归预后等方面的了解，把握贯穿该病过程的始终，并规定其发生、发展的基本矛盾，才有可能对各个发展阶段和不同条件影响下所表现的证候现象作出正确的分析和估价，得出符合该阶段病理变化性质的'证'的诊断，防止和克服单纯辨证的盲目性。"吕氏则进一步指出了"从理论上讲，中医学历来主张辨病而后辨证论治，凡是走了辨病之后再辨证论治的道路，对疾病的认识就准确，辨证论治就更有针对性"。因此熊氏等认为"辨病分证（即先辨病后辨证）体现了中医诊断的完整性，治则的原则性和灵活性，理法方药的一致性和连贯性。辨病分证是中医诊治疾病的高级形式和主要手段，是仲景学说的灵魂和精髓"。除此之外，焦氏等还指出了中医临床必须辨病与辨证相结合的重要性表现为：①对临床诊治的整体指导作用，以减少（单纯）辨证论治的盲目性；②有利于临床鉴别诊断，以提高辨证论治的准确性；③掌握病情发展规律，判断预后，区分标本缓急；④有利于总结、发掘和推广中医诊治经验，推动中医临床科研，提高中医诊治水平。

现在的问题是，在对中医辨证论治已有清楚认识的情况下，为什么仍有学者或医家认为在张仲景《伤寒论》与《金匮要略》中既有单纯的辨证论治，也有单纯的辨病论治？这确实是值得深思的。

之所以会出现将中医辨病脱离辨证论治体系而又另外提出单纯的辨病论治，除了与在理论上对中医辨证论治体系固有特点认识不清之外，还有其他一些原因。比如：有人认为"没有实现辨病与辨证的结合，一方面是受到高度辨证论治思想的束缚，另一方面是尚未建立'病'的体系"。或认为"辨证论治被概括为中医的主要特色，其意大概原是针对西医治病而言"。

还有人指责"中医辨病不如西医辨病微观具体，客观而有形可验"。或认为

"中医虽有病名，但内涵不够确切"，况且"辨证论治只有两个好处：一是治疗西医不知病名的综合征，二是治疗有症状而无（西医病）实验室指标改变的第三状态"，或"只适用于不需要针对病源因子或改变病理变化时"。因而辨证论治自身有许多缺陷，比如"对局部的病理过程，实质性损害情况无法深入了解，有时疾病的本质变化不完全通过证表达出来，这种情况下就无证可辨"。

还有学者则由于有关"证"的定义与证名之间的不相符合，而提出了应该"把辨证论治体系看作是一种假说，一种不断发展、完善并可以证伪的理论"。

更有甚者，提出"中医皆以整体观念、辨证论治为特色，语出何处，《黄帝内经》没有记载"这样荒唐的看法。

此外，在对中医辨证论治的临床疗效评价方面所采取的做法也是导致将中医辨病脱离辨证论治体系的一个重要因素。如有人提出"辨证准确，而论治无效或效果甚微怎么办？"杨氏认为"证效关系一直是辨证论治的基础，人们经常根据方药治疗是否有效来肯定证的诊断正确与否和证的价值。但是很少有人去研究证的不效关系。因为在事实上，对于相当数量的病人，特别是一些慢性病或危重病人，辨证论治并不经常有效，难以逆转疾病进展"。甚至姜春华先生也认为"中医的辨证论治……有时行之有效，有时一般有效，有时完全无效"。

在讨论到底中医辨证论治体系中是否包括辨病在内，中医药学理论中到底是否已经建立了病的体系，辨证论治体系中的中医辨病到底是否不如西医辨病，以及中医辨证论治在临床运用中的疗效问题之前，有一个重要的问题必须提出来，即中医的辨证论治体系是如何形成的。否则的话，我们对中医辨证论治体系的认识仍将陷于无休止的迷惑之中。而要回答这一问题，我们必须首先要弄清楚辨证论治体系是如何体现在张仲景所著《伤寒论》与《金匮要略》中的。

中医的辨证论治体系，或者说中医辨证论治的临床运用首先体现在张仲景所著《伤寒杂病论》中，这是大家所公认的。《伤寒杂病论》是现存的《伤寒论》与《金匮要略》的前身，而《伤寒杂病论》的主要内容是研究伤寒病与杂病的发病、发展及变化的规律与特点，并研究对伤寒病与杂病的有效治疗。伤寒病与杂病是外感与内伤两大类疾病的代名词，是在发病学中各自具有不同性质与特点的两大类疾病。而现存的《伤寒论》与《金匮要略》则分别反映了张仲景对于伤寒病与杂病的认识与治疗。

虽然在《素问·热论》中所提出的"今夫热病者，皆伤寒之类也"，是从广义的角度将各种外感热病归属于伤寒，但通过研究可以发现，《伤寒论》中所讨论的伤寒病并不包括各种外感热病在内，其讨论的伤寒病主要是以感受风寒邪气为主所致的狭义上的伤寒病。对于这种狭义上的伤寒病，张仲景确立了以三阴三阳为核心的六经辨证方法，来认识其发病、发展及变化规律与特点。运用这一方法，将伤寒病分别归属于太阳、阳明、少阳、太阴、少阴和厥阴，不但明确了伤寒病由阳入阴、由表入里的发展变化规律，而且进一步阐明了伤寒病发病过程中太阳病、阳明病、少阳病、太阴病、少阴病和厥阴病各自的发病特点，以及六经病之间相互影响的关系。因此，运用六经辨证方法能够正确地判断和把握伤寒病的发展变化规律。

至于杂病，张仲景则确立了脏腑经络辨证方法，来认识杂病的发病、发展及变化规律与特点。脏腑经络辨证方法的显著特点是以脏腑为核心而不受三阴三阳的框架所约束。脏腑与经络息息相关，离开脏腑，则无以言经脉；而离开经脉，则无以言整体。但以五脏功能活动为中心的人体结构模式，早在《黄帝内经》成书时就已确立。这一模式决定了以脏腑功能失常及相互影响为核心的病理观。所以，以脏腑功能及其相互关系来分析并认识杂病，是脏腑经络辨证方法能够有效地指导临床的根本保证。

清楚地认识到张仲景对于伤寒病与杂病的不同辨证方法，对于认识中医辨证论治体系的形成是非常重要的。在以往的辨证论治研究中，人们往往忽略了从方法学角度来研究辨证论治体系的形成与特点。辨证是为了论治，或者说论治是建立在辨证基础之上的，这是中医临床治疗学的一个显著特点。因此，辨证首先是方法。从科学意义上说，任何方法都是根据其作用客体的性质特点而建立的，辨证方法也不例外。所以，根据伤寒病与杂病这两类具有不同性质特点的疾病，张仲景分别确立了以三阴三阳为主体的六经辨证方法及以脏腑为核心的脏腑经络辨证方法。从张仲景所创立的六经辨证方法及脏腑经络辨证方法来看，中医药学的辨证方法具有两大特点。一是针对性，即每一种辨证方法都是针对具有不同发病学特点的疾病而设立的，如六经辨证方法用于伤寒病，脏腑经络辨证方法用于杂病。二是系统性，即每一种辨证方法都能涵盖一大类疾病在发生、发展、变化的各个方面，从而确保对该病的整体而全面的认识。在针对不同性质特点的疾病而确立相应的辨证方法的基础上，张仲景制定了一系列配伍精炼、疗效明确的方剂，以治疗在伤寒病与杂病过程中出现的各种不同证候，从而形成了理法方药兼备的完整的六经辨证论治体系和脏腑经络辨证论治体系。这两个辨证论治体系的形成对于伤寒病及杂病的认识和治疗无疑作出了极大的贡献。

因此，中医药学中的辨证论治体系是在确立针对特殊疾病所用辨证方法的基础上配以相应的治法与方药而形成的。辨证方法的运用，首先是认识疾病，然后才有可能把握住在疾病过程中可能发生的证候变化，从而根据具体的证候特点而确定治则、治法与相应的方药。明确中医辨证论治体系的形成与特点，也就能够清楚地认识到病与证的关系。病是在一定致病因子作用下，人体脏腑经络功能失常而表现为具有一定临床特点及其自身发生、发展与变化规律的病理反映过程，是一个动态的、复杂的、有规律的过程。证则是在疾病过程中某一特定阶段具有特征性病理变化的机体反映状态。所以，证是出现于疾病过程之中而不能独立于病之外。在疾病过程中出现了不同的证，正是反映了疾病的发展变化及复杂的表现形式。任何离开了具体的病的证都是不可思议的。张仲景创立辨证论治体系，是通过辨证而达到治病的目的，是辨证以治病，而非辨证以治证。如果在辨证论治过程中只注重了证而忽略了病，那与仲景创立辨证论治之初衷就相去甚远了。正如岳美中先生所指出："只认识到疾病发展中一时期、一阶段中的主要矛盾，而不顾始终起作用的基本矛盾，那是只重视现象而忽视本质，把辨证论治庸俗化了。……反之，要是一味强调疾病的基本矛盾，而忽视不同阶段的主要矛盾，那就是孤立地、静止地看问题，把复杂的事物简单化，难免把辨证论治机械化了。两者都有片面性。"因此，蒲辅周先生指出："辨证论治的精神实质，是理法方药的一套完整治疗体系。……忽视辨证论治而执一方以治一病，守一法以临一证，则未有不为错综复杂之病变所困惑。"

只有从辨证方法入手，才能正确地理解张仲景创立辨证论治体系的精髓，才能真正领会中医辨证论治体系的适用性，才能真正认识中医辨证论治体系的固有特点而提高辨证论治的能力和水平。也唯有正确地理解了辨证论治理论体系的形成和临床运用特点，才有可能在前人的基础上发明和创立新的辨证方法和辨证论治体系，推动中医药学术的发展。清代著名医学家叶天士和吴鞠通分别创立了卫气营血辨证论治体系和三焦辨证论治体系，而被公认为是温热病学派的创始人。其主要原因就是他们从温热病发病之性质特点异于伤寒病出发，认识到尽管《伤寒论》中的不少方剂可以被有效地用于治疗温热病的一些证候，但六经辨证方法已完全不能适用于温热病。所以他们在前人对温热病理论和临床认识的基础上，根据温热病自身发生、发展、变化的特点与规律，发明并创立了卫气营血辨证方法和三焦辨证方法，并针对温热病不同发展阶段的各种证候变化制定了相应的治法与有效方药，从而形成了较为完整的卫气营血辨证论治体系和三焦辨证论治体系，为中医药学术理论及临床治疗的发展作出了杰出的贡献。

三、结束语

通过对张仲景所著《伤寒论》与《金匮要略》中所体现的辨证方法与辨证论治体系的研究，我们更加明确了中医的辨证论治是在辨中医病的基础上所进行的辨证而论治，任何试图将中医之辨病独立于辨证论治体系之外，将中医之辨病演变为辨西医之病的认识，都不符合中医辨证论治的固有的特点。因此，必须回到中医固有的辨证论治体系中来研究中医之疾病及辨病，研究中医之证候及辨证，研究辨证论治体系中病、证、方、药的关系以及中医辨证论治在临床运用中的疗效问题。否则，不但会使辨证论治的研究陷入迷惑之中而步入歧途，而且还将导致整个中医科研决策与方向的失误。

中医是以"象"
认识人体的科学

刘长林

| 编者按 |

"中医学是不是科学"乃是近百年以来关于中医学术争论的主要漩涡之一。问题始终在于人们习惯认为的"科学",是近代工业革命以来发展的西方科学体系,并以此来衡量一切与之不相容的其他科学思想和科学理论。于是把中医学打入"不科学"的泥潭,从而一再出现否定中医的思潮和"中医科学化"的口号。但如果把科学作为真理的代名词,则经过数千年实践检验的中医学无疑是真正的科学。关于通过"取象比类"来认识人体,早在《黄帝内经》中即已有精粹的论述。这不仅广泛运用于中医理论和临证的各个方面,而且是人类认识自然和生命的重要方法,并将对未来科学的革命性发展开辟广阔的道路。

一、什么是科学? 中医是不是科学?

有人坚持认为:中医学是一种文化现象,而不是科学。

广义的文化包括:人类物质生产和精神生产的全部能力;物质的和精神的全部产品。甚至可以说,一切人类的思想行为都属于文化现象的范畴。吃饭喝水,碗筷和餐桌礼仪等,不仅对象已属饮食文化,其进行时的动作和方式也与动物有本质差别。人的行为包罗万象，请问：中医学作为文化现象究竟属于哪一类？

坚持上述观点的人，似乎也没有或不愿说出中医学属于哪一类文化。只情愿承认它是文化，但决不肯承认它是科学。

名词概念由人创造、决定和使用，随历史变化发展。但有一个前提，即大家或多数人共同认可，约定俗成。否则无法传播。

《中国大百科全书》："以范畴、定理、定律形式反映现实世界多种现象的本质和运动规律的知识体系。"——科学的定义。此定义大体上可以被接受。它包括了作为科学的基本内涵和基本要求。

有两个问题应澄清。

1. 要把科学和科学的具体形态相区别

所谓科学的具体形态有两个方面：①历史的，包括古代、近代、现代。不能因为它们有水平的差别而不承认是科学。两百年后看今天，如同儿戏。②应当承认科学，包括自然基础科学，有不同的学派，不同的风格，不同的认识取向。其理论前提是，物质世界是复杂的，具有无限的多样性、层面性和可能性。不仅无限的时空如此，就是在有限的时空中亦如此。这就决定了科学学说也可能具有众多风格，甚至对同一事物的认识产生不同的知识体系。

2. 要把科学和科学方法分离开来

西方近代以来，化学和物理学取得了巨大成就。于是造成了一种模糊观念，似乎任何科学都必须与近代化学物理学的方法联系在一起。没有采用它们的方法，如实验方法、数学方法、逻辑方法，就不是科学。并由此引申出一系列更加具体的规则、条件和特征。这样就把科学狭隘化，局限起来，将其变为一种狭义的认识活动。科学应是广义的认识活动，其目的在于以概念的形式获得关于世界某一局部的本质性和规律性的认识。至于采用什么方法，那要看主体与客体建立了什么样的耦合关系来决定，而且方法也是变化发展的。

一切规律性和本质性的认识，对于实践都会有指导作用，并产生一定的客观效果。这就是科学的应用价值。

根据以上，可以断定，中医学是一门关于人的健康问题的科学。而且，在这一科学体系中包含了许多真理或真理的成分。临床实践证明，正是因此，中医学才站住了脚。

试问：如果唯西医学是科学，而中医学只是科学以外的某种文化现象，那么"中西医结合"应作何种解释？将引向何方？

其实，倒不是非要为中医学在科学领域争一席之地，人类光有科学也不能生存，科学以外的文化并非不重要。问题在于这是事实，只有弄清并承认这一事实，才能制定正确的发展战略，明确发展方向和方法。

不过，主张西医学是科学，中医学只是文化的观点，给了我们一个极为重要的启示：中医学和西医学确实存在着某些本质性的区别。

（1）时代：基础理论；中医属古代，西医属近代。

（2）层面：中医侧重整体功能关系，西医侧重局部形体构成。

（3）方法：中医临床整体观察，西医解剖实验研究。

正是由于有"2"和"3"的不同，中医学建立了自己特有的理论体系和特有的临床疗效，这是中医学至今仍然能够特立独行，能够不被代替的又一方面的重要原因。

中医与西医的强烈对比，中医与西医长达一百余年的争论，为科学哲学提供了丰富的材料，有力地显示了这样的一个事实：不仅文化是多元的，科学也是，也应当是多元的。在这个世界上，在我们所知的这一次人类文化历史过程中，在科学上，至少有两个源、两个流，而不是一个源、一个流。必须彻底地全面地从西方文化中心论的阴影里走出来。

了解和研究发祥于中国大地的科学之源与流的历史，弄清中医学的理论特点、逻辑结构、科学方法和发展规律，是制定中医学发展战略的前提。

二、"象"是中医认识世界和人体的切入点

"古者包牺氏之王天下也，仰则观象于天，俯则观法于地，观鸟兽之文与地之宜，近取诸身，远取诸物，于是始作八卦。以通神明之德，以类万物之情。"（《易经·系辞下二》）"近取"、"远取"仰观俯察的对象是"象"。"圣人有以见天下之赜，而拟诸其形容，象其物宜，是故谓之象。"（《易经·系辞上八》）"拟诸其形容"即把握事物之"象"，以"象"为认识的切入点。"象其物宜"，即以"象"的形式构筑理论体系，来说明事物的义理，即本质和规律性。

"子曰：书不尽言，言不尽意……圣人立象以尽意，设卦以尽情伪，《系辞》焉以尽其言，变而通之以尽利，鼓之舞之以尽神。""尽意"即充分揭示阐明事物变化的道理，立象即指卦象。卦象是对客观世界的模拟。卦象系统加上所系之言词（概念系统）可以较好地揭示客体的本质与规律。卦象所模拟的是客观世界之"象"。

第一，它直观可察。王冰："象，谓所见于外可阅者也。"

第二，专指功能动态之象，非指静态形体之象，所以不可等同于一般的现象。"天下之动，圣人效之。""爻也者，效天下之动者也。"三爻组成一单卦，六爻构建一重卦。单卦、重卦作为一种结构，表现一个特殊的过程。"见乃谓之象，形乃谓之器。"所见之象，与成形之器对举，表明象不是形，非指形器而言。

第三，象的本质是气，是气的流动。张载："凡可状皆有也；凡有皆象也；凡象，皆气也。"朱震："气聚而有见，故谓之象。"象是介于气和形体之间的存在，一般总是在有形物体运动变化的过程之中显现出来。一切有形之物，尤其是生命机体，都是生化之宇，气在其中上下周流，升降出入，推动其生化。其一部分聚于形体之表，显示出该物的生化状况、功能特点、内在本质。虽说是"聚"，但仍在流动。不聚则不可见，不流动则失气之本性，或该物已成死物。

第四，象与阴阳、五行等范畴属于同一序列，同一层次。故象是由气的流动所显示出来的事物之间的关系。

卦象由阴阳二爻构成。象分阴阳，阴阳属于象的范畴。《黄帝内经》之《素

问·阴阳应象大论》，其篇名即表明，阴阳与象相应合、联系，而不属于形体形质。形体形质本身无所谓阴阳，只有当它们显示出一定的功能、作用，发生一定的关系时，方具有阴阳的属性。

"阴静阳躁，阳生阴长，阳杀阴藏。阳化气，阴成形。"——阴阳是象不是体。

"水曰润下，火曰炎上，木曰曲直，金曰从革，土爱稼穑。"——五行是象不是体。

"一阴一阳之谓道"，"阴阳不测之谓神"。《黄帝内经》："夫阴阳者，天地之道也，万物之纲纪。"可见，道作为规律是关于"象"的规律，不是关于"体"的规律。

《周易》和中医学都以"象"为本位，而不是以体为本位。象是本，体是末。因为气是本体，气聚成形，形散为气。这就是中医学的出发点：以功能和相互作用关系统摄形体、器质。所谓治病必求于本，本于阴阳，就是说，必须在人体功能和其各部分之间的相互作用关系上找到根据。而这些又都在"象"上有所表现。

因此，中医学主要是以各种与阴阳有应合关系的"象"作为依据，来理解人体构造和生命机理。由此规定，自己特殊的研究领域，与西医学以形体为本位是不同的。这是两个不同而可以并驾齐驱的研究方向。

三、中医"象"的特点和优点

（1）如果以体为本位，研究首先是确定大小、位置，其次在空间里的运动，再次，结构成分。偏重物质构成方面。所以西医学以解剖学和机体物质构成的定性定量为基础。

象的本质是整体之动态功能反应。对象的研究途径与对物质结构的研究不同，主要是象的变化规律及其所反映的机体的各种内外关系。

（2）象的类概念和分类方法与体不同。前者按功能行为、作用关系分类，后者按物质构成和成分性质分类。

"方以类聚，物以群分。""同声相应，同气相求。""万物之理，各以类相动也。"因此，凡在行为中有相应、相求、相动之关系的，就视为一类，而这样的同类事物之间就有相应合、相促进的关系。

中医学以四时为核心的五行归类和藏象经络归纳即依此原则。病的分类原则亦如是。这种分类方法的前提是太阳系和人体都具有整体关系。临床证明这种分类方法有科学价值。据报道，德国医生从阳光中分离出绿色光，照射肝区，治疗脂肪肝有明显疗效。

（3）不仅认识类别，而且能把握个别。

西方传统科学的方法，只能把握类别，而不能把握个别的物体。西医正是这样。它可以诊断某一类病，但不能确认和处理某一个人的病的特殊性。而以象为基础的中医辨证论治，却能够把类别和个别、共性和个性、恒常和瞬时很好地结合起来。所以从理论上说，辨证施治有可能取得十分理想的疗效。

（4）"象"中囊括了有关疾病的一切变量和参数，发挥以简驭繁的功效，使不良反应减少到最低限度。曾有报道，美国第四杀手是药物的毒副作用。其他22国亦如是。

（5）有利于实现由治病到治人，从治已病到治未病的转变。

人是生物机体和社会道德审美精神的统一。形体性的诊断治疗，一般只看重物质构成方面的变化。观人取象、辨证施治，即察看人的气象，自然地可把人的人文方面、精神方面纳入其中。

物质构成方面的病变意味着病已成，病已深。而观人取象、辨证施治则可提前发现不适，做到早期诊断和治疗。病邪刚客于身，尚未成病即可见于"象"。

结论：中医学的战略发展规划应把人体"象"的现代研究，置于突出的重要地位。

（原载于《亚洲医药》2001 年第 1 期）

战略思考

中医药学是我国医学科学的特色 也是我国优秀文化的重要组成部分

中医学之前途

邓铁涛

| 编者按 |

本文在概述中医史的基础上，分析了中医学的前途和命运，在忧虑中医学整体水平下降的同时，期盼着中青年中医的健康成长。同时提出了中医事业和中医学术发展的关键问题，一针见血地指出：中医学"向前发展的可能性较大，但也存有慢慢消亡的隐患，不可掉以轻心"！这应引起我们每一位中医工作者的警觉。

新中国成立后，中医学从奄奄一息中苏醒过来，但残弱之躯，未能迅速恢复。"十年浩劫"期间，中医的前途曾使人十分担心。党的十一届三中全会以后，中医事业也迎来了春天。特别是全国第六届人大通过的新宪法，明文规定要发展我国传统医学，从法律上保护了祖国医学这个国宝。中医事业看见了曙光，中医学的前途是光明的。

不过，中医事业的前进方向如何？ 20 世纪 80 年代中医药学往哪里发展？这是一个值得深思的问题。有人认为中医学若不以西医学的方法来整理，难图发展；有人认为，应按中医原有的路子发展；有人认为，应在努力继承的基础之上与现代自然科学相结合而发展。我想，要解决好这个问题，必须先向历史请教。

一、历史的回顾

大家公认《黄帝内经》为中医学的发展打下了良好的基础，为确立独特的中医学理论体系奠定了牢固的基石。历代名医无不取法经典，深研《黄帝内经》。可见《黄帝内经》蕴藏着强劲的生命力，时过2000多年而不衰减其学术光辉。这种生命力到底是什么？我认为是——朴素的辩证法与医学的结晶。

《黄帝内经》的成书年代，历史学家大都同意梁启超的判断：开始于战国时期，而成书于汉代，非一时一人之作。春秋战国时期正处于诸子蜂起、百家争鸣之时，也正值我国哲学思想丰富多彩之秋。特别是此时朴素的辩证唯物论已有惊人的成就。值得我们重视的是对古代哲学影响深远的《易经》。此书产生于殷周之际，虽然是卜筮之书，但其中包含着自发的辩证法思想因素。中医阴阳学说之渊源来自《易经》，虽然《易经》中没有"阴""阳"二字，但已有阴阳对立的概念了。《易经》中的"—"与"--"两个符号，后来都称为"阳爻"和"阴爻"。《国语·周语上》（约春秋时）阴阳之词便出现了："阴伏而不能出，阳迫而不能蒸，于是有地震。"《左传》（约成书于战国初年）以六气之阴、阳、风、雨、晦、明来解释疾病的成因。而《易传》（约成书于战国末期）有关阴阳的论说就更多了，如"一阴一阳之谓道，继之者善也，成之者性也"。

殷末周初是社会变动、阶级矛盾十分尖锐的所谓"武王革命"的时代，这种社会变动不能不反映到《易经》中来，从而给《易经》带来了朴素的辩证法因素。

根据周易专家之研究，多数学者认为《易经》虽然是卜筮之书，应列入唯心主义神学体系之中，但《易经》已有关于对立的观念，关于运动变化的观念，关于不断发展上升的观念，关于矛盾转化的观念等原始的辩证法思想因素。如果说《易经》仅仅有一些朴素辩证法思想的萌芽的话，那么成书年代约在奴隶社会崩溃、封建制度确立的战国时的《易传》，其中的辩证法思想，比之《易经》又大大发展了。

《易经》作者已认定"变"是世界的普遍规律，称之为变化之道。"道"有规律之意，《易传》作者认为自然界自身存在着对立矛盾，并且理解到矛盾的双方，有一方居于主要地位，起着支配作用，还认识到矛盾着的双方，是会互相转化的；还进一步了解到矛盾着的双方向其相反方向转化时，必须有一个量的积累过程。《易传》作者初步认识了矛盾的统一体是可以分为矛盾的双方的，又斗争又统一，才能使事物变化而构成万物。统一性和斗争性的交替出现使得一切事物的矛盾"日新"

运动，从而生成万物，这就是《易传》交感的基本思想。

《易传》朴素的辩证法思想，在中国哲学史上产生重大影响，不论唯物与唯心的哲学家，都各取所需，以建立各自的哲学思想体系。由于时代和阶级的局限，《易传》的对立统一的辩证法思想未能贯彻到底，在某些问题上不得不陷入形而上学。但《易传》还有唯物主义的认识论，承认在意识之外有独立存在的物质世界，主张人们用感觉器官观察世界，并认为世界是能够认识的，从而提出"观"的范畴，这是感性认识说；又提出"知"的范畴，便含有理性认识之意。可见《易传》作者已从感性认识触及到理性认识之边缘了。

战国是诸子蜂起、百家争鸣时期，老子、墨子、孙子等都有不少关于辩证法的见解，此外还有惠施与公孙龙子的逻辑学和辩证法思想。而《黄帝内经》正诞生于这个伟大时期。《黄帝内经》作者大量吸取《易经》《易传》以及诸子的辩证法思想；另一方面吸收《尚书·洪范》含有朴素唯物论的五行学说以及当时自然科学如天文、历法、数学、地学、农学等学术成就，使之与医学实践的成就结合起来，从而奠定中医理论体系的基础。《黄帝内经》的精髓在于有辩证法思想的内涵，是有辩证唯物思想的医学理论。从马王堆出土的医书来看，其著作年代早于《黄帝内经》，足证《黄帝内经》定型于汉代之论是可信的。很可能是《汉书·艺文志》所说的医经七家的集成本，因以《黄帝内经》为主要蓝本，故名《黄帝内经》（这是个人的推论）。汉代名医张仲景运用《黄帝内经》的理论作为指导思想，"勤求古训"，对经方家的著作，在理论的指导下，"博采众方"，进行筛选与整理，写成巨著《伤寒杂病论》。至此，中国医学从基础到临床的医学体系已经初步建成，这是一个成就辉煌的时代。

宋代自然科学发达，政府又组织人力校正医书，并大量印行，医学得以普及与提高。特别是哲学上唯心论与唯物论学派争鸣，带来了医学上的争鸣，从而产生了金元四大家（即刘河间、张子河、李东垣、朱丹溪）。我是不赞成把四大家归纳为河间学派与易水学派的，因为这种归纳只讲师承关系，而未能反映学术之争鸣与四大家的突出成就。这个争鸣还与王冰把七篇大论纳入《素问》，"恢复"已散失之第七卷有关。在七篇大论影响下，宋代研究运气学说比较发达，乃有六气皆从火化及张元素"运气不齐，古今异轨"之论。在辨证思想的指导下，明清两代医学不断发展。清代温病学的成就，对传染病与感染性疾病的防治，直至20世纪初仍然远远走在世界的前头，今天仍有重大价值。唐、宋、元、明、清医学的发展，与其说是由于其他自然科学的发展带来的影响，不如说更重要的仍然是中医学的辨证唯物思想的继续影响。阴阳、五行学说，病因学上的"内因、外因"学说，以及整体观、内外环境统一观、恒动观、辨证论治等理论都在向纵深发展，从而在各临床学科领域中取得丰硕的成果。我国朴素的辨证唯物主义，是中国文化大系统中，唯有与医学结合，在医学领域中得到不断的发展，而且发展得很好。有些理论可以说已饱含辨证唯物主义的因素。我们就拿中医辨证论治的总纲"八纲"来看，八纲即阴阳、表里、寒热、虚实。八纲就是四对矛盾。任何病证都可以用八纲辨别。八纲还注意辨别矛盾的主要方面与次要方面。八纲的寒与热、虚与实还有真假之分，如何透过现象抓住本质，八纲很重视这方面的辨证。正气与邪气的斗争，阴阳脏腑之间的盛衰消长，使疾病不断地运动变化，故八纲辨证还十分重视矛盾的互相转化与联系。这些都足以说明"八纲"有矛盾统一观的内涵，同时也再次证明，中医学已发展了古代朴素的辨证法，它是符合辨证唯物主义的医学。

鸦片战争给中华民族以灾难，中医学也不能幸免。在民族虚无主义思想影响下，中医药学开始停滞不前。民国时期买办资产阶级在医学界的代表余云岫，以机械唯物论，批判中医的辨证法，而作《灵素商兑》。有些中医有识之士，在改良主义的思想影响下，提出中西汇通之主张，但由于没有以辨证唯物主义作思想武器，虽然做了一些尝试，仍然没有找到出路。有些人还陷入废医存药的歧途去了！"中医若存无天理，中药若亡无地理"的说法就是突出的代表，对中医理论体系已丧失信心。于是一些以西医理论为头身、以中医处方为手脚的著作随之而出现，这是一个悲剧！中西汇通尽管出发点是好的，想为中医找寻出路，实际上却走投无路。我们必须明确的是，中西汇通派不能说成是当时中医学的主流，广大的高明的中医，在临床上运用的仍然是《黄帝内经》《伤寒论》与《温病条辨》乃至各种流派的传统理论与方法，而没有采用阿斯匹林加石膏的理论与方法。就以张锡纯先生的著作而论，他的主导思想仍然在辨证论治，他的主要成就在于对药物的研究。

新中国成立后，在党的领导下，不少中医接受马列主义思想，学习了辨证唯物主义。自从成立中医学院以后，需要教材，于是发掘整理中医理论成为当时的主攻方向，投入了大量的人力物力。应该看到中医教材的出版，是近百年来中医的一件大事，不少老中医（当时还不老）的理论水平提高了，中医的理论体系重新建立起来了，也培养了新一代中医。这些新中医，特别是"老五届"，大都已成为中医事业的骨干力量。

无庸讳言，由于西医医院的大量建立，中医医院几成空白。我们广州的广东中医医院建立于20世纪30年代，新中国成立后却要改名为实验中医院，只是实验性的！乃使整个中医界在实践方面，只守住了门诊阵地，丢掉了抢救急危重症的阵地，因为公费医疗，大量的病人只能往西医院送。中医学院先天不足，招生人数少，而附属医院的建成又很不相称，病床太少。这样一来，新旧交替，临床技术的传授中断了，到病床逐步有所发展时，老的老了，一代人已要告退了，中壮年只得自己去摸索老一辈对危重病的治疗经验与理论，不能手把手地在抢救中传授，老中医的技术水平也得不到经常磨砺，亦有所下降！于是便出现后继乏术。乏术，不要仅理解为中青年乏术，若从学术发展周期的角度和老中医30年来应有之学术增长速度来看，都应同样被评定为乏术之列。乏术包括老、中、青，许多壮年中医一听乏术就很反感。我们是马列主义者，是敢于面对现实，实事求是的。现在学术发展的周期越来越快，我们对中医学30多年来的发展能满意吗？

20世纪60年代中期至70年代中期提出中西医结合是唯一的道路，这个极左口号使中医机构受到裁并，老中医人员下放，损失是十分惨重的。全国中医医院经20多年之建设至此仍不过几万张病床，在结合声中，更加残缺了！中医临床技术的发掘整理、抢救老中医经验等工作便落了空。中医临床教科书的理论与临床实践脱了节，教科书讲的理法方药，在病房中找不到、看不见，因此培养出来的学生，中医临床的水平较低，甚至很低！当然，这里也有我们的责任。

从我国整个中医事业来看，30年来，以中医自身作比较，中医理论研究整理是取得了较好的成绩的，但临床实践方面，水平在下降。当然，某些方面，也有超过前人的地方，但从整个来看，从中医技术发展方面来看，水平在下降。

新中国成立 30 多年，中医有如枯木逢春，但现在概括地说，仍未摆脱后继乏人、后继乏术的局面，今天正处于兴与废的关头。原因何在？是值得我们深思的！

二、展望将来

中医衰落停滞不前已百多年，但仍在群众中有很高的威信，特别是近年来，受到某些科学先进国家的重视。可以预见中医已从绝境中挣扎出来了，它应该随着中华的振兴而振兴，应在科学现代化中占有一席重要的地位。

矛盾发展和转化，需要有一定的条件。现在中医学发展的条件如何？①有党中央重视，有宪法作根据。②有人民的需要。③有卫生部的正确领导。④有教育、研究、医疗等一套初具规模的机构系统，这些机构系统虽然条件很差，但有了前面三条，便大局已定了。

事物发展的根本因素是"内因"。中医之兴亡，将取决于现代之中医，如果目标一致，团结合作，中医之振兴经过艰苦之努力是可以做得到的。现在中医老者已老，肩负兴废继绝之责者为壮年一辈，特别是其中之骨干了。希望他们认识责任之重大，掌握方向，以迅速发展壮大中医队伍为己任。这是一个决定的因素啊！这里必须强调掌握方向问题，我们既然名为中医，必须不断提高自己中医的水平而不是西医的水平，也不是中西医结合的水平。长江后浪推前浪，我们祝愿中青年中医在中医学术水平上远远超过我们老一辈，如果不超过，我们将死不瞑目。

我上面谈的是中医学应该发展，也有可能发展。但如何发展？

三、中医事业如何发展

1. 人才是根本

百年树人，必须把中医教育搞好。中医的大专院校应逐步创造条件，扩大招生人数。加强探索课程设置，注意如何有利于培养出在中医方面真正具有水平的人才，这种人才既不同于老中医，也不是中西结合医。此外还应大办中等中医药专业培训，培养中医药各专科人才。要抓紧抢救老中医学术经验等工作。办学还可以多样化，近10年内容许老中医带徒，通过国家考试，应承认其学历。

2. 医院是关键

目前中医发展最薄弱的一环是医院。中医医院既少又小，与10亿人口的需要很不相称。由于中医医院少，学生实习无门，临床课的学习实习大受影响，中医乏术得不到解决。其次，已经为数不多的中医学院毕业生的分配，在有些地方也成了问题，亦因为没有中医医院容纳之故。一方面是队伍太小，一方面是毕业生分配困难，真使人啼笑皆非。这是中医事业发展的最大障碍。因此，中医医院应逐步健全和发展，使中医有"用武之地"，大显身手。

3. 中医特色是方向

中医学院和中医医院，必须办出中医特色来，不然何必设立呢？如果偏离这一方向，中医学将名存实亡，我们将成为历史的罪人，我们必须把失去的岁月抢回来，万众一心去发掘、继承、总结、提高中医的临床水平。如果靠中医技术不能为人民解除疾苦，中医学就没有存在的必要了。靠西药治疗，硬多凑一服中药，不是浪费国家钱财以自欺欺人吗？这样下去怎能提高中医科学水平？有人认为抗生素发明之后肺炎的治疗中医已落后了，由于速尿（呋塞米）的发明，利尿法已不及西医了。香港一位研究中药的化学家问我，你们治疗肺炎还用中药吗？好像凡是西医已经有的，中医的便可作废了。依我看，抗生素有它的优点，但现在越用越大量，越来越滥用，杀菌力越强，不良反应也越大。所以并不能因此而否定中医的作用，相反，要更好地研究和发展中医。

四、中医学术如何发展

1. 以马列主义哲学为指导思想

先秦哲学中的朴素辩证唯物论思想，给中医带来几千年的发展，赋予中医以强大的生命力。马列主义哲学是现代最科学的哲学，我认为学习它、运用它以指导我们的继承与发扬工作，使中医学又来一次飞跃的发展，是可以肯定的。中医教育必须加强这方面的教学，要把它看成是发展中医的命根子。

2. 发展中医辨证论治

在发展中运用中医的综合治疗方法，参考西医的诊断方法。中医针灸按摩，加上丸、散、膏、丹，历来是中医抢救危重症的手段。但现在的年青医生，大多不重视针灸、按摩，以学会开刀为荣。中药常缺，急用之丸、散、膏、丹几成空白，这真是置中医于绝境了！必须改变这不合理之局面。西医的一些检查手段，大多借助于生化、物理学之成就，这些成就也可以为中医之辨证论治服务，我们不可拒而不用，应该看到采用现代科学技术，能帮助发展中医学。例如血液流变学与血流动力学检查，可以为我们对血瘀证的辨证提供指标。中医医院的仪器设备越新越好。但必须说明的是，借用西医的诊断仪器和方法，其目的在于发展中医的技术与理论，使我们的经验总结更易于为人们所接受。

3. 继承与发扬

继承与发扬二者是辨证的关系，没有继承，发扬便成为无源之水，无本之木，发扬只是一句空话；只顾继承而不去发扬，中医学的生命便会停止。就目前而论，中医学的继承工作，做得很不够，特别是临床学科方面丢失的东西太多了，因此必须急起抓紧继承工作。抢救中医学术，已成燃眉之急。就整个中医学而言，"继承"与"发扬"，在现阶段，"继承"是主要的。因为没有继承也就谈不上发扬。当然，并不排除某些单位与个人可以重点搞发扬工作。

4. 与自然科学（包括西医学）的结合

要用实验科学解决中医的理论问题，单靠中西医结合是做不到的，甚至往往得出相反的结果，例如白虎汤的退热问题，西医药理研究无法证实。至于脏象、经络、运气学说等，就更难用目前西医之实验手段去突破。要想中医学由量变到飞跃的发展，对人类作出更大的贡献，不采用多学科的最新成果，是无法完成这一历史使命的。但与自然科学结合过程中，必须以马列主义哲学作指导，继承中医学的系统理论，才能发展得更快更好。

到底中医之前途如何呢？我认为向前发展的可能性较大，但也存有慢慢消亡的隐患，不可掉以轻心！物必先腐，然后虫生。希望有志于发扬祖国医药学的同志们团结起来，朝着正确的方向迈步前进！

（本文作于 1984 年 2 月，摘自《邓铁涛医集》）

沉思的管窥

刘炳凡

| 编者按 |

本文针对目前中医药在前进道路上存在的亟待解决的问题，不留情面地提出了自己的看法。老先生虽已故去，惊人语言犹在耳。他提出的三大问题，仍值得后人深思。

新中国成立特别是改革开放以来，在政治、经济、科学、技术、文教、卫生等方面都取得了举世瞩目的惊人成就，已成为世界上发展最快的重要国家，由入超变为出超。除农业资源、工艺产品外，中医中药是可输出的瑰宝。这不是偶然现象，而是国际医疗模式的转变，中医中药符合这一客观形势的必然需要。而西方国家对化学药品所产生的阴影，对非传染性疾病如高血压、冠心病、肿瘤等，寄希望于自然疗法，这是人类自身的选择，不以人们意志为转移的。也是"东学西渐"的大好机遇，"发展现代医药和我国传统医药"，"中西医并重"，国家立法和确定的方针已给我们指明了走向。我们怎么办？这是值得沉静思考的严峻问题。其实质就是要不断地从自身规律发展和不断地自我完善，以适应新的形势需要。兹陈管窥之见于下。

一、正本清源

中医药本身就是实践性甚强的学科，医源于对自然灾害的防治，药源于对良毒性能的品尝，都是以人类疾病为观察、研究与整个生态环境息息相关的有机个体为对象的。

然而，识识相因，口传心授，逐步将散在的实践经验，上升为文字记录。认识则继继绳绳随着历史前进而不断深化，这是事物发展的客观规律。但，"读书十年，天下无难治之病，临证十年，天下无易治之病"。说明理论与现实是有距离的，不可能把所有的书本知识转化为工作能力。问题在于"认识从实践始"，"你要有知识，你就得参加变革现实的实践，你要知道梨子的滋味，你就得变革梨子，亲口吃一吃"，"离开实践的认识是不可能的"。而实践若不以理论（前人的实践经验升华）为指南，又会"变成盲目的实践"。这样，就明白了"学以致用"的本末关系了。

马克思对他的女儿讲了一个故事。一个哲学家和文学家乘船过河，哲学家饶有兴趣地问船夫：你懂得哲学么？船夫答：不懂！那么你只有半个生命；文学家又问：你懂得文学么？船夫答：不懂！那么你又只有半个生命！划到河中风起船覆，船夫问：你们会游泳么？都说不会！那么你们的生命就完全没有了。这就是"纸上得来终觉浅，绝知此事要躬行"。语云："拳不离手，曲不离口"，都是实践出道理，何况中医药学关系人的性命？民间早有评论："十年易学一个秀才（书本知识），十年难学一个'郎中'（实践经验）。"这是客观事实的写照。新中国成立前中医药受到摧残，新中国成立后中医药受到国家的重视和扶持。积40余年的培材经验——学校教育与师承教育已相提并论，前者重理论知识，后者重实践经验。但两者都是以中医药基础理论为指导的。如果是双轨合并，则相得益彰。无怪乎近年来，有的中医药大学，总结以往经验，认为中医是实践性很强的应用学科，理论与实践的结合是中医学的显著特点。今后要加强实践教学环节，强化技能训练，要真正培养可用之才，在于"早临床，多实践"，要避免和尚式的"念经"，坚持演员式的"练功"。同时要培养其职业兴趣，树立恒心恒业。使"外因通过内因而起作用"，即"临证不忘读书，读书不忘临证"。把当好一个人民医生作为自觉行动。这是 21 世纪需要的中医药人才，也是中医药学本身自我发展自我完善的有效途径。

语云："滋苗者必溉其根，伐下者必枯其上"，正说明实践是理论的基础。百年大计，教育为本，"21 世纪的专门人才不仅要具有坚实的专业知识和技能，而且应具有广博的人文科学和社会知识，只有加强学生综合素质的教育，才能符合时代的要求"。这是正本清源的有力举措。应重在落实，而企予望之。

二、断层待续

原来医药一家。《三国志·华佗传》："佗精方药，其疗疾，合汤不过数种，必解分剂，不复称量。"清代薛生白随师应诊，遇一妇腹大如鼓，其师久视之，与白药粉一小瓢，而增多减少犹豫不决，薛生白见状，接过其瓢，一瓢即定，与妇服之，次日排下石蛔 200 余条而愈。师曰可以出师矣，从此医道大行，时人称为"薛一瓢"。用药如用兵，医生必须掌握药的性能，才能"知己知彼，百战不殆"，如华佗之手拈分量而心识锱铢，薛生白之量用砒霜而不爽毫厘是也。近代医药分家，这是"通古今之变"的历史形势的必然发展，但医药仍然是唇齿相依，至少要达到医知药情，药知医用。准此以论，目前中医药人才的素质不能不作一评估。学生毕业下到基层，有的扎根不深，浅学不牢，面对疾病缺乏下手功夫，或者干脆改行，或者拿听筒，开西药，被"炎症"牵着鼻子走（夏度衡教授语）。如一例眼病，西医诊为病毒性角、结膜炎，同院中医"适燕而南其指"，用板蓝根、鱼腥草、黄连连服月余，不仅眼红不退而沙涩加剧，并出现腹泻、形寒。所谓"热症未已，寒症又起"，此治病不治人之咎也。老中医改用温中解表，三剂即红退痛止而愈。此小恙而不治，所谓"忧在萧墙之内也"。

休戚相关的中药人员，亦有同样的隐忧。笔者曾遇一例乳腺增生患者，煎服中药一剂即电告中毒，他本身就是药剂员，乃嘱请老药师校对原方，倾查药渣，回电是原方的马蔺子错捡了马钱子。云患者惊厥抽搐怎么办？余曰迅以鸭蛋清 10 枚注入胃中引吐黏涎，再用肉桂磨汁服之，以甘温之药解苦寒之毒。经一日一夜，而厥回搐定。此老中医药师合作而获救也。据现代研究，生马钱子服 30mg 即可致命，此服 5g 为什么未死，其一是经火久熬已减其毒；其二肉桂制马钱子毒是传统经验，而与近人研究肉桂从血清药化学角度看，以肉桂中的肉桂酸口服后血中有效的移行成分在起作用。可谓前人经验得到科学的依据，这是意外收获。但更重要的是，未经系统训练的人员，不识寒热温平、苦辛酸辣，只知对号司药，真是危险！以上举例事非偶然，情非个别（据邵阳、常德、安乡、石门、慈利等市县调查）。当前中医中药并非后继乏人，而是学术的断层可忧。20 世纪 90 年代初国家有见及此，举办了全国性中医药专家经验学术拜师大会，第一批 500 名三年制，验收合格评给职称，出版了《杏林传真》，毕业生充实了当地的医疗骨干，并形成师承制度。可是中国人口 12 亿，农村占 80%，是医疗的薄弱环节，按照这一速度和数量，何时才能普及下去。况且各地区中医药名老师资，已晨星寥落，时间就是生命，若不加上"抢救"二字，则不仅继承创新受到影响，而且真才实学的断层待续难矣。

三、洋为中用

中华民族从秦汉以来是一个善于统一内部、吸收外来文化和成果以丰富自己内容的民族。1840 年鸦片战争打破了清朝的闭关锁国，随着船坚炮利而导致"西学东渐"，对此，身历其境的林则徐、魏源，大声疾呼："师夷长技以制夷"（师是手段，制是目的），"中国要向西方学习"（立足本国，放眼世界）。

因而近 100 年来，在中国形成了两个不同学术思想体系的中、西医学。各自的社会实践是：中医尚元气论，西医尚原子论，这是主要分界线。中医重气化、宏观辨证和整体综合；西医重形质、微观辨病和局部分析。更重要的是，中医治病必须治人，西医治病必须查因，互有特色，各具所长。学术思想结合可以求同存异，技术有机结合，则是相得益彰，已见于现实者，如针麻手术、大面积烧烫伤、骨科小夹板固定等等。清代思想家郑观应说："内证主以中法，外证参以西医"，岂非互补提高。但"内"与"外"是可变的，而非绝对的。

然而，"中医药学的理论特色是有机的人体观，重视人体的空间结构和时间结构，依据系统整体反应功能构建的藏象经络理论，这些是有别于西医的独特认识，应该通过现代的基础性实验研究加以科学阐释和实事求是的科学论证"。并借助科学仪器，在疾病的诊断上，早期识变。这就是"洋为中用"的关键所在。

四、多余的话

从阿Q正传到香港回归想起的。600万香港人民雪洗了150年殖民统治的耻辱，而自发地激动地以中国人民的心愿回归了祖国的怀抱。我们中国人吸收了西方医学技术，为什么还要贴上一个"西"字的标签？按鲁迅笔法，名不正则言不顺。我国宪法"发展现代医药和我国传统医药"，没有提"西"字是有卓见的。国家"中西医并重"的方针，是指技术而不是指名分，这是显而易见的。但要郑重声明："西医"与"西服""西餐"不同，后者是指物不是指人。语云："言者无罪，闻者足戒"，故表而出之，然乎否乎。仅供同志们参考，不妥的话，这个尾巴可以割掉。

（本文作于 1997 年 6 月 22 日）

中医药学术发展战略研究

李致重

随着国家中医管理局的成立，中医药学术发展战略研究，被提到重要的议事日程。为此，1986 年 12 月 1 日至 5 日在四川成都召开了"中医药学术发展战略研讨会"。下面是研讨会反映和讨论的一些有关中医药发展的重大战略问题。

一、关于中医药的特色和优势

中医药学的特色和优势，是自身存在和发展的根据。中医与西医在研究层次、思维方式、认识方法以及时代背景、科学基础上的不同，形成了与西医不同的特色和优势。表现在：①在活体、动态观察的基础上所形成的整体、系统的研究思路和方法；②在阴阳五行学说、脏腑经络学说基础上所形成的辨证论治的原则和方法；③以中药为主，包括针灸、气功、推拿等一整套整体综合调节的治疗原则和方法。中医药学的特色和优势，随着科学技术的迅速发展，必将对人体生命科学的研究产生积极的作用和影响。

二、关于现状和问题

正确认识中医药学的现状和问题，才能确立战略研究可靠的出发点。新中国成立以来，中医药学有了较大的发展，但也存在着一些重大的问题。①中医事业长期处于从属地位，中医学术发展缺乏必要的条件保证。②中医学术也处于从属地位，处于被验证、被解释、被改造的状态，不能以中医药特色为主体自我建设和自我完善。③中医教育上的某些原因，导致中医人才类型单一、知识结构不够合理、临床水平提高不快、群体素质不能适应中医药学术发展的需要。④中医临床领域缩小，临床思路不够合理。协定处方式的"辨病分型"在一定程度上取代了辨证论治的基本原则，影响了临床治疗水平。⑤忽视了中医自身的方法论和认识论原则，模糊了衡量自身价值的理论标准，在科研中往往不自觉地搬用了西医的思路和方法，研究成果中有许多实质上是西医学体系中的内容。⑥长期以来缺乏中医软科学研究，没有形成一系列正确、稳定的中医科技路线，在管理上往往不自觉地沿用了西医的一套制度和方法。

三、关于战略思想和目标

有人主张应尽快地实现中医现代化，但对"现代化"的内涵却不太明确；有人主张应着重继承，在继承的基础上发展。多数人认为到20世纪末的13年内，中医药学术发展的战略指导思想和目标应该是：立足主体，保持特色，发扬优势，在认真继承中医理论和经验的基础上，合理吸收现代科学和技术，不断完善和发展中医药学体系，巩固和扩大中医临床领域。

四、关于战略重点

1. 科研

有符合中医理论体系的科研意识和科研思路，才可能有合理的选题和课题设计。要求：①加强中医基础理论的研究。在综合研究历史文献和临床验证的基础上，用现代语言和现代科学方法，对中医理论进行全面整理，使中医理论系统化、规范化。②加强中医临床的研究，在临床研究中完善和发展中医理论。

2. 人才培养

在今后 13 年内，要尽快改变中医人才类型单一、知识结构不合理、临床素质不佳的状况。要尽快地提高整个中医队伍的学术素质，特别是中青年中医的辨证论治水平。为此要抓紧中医教育改革，在指导思想、培养目标、课程设置、教学方法上要充分体现中医的特色和理论联系实际的原则。同时，建立继续教育制度，对在职人员进行培训和提高。

3. 提高中医临床疗效

要求：①扎扎实实地开展常见病、多发病治疗经验的总结和辨证论治规律的研究。②追踪疾病谱的变化，加强对肿瘤、心脑血管性疾病、病毒性疾病、医源性疾病、药源性疾病、心理创伤性疾病、外伤性疾病以及老年性疾病的研究，以适应人类健康的要求。③开拓临床领域，发挥中医在养生、康复、食疗以及专科疾病治疗上的优势。④加强急症的研究，以巩固中医临床阵地，提高辨证论治水平。

4. 中药的研究和应用

在中医理论指导下，合理采用现代科学技术设备和手段。①以复方研究为主体，带动其他各项研究。②结合临床辨证论治的需要，改革剂型。③保护和开发利用中药自然资源，制定中药资源保护法，建立道地药材生产基地。④进行药名和药材、成药的质量规范化工作，研究建立反映中药疗效的指标系统。

5. 完善和改进中医管理

①尽快完成中医立法工作。②建立相应的机构或组织，加强中医软科学研究，实现中医决策和管理的民主化和科学化。

（原载于 1987 年《中医年鉴》）

关于继承和发扬
中医学术问题

万友生

| 编者按 |

在继承的基础上发扬，是中医药几千年来发展的成功经验。认为"继承没完没了"，而嗟叹"发扬遥遥无期"，在没有继承的基础上急于发扬，必然是"欲速则不达"。坚持中医特色，遵循中医药学自身的发展规律，始终是中医事业发展的根本原则。

1985 年 8 月，国家卫生部在合肥召开了全国中医和中西医结合工作会议，卫生部副部长胡熙明同志在报告中就"正确处理继承与发扬的关系"问题指出："任何一门科学都是有继承性的，并且都是随着时代的发展而不断发展的。中医药学也是这样。因此，我们在中医工作中，既要重视继承，也要重视发扬。继承是发扬的基础，发扬是继承的目的，二者不能偏废或者割裂。中医药学的继承和发扬，既可以采用传统的方法，也可以采用现代科学（包括现代医学）的方式。"这就是我们从事中医工作尤其是中医学术工作的指导思想。

目前，全国正在热烈地展开中医现代化的讨论，讨论的中心仍然是如何继承和发扬的问题。我想就这个问题谈谈自己的认识和体会。

一、先就继承问题来谈

1. 理论继承

首先应当肯定，中医院校的教育虽然是以课堂讲授理论为主，但确实培养出一大批人才，成为今天中医事业的新兴力量。其中有一些已经崭露头角、名扬各地以至全国甚至海外，这是值得大家高兴的。但又无可否认的是，近三十年来的中医高等教育，一般来说，学生入校后的前期，成天到晚满堂灌，阴阳五行不离口，而且中西医同台合唱，理论虽然学得比较系统且多而广，知识面也较宽，但根本不与病人见面；后期临床教学，又因临床基地和带教老师数量少，而在西医院中医科实习，又多"重西轻中"，往往达不到预期目的，不但中医临床辨证论治的本领得不到较好的锻炼，甚至反客为主地向西医学习临床。这就是为什么有的中医本科生毕业后改行当西医医生的主要原因之一。还有值得严重关注的是，在校学到的《伤寒》《温病》理论，在临床实习时，由于见不到或很少见到急性热病而得不到印证。加之在校的《伤寒》《温病》教师，也极少接触急性热病，讲课基本上是从理论到理论，形成理论与临床脱节，长此以往，中医院校的师生势必被排出急性热病阵地之外，致使曾在历史上对急性热病作出过重大贡献的中医药学的优势转变成为劣势，从而造成社会上大都认为中医只能治慢性病，不能治急性病的错觉。这是何等令人不安啊！试问寒温理论的继承，如果没有临床实践作为基础，岂不成了空中楼阁，坐令英雄无用武之地吗？现在大家已经有鉴及此了，正在采取一些有效措施，但做得还是很不够的，有待于我们共同努力来复兴并发展这个优势。例如有一次开会时，北京某名医对我说，他曾经治过几例冠心病，患者告诉他曾久服活血化瘀中药无效，他乃按照中医理论辨证，认为是属肾阴亏损、心阳亢旺所致，投以滋阴潜阳之方获效。又如我自己曾多次在治疗西医确诊而久治无效的败血症（有的是霉菌败血症）时，面对高热不退，按照中医理论辨证，力排清热解毒法，针对其气虚发热，投以大剂甘温除热法获效。仅此就足以引人深思，为什么活血化瘀法治心血管病无效，而用滋阴潜阳法获效？又为什么用清热解毒法治高热的败血症无效，而用甘温除热法获效？无可否认，离开中医的辨证来使用中医的治法，往往是难以达到预期效果的。当前有所谓"纯中医"的提法，如果用意是指不受西医和西学中的框框束缚而纯粹用中医理论指导用药的话，我不妨姑且承认自己是一个"纯中医"。由此可见，有人提出的"中医只有学了西医才能提高疗效，今天的'纯中医'再也'纯'不下去了"的说法，是完全站不住脚的。

2. 经验继承

家传、师授的继承方法，本来是中医的优良传统。由于他们主要是在临床实践中学习，所以学得比较扎实，治病的本领往往比学校出身的要强。在理论方面，由于侧重一家之言，干扰较少，思想比较集中，学得比较深透，但知识面则比较狭窄（这是完全可以通过自己的努力，在出师后逐步得到扩充的）。这种继承方法，长期的历史事实证明是成功的。其最大优点是继承面广而业专。不像中医院校的学生，每天疲于奔命地应付众多的学科（既有中医的基础和临床各科，又有西医的基础和临床各科）满堂灌，虽多而不精。也正因此，时至今日，这种继承方法仍然受到各级党政的重视和支持。家传、师授的继承方法，虽然是中医的优良传统，但其中也存在着经验论的偏向，只重视技术经验，不重视学科理论。也正因此，使得技术经验只能在原地踏步，得不到改进和提高。从继承与发扬的关系来说，经验只有上升到理论，才能不断改进和提高。

有人提出，在中医走向现代化的今天，不应再坚持"继承论"或"继承发扬阶段论"。其厌烦于"继承没完没了"，嗟叹着"发扬遥遥无期"。其急于要中医现代化的苦口婆心虽可理解，但割断历史，不顾现实，急于求成，反而是欲速则不达的。且其所谓"不发扬的继承"的"继承论"是不存在的。今天中医院校仍然奉为经典的《黄帝内经》《伤寒论》《金匮要略》《温病条辨》等，也正在继承中发扬。如在《黄帝内经》的基础上，把《中医学基础》发展成为《中医生理学》《中医病理学》《中医诊断学》《中医治疗学》；在《伤寒论》和《温病条辨》等的基础上，正在发展成为寒温统一的《中医热病学》等等。可以明显地看出，这些都是在继承中有所发扬的。因为继承和发扬二者是辩证的统一，继承中既有发扬，发扬中又有继承，两者不可分割。当然，就继承中医学术的人来说，必有一个循序渐进的过程。如国家卫生部为西医学习中医所制定的"系统学习，全面掌握，整理提高"的方针，就是如此。这一方针不仅是指导西医学习中医必须遵循的方针，也是合乎中医自身发展规律的方针。

二、再就发扬问题来谈

中医学术如何在继承的基础上发扬，以适应我国四个现代化尤其是科学技术现代化新形势的需要，这是摆在我们面前的重大新课题，亦即目前正在热烈地展开讨论的中医现代化问题。

首先，必须把中医现代化和中西医结合以及中医西医化的概念区别开来。中医西医化是用西医的框框装进中医的方药，实际上是废中医存中药，其实质是消灭中医的一种荒谬主张。中西医结合是新中国根据毛泽东同志关于"把中医中药和西医西药结合起来，创造我国统一的新医学、新药学"的指示而提出的。这一正确方针，得到了全国中西医的拥护和响应。近三十多年来，在这一正确方针指导下，中西医结合做了大量的工作，取得了一定的成绩。中西医结合是把中医和西医两种不同理论体系及其临床技能，通过医疗、教学、科研的互相渗透，逐步地结合起来创造出我国的新医学。这一伟大理想的实现，虽然尚需时日，不过从现有成就来看，前途还是有希望的。中医现代化是根据我国四个现代化尤其是科学技术现代化而提出来的。要正确理解它的含义，首先必须从我国四个现代化的总要求是建设具有中国特色的社会主义来领会，即应据此来考虑我国医学科学现代化的问题。这就是说，我国医学科学现代化也必须具有中国特色，而这主要就是中医的特色。所以最近中央书记处指示："一方面中医药学是我国医疗卫生事业所独具的特点和优势，中医不能丢，必须保存和发展。另一方面，中医必须积极利用先进科学技术和现代化手段，促进中医药事业的发展。"这即是指导思想。我的领会是，中医现代化必须以保持中医特色为前提，而中医特色主要就是中医的理论体系及其治疗方法。中医现代化只有在保持这个中医特色的前提下，利用先进的科学技术（包括现代医学）和现代化手段，促使中医学术与当代科学技术现代化同步发展，才是真正的中医现代化。

其次，在明确了中医现代化和中西医结合以及中医西医化的概念后，再来谈谈当今中医究竟如何走向现代化，亦即中医学术究竟如何发扬的问题。这实际上是一个方法问题。当今中医必须走向现代化这是肯定了的。但究竟如何走？有人想加速中医现代化的步伐，竟然提出要"吐故纳新"，也就是只要"新"的发扬，不要"故"的继承。认为"继承没完没了，则发扬遥遥无期，现代化更不可设想"。这就显然违背了上述"既要重视继承，也要重视发扬，继承是发扬的基础，发扬是继承的目的，二者不能偏废，或者割裂"的指示精神。我认为今天搞中医现代化，必须遵循上述指示精神，紧紧抓住两个方面。

一方面是充分发挥中医药学的特点和优势，必须进一步做好继承工作，这主要是：第一，必须在历史唯物主义的指导下，继续做好中医古籍整理工作，不应对"浩如烟海""汗牛充栋"的古医籍整理产生"继承没完没了"的厌烦情绪。因为这个伟大的宝藏，尚待进一步开发、利用。这是一项历史性的紧迫任务，亟需今天尚健在的古文水平较高的老年中医带领一批具有一定古文水平的中年中医去完成。第二，必须在辩证唯物主义的指导下，继承整理研究中医的理论体系（包括辨证论治体系），务必使之更加系统化和规范化。因为中医理论历史悠久，比较庞杂，虽然具有完整的体系，但今天看来，还不够系统化和规范化。只有把它整理得更好，才能更有力地指导中医现代化。我是一名科班出身的老中医，虽然也学过一点西医，对现代医学略识皮毛，同西医和中西结合医相处得还不错，但我认为我们老中医在中医现代化和中西医结合方面要有自知之明，认清自己在这一历史任务中所应负和所能负的义不容辞的责任，从中医学本身竭尽全力，进一步做好继承工作，为中医现代化提供有利条件。

另一方面是积极利用先进的科学技术和现代化手段来促进中医学术的发展。在这方面，我只能寄予几点希望。一是希望用现代哲学来阐述、解释、说明中医的理论，以开拓中医现代化的境界。二是希望在利用先进的自然科学技术和现代化手段时，千万不能丢掉中医的特色，一定要在保持发扬中医特色的前提下，吸取它们来促进中医现代化。三是希望吸取中西医结合的经验教训，做好中医现代化的工作，改进、提高、扩大具有中医特色的中西医结合的成果，防止误入中医西医化的歧途。

（原载于《湖南中医杂志》1986 年第 1 期）

论中医传统科研方法
与中医学术的发展之我见

路志正

| 编者按 |

　　几千年来，中医从没有停止过科学研究，不断有新的研究成果充实进来，这是一条自身发展的成功之路。如今多了现代科学手段的补充，更应该有更大、更快的进步。但如果完全抛弃、取代、背离我们几千年的经验和道路，就不是他山之石可以攻玉，而是难免"毁玉"了。

　　中国医药学在我国有几千年的历史，有着较完整的理论体系和丰富的医疗经验，它是我国人民宝贵的财富。故党中央制定了继承与发扬的政策，通过多年来的贯彻实施，已取得了很大的成绩。针灸已跻身于世界医学之林，中医学、中药学亦随着世界上出现的药源性疾病和难治疾病，越来越被许多国家重视和注意，呈现出"中医热"。面对这种局面，我国作为中医药学的发源地，如何继续保持我们的优势和处于领先地位，不能不引起我们的反思和焦虑。尤其是卫生部 1983 年卫中字147 号文件指出，"在科研队伍中，中医力量薄弱，青黄不接，没有形成梯队，不能在研究中起主导作用，科研选题和思路方法缺乏中医特色，尚未创出新路子，以致中医学术发展缓慢，不能适应中医事业发展的需要"的情况，确实依然存在。

一、中医传统科研方法的范例

中医传统科研方法包括了中医文献整理和名老中医的学术思想与临床经验总结两个方面。整理中医文献包括了整理古籍、训诂、校勘、注释、汇编资料、编写专辑等方法。临床经验总结指的是从实践到理论的临床观察研究、理论概括、经验总结一系列方法。这是中医传统科研方法的重点。中医之所以几千年来有着巨大的生命力，至今能巍然屹立，并影响全世界，全在于其临床疗效在许多方面优于其他医学。例如，张仲景总结了伤寒的辨证论治规律，写成了《伤寒杂病论》，成为后世辨证论治的准绳。叶天士根据温热病的发生和发展变化，总结出卫气营血四个阶段的传变和预后及转归的规律，著有《温热论》一书。这两种医籍至今仍有效地指导着热性病的防治工作。如今年国家中医药管理局评选出的江苏防治急性出血热的一级科技成果，就是运用温热病理论和治疗经验而取得的，且可跳过少尿期而顺利地康复，雄辩地说明中医治疗急性热病有着广阔的前景和优势。只要摆好继承和发扬的关系，保持中医特色，大批科研成果将会源源而至。当然要做艰苦的组织工作和医疗工作。还有当前有关名老中医学术思想与临床经验总结，如《蒲辅周医案》和专题笔谈等都是老中医行医几十年的经验结晶，其中有不少属于疑难危重病案。所有这些从临床入手，逐步升华为较高造诣的理论，更好地指导临床，从而推进了中医学术的发展。但只因没有所谓的"客观指标""病例少"等而不作为科研成果对待，拒之于千里之外，这不能不说是一个很大的偏见，不符合"百花齐放，百家争鸣"的方针，更不符合党的中医政策。

二、中医传统科研方法的应用价值

1. 中医药有理想的临床疗效

人体科学是非常复杂的。虽然现代科学以惊人的速度在向前发展，但它一直没有超脱微观世界的范围，还有许多生命现象和疑难杂病，得不到解释和根治。相反，中医传统科研方法，一直从宏观入手，将人体和自然界有机联系起来，分析人体正邪的恒动变化，通过"司外揣内"去诊断疾病，借助"审因论治"而立法处方，在解决临床实际问题方面，一直遥遥领先。许多现代医学无法解释和根治的难病，经中医治疗，出现了较好的苗头。例如癌症，虽不能全部治愈，但有可减轻症状、延长寿命和治愈的报道。其他病种更是不胜枚举。说明中医辨病与辨证相结合的科研方法，有着实际的应用价值。如能进一步坚持，将会大大促进中医学术上的繁荣，否则将有失传和没落之虞！

2. 中医药疗法在国际上受到重视

国外尤其是日本汉方医学的发展，促使我们必须尽快实施中医传统科研方法。美国一学者 1978 年估计，应用中医防病治病的人数已占世界总人口的 1/3。美籍华人诺贝尔奖金获得者杨振宁博士所说的"中国诺贝尔奖金获得者将是中医"的预言，既是鼓励，又是鞭策！日本提出要将"东洋医学"发展为"第三医学"以适应"21 世纪是中医世纪"的预见，每年以二亿多日元投入中医药研究，对证与药都深入研究，特别是对辨证论治已开始给予高度重视。对于这一情况，我们绝不应等闲视之。

三、中医传统科研方法的具体实施和有待解决的问题

中医传统科研方法的具体实施，并不像我们想象的那么容易。前人既未留下成熟的经验，中医院的一些规章制度又没有遵循中医自身的发展规律去制定，而是参照西医院的模式，故中医学术和医疗保健方法难以发挥。为此，有些中医单位，完全按现代医学的研究方法，忽视了中医的科研特色。如一病一方的研究，单味药的研究，虽然取得了一些成绩和疗效，但丢失中医辨证论治的因人、因时、因地制宜的活的灵魂。正如 1984 年 5 月 19 日中央领导同志在《光明日报》情况反映 101 期"按西医模式研究中医造成不良后果"上的批示，"类似反映很

多，有人担心长此下去，中国传统医学不但不能发扬光大，将会衰败下去"，的确值得忧虑。那么，如何使中医传统科研方法具体实施，有利于中医发展呢？就是要在各项工作中突出中医特色，在科研设计中注意中医的辨病和辨证的关系，注意人体－自然－社会这一整体恒动模式。

1. 辨病和辨证的研究

我认为，在辨病和辨证的研究中，首先辨病论治和辨证论治两者有机的结合应突出辨证论治这一中医学的特色。辨证论治是指导中医临床论治疾病的基本法则，它是通过四诊八纲、脏腑气血、病因病机等中医基础理论，对患者表现的具体症状体征或不同的病理阶段，进行综合分析，确立诊断，并在治疗方面力求理法相契合。而辨病论治，从医学发展的角度来讲，要早于辨证论治，如《黄帝内经》中就有疟疾、臌胀及鸡矢醴方的记载。《金匮要略》有百合病、消渴、黄疸的病名。目前临床上有一些病，在症状不明显时有无证可辨的感觉，用辨病的方法，改用中医药治疗，有时是可行的，但必须从整体的角度考虑疾病。

由于每种疾病都有自身的发生原因和传变规律，这种规律是由疾病的基本矛盾所决定的。所以掌握了这个基本矛盾，就可以制订治疗原则，投以行之有效的方药。虽同为一病，由于体质的差异，又会发生不同的转归，在不同的阶段出现不同的症状。这些不同症状的产生正是由每一时期和阶段的主要矛盾所决定的。及时抓住这个主要矛盾，认真系统地细致观察，注意正邪之间的动态变化而进行辨证，任何寒热错杂和虚实夹杂的证候，都不难辨出。由此观之，辨病可以"执简驭繁"，辨证可以"随机应变"，分阶段治疗，通过长期细致的深入观察，就可以逐步摸索到其治疗规律，由此而促使中医理论上的升华和飞跃！

例如哮喘，包括了西医的肺心病，缓解时是心肺功能代偿期，以肺肾气虚为主；发作时是心肺功能失代偿期，以痰热内蕴和寒痰内停为主；严重的有水饮内阻之势。三者可以相互兼夹出现，但只是一个邪实和正虚孰轻孰重的问题。治疗时应注意阶段性治疗，急则治其标，缓则治其本。喘不作治肾，注意补中有清；喘作时治脾，注意清中有补。法随证变，方由证施。

其次，内、外、妇、儿科都有其自身的特点，在科研设计上需要注意。如妇科经带胎产四大证，与男科不同。儿科因幼儿脏腑娇嫩，形体未充，不耐寒暑，外邪易侵，故高热可诱发惊风，麻疹可合并肺炎喘咳，长时流质饮食易伤脾胃等均应顾及。内科我主张一个病一个病地研究，以临床观察为主，可结合季节之多发病和常见病（包括疑难杂证、危急重证），分批分期进行系统的课题设计。先定出诊断和疗效评定标准、治疗方案、实施细节。科研病历一定要填写，做到层次清晰，病例详实，说理细致，重点突出，辨证确切。在提高疗效的基础上积累经验，总结规律，吸取教训，及时改正。在设计中，要抓带有普遍性的证候。如湿热为患，既可见于痞证和黄疸，又可见于癃闭、淋浊、痢疾、腹泻等，由于湿热之邪侵犯的部位不同，证候稍异，治亦有别，但总的病机是共同的，只要祛除了湿热之邪，其他的症状和证候，将会迎刃而解。特别是每一疾病，大都经过初、中、末三个阶段，故前人治痢有初中末三期之治，这些都可借鉴。当然，每一疾病，有常有变，知常达变，始能赞育造化，力挽沉疴。

在辨病和辨证的研究中，应注意近年来依据西医辨病，再进行中医辨证的问题。例如《辽宁中医杂志》1980年4期"肺心病急性发作期42例辨证论治的体会"一文，就是这种研究方法的代表。如此，可取的是强调了中医的辨证论治，有利于中西医学的逐渐渗透，但不足的是忽视了中医病名，用西医病名取代中医病名，给人以中医没有病名之感。

综观上述，我们可以看出中医病名、证候、诊断标准规范化等，是当今亟待解决的问题。中医界的一些有识之士早已认识到这一点，1984年中国中医研究院在北京曾召开《中医证候规范》编写会议，1987年出版了《中医证候鉴别诊断学》；紧接着湖南中医研究院于1988年完成了《中医病名诊断规范初稿》。这一切无疑给中医传统科研方法实施工作打下了初步的基础。1983年，中华全国内科学会分别制定了十几种病的诊断标准和疗效评定标准，《北京中医学院学报》从1984年第7期开始进行了连载。北京中医学院东直门医院和西苑研究生部对中风和脾气虚的各种症状和舌脉，一一打分，而后依据分的多少，作为判断病症疗效的标准，这些都是大胆的尝试。我认为这属于中医学术的基本建设，需要我们从头做起，一边科研，一边修改补充，使其更加充实和完善。如果忽视这一环节，要想中医科技事业的腾飞是不现实的。

2. 人体、自然、社会的整体恒动观

中医传统科研方法还必须考虑人和自然及社会的关系，科研设计特别是在癌症、克山病、甲状腺病、黄疸、哮喘等疾病的研究中，均应注意季节气候和地理环境和生活习惯等因素。

中医传统科研工作进行的如何与中医发展密切相关，而传统科研方法的具体实施和临床的关系又紧密相连。要想达到中医的全面发展，就必须做到传统科研方法和中医医疗机构两方面的繁荣，建立真正具有中医特色的医院，即第三代中医医院是当务之急。这种医院在结构上必须突出中医特色，以中医临床为中心，包括中医管理系统、中医检查系统、中医治疗系统、中医康复系统、中医养生系统等。给中医创造必要的良好工作条件，使中医科研人员有职有权，以充分发挥其聪明才智，使其科研工作得以顺利进行。我不反对运用现代科技手段（包括西医各项检查）和学习多科之长（包括声、光、电等）。中医历来有学习、吸取外国优秀文化和优良传统的作风，任何先进仪器，均可为我所用，以补我之不足。过去中医学说就吸取了当时的天文、气象、地理、易经、药物等学科之长。如中药之番木鳖、乳香、没药等等都是从外国学习而来，但均被溶化在中医药学理论之中，而看不出有外来字样。因此，第三代中医医院在突出中医特色进行辨证论治的同时，根据各自的设备条件，尽量运用现代检查手段（包括 B 超、CT、核磁共振等），以延伸我们的诊查范围。特别是要积极地研制具有中医特色的诊断、医疗器械，如脉诊、舌诊议等，以促进中医诊断的客观化。中华全国内科学会就设有现代仪器检测与辨证论治学组，经过近年不少同道的努力，已研制初步的脉诊仪等，出现了可喜的苗头，有待加强。第三代中医医院应当走向社会，为更多的人进行医疗保健，这既是中医传统

科研方法的特色，也是历代中医学术赖以发展的关键所在。

四、结 语

通过以上三个问题的讨论，我认为中医传统科研方法的实施不仅有利于中医学术的发展，也有利于中西医结合的推进。西学中同志是我们可靠的同盟军，我们应持积极热情的欢迎态度，而不是排斥。他们有他们的研究方法，应该互相尊重，取长补短。但作为中医科研人员，应有自己的严格要求。如果中医本身学术萎缩，疗效不能提高，得不到应有的发展，那么，中西医结合亦将是无源之水，无本之木，要想获得高深的科研成果也是困难的。

（原载于《吉林中医药》1989 年特刊）

加强传统科研方法
振兴中医药学

焦树德

│ 编者按 │

"传统"一词，加之于"中医药学"之上，即意味着中医药学几千年来所走过的成功之路。研究并发展中医药学，如果背离了其他被历史、被实践证明行之有效的传统科研方法，而试图简单地以西医的理论来解释、来验证、来"发展"，则必将扭曲中医发展之路。本文所提出的"继承传统，博采众长，突出特色，创新发扬"，是很有见地的。

卫生部 1983 年在西安召开的全国中医、中西医结合科研工作会议明确指出："中医、中西医结合科研在我国医学科学事业的发展中，还是一个薄弱环节，而且各个分科的发展很不平衡，中医科研机构普遍规模小，设备简陋，缺乏必要的物质保证；科研队伍中，中医力量薄弱，青黄不接，没有形成梯队，不能在中医研究工作中起主导作用，科研选题和思路方法缺少特色，尚未创造出新路子，以致中医学术发展缓慢，不能适应中医事业的需要。"为了改善这一被动状况，全国各地虽然都在积极努力，做了不少工作，但总的情况，仍如上述之严峻。1985 年 6 月，中央书记处又做出了"要把中医和西医摆在同等重要的地位"的明确指示；1986 年 1 月 4 日，国务院常务会议决定成立国家中医管理局，并指出："要把中医摆在一个重要的位置。中西医结合是正确的，但不能用西医改造中医。"还指出："对中医科研问题要重视。中医药学是我们的宝贵财富，几千年来对中华民族的繁衍昌盛作出了重要贡献。要从理论和实践上认真加以总结、研究，不能简单地以西医的理论来解释中医。"国家中医管理局成立以后，中医工作开始了新的历程，通过全国各地的积极努力，中医工作进入了新的历史时期，各项工作正在独立稳步地向前发展。在中医的科研工作中，国家中医管理局正在积极贯彻国务院指出的"对中医科研要重视"，"要从理论和实践上认真加以总结、研究，不能简单地用西医的理论来解释中医"的指示，逐步深入地开展中医科研工作。今天在这里召开的全国性"中医药传统科研方法研讨会"会议本身，就说明国家中医药管理局对中医科研工作是何等的重视。我对大会的召开表示坚决拥护。现在怀着十分高兴的心情，对中医药传统科研方法谈点很不成熟的看法和建议，供领导和同志们参考，错谬之处请指正。

一、中医药传统科研方法的重要意义

"传统科研方法"一词，是一个复合词，可做如下分析。

先说"传统"，"传统"一词，在我国是指由历史沿传而来的思想道德、风俗、艺术、制度等。具体到中医药来说，就是指我们老祖先数千年代代沿传而来的与疾病作斗争的宝贵经验，和反复研究、整理并久经实践考验的独特的中医药学理论。因为中医药学是一门科学，科学是处于不断完善和发展中能够反映客观现实与规律的知识体系的创造过程，是探索真理、研求新知识的产生过程，是无止境的长河，所以中医药学是在长期实践中无止境地、代代向前发展的，今天则应该更好更快地发展。

再说"科研"，"科研"一词就是科学研究。科学研究就是揭示事物发展的客观性，探求客观真理，以作为人们行动的指南。科研是向未知领域的探索，要把未知变为已知，把未有变为已有，把知之较少变为知之较多，要知其然更要知其所以然，知其所以然更要知其所以当然，最后获得新知识，发现新事实，阐明新的规律，建立新的理论，发明新的技术。总之，要去探索和创新，如果不去探索未知，不去创新，就不能称其为科学研究。中医药学的科学研究工作，就是要不断探索，不断创新，不断丰富，不断把知之较少变为知之较多，揭示疾病发生发展的客观规律性，探求中医药学的客观真理，使之成为人类向疾病作斗争和保持健康长寿的行动指南。

最后说"方法"，"方法"就是用来解决问题、达到目的的手段。做任何事情都要讲究方法，方法正确就能顺利地达到目的，而事半功倍。方法不对，就事倍功半甚至彻底失败。什么是正确的方法呢？正确的方法就是用辩证唯物论的普遍原理作指导去认识事物，解决问题。中国古代的许多重大科学成就，都自发地运用了唯物论和辩证法思想。例如汉代张仲景，通过无数次临床实践的观察，对疾病的发生、发展、转归、证候分类、治疗方法、方药组织、煎服方法等方面做了从实践到理论、从理论到实践的系统研究，创出了辩证论治的独特医疗体系，写出了伟大的经典著作《伤寒杂病论》；再如明代的吴鞠通，博采古今医家有关温病的著述，又通过临床实践验证，进行了系统的观察与研究，写出了《温病条辨》这一伟大著作，把中医治疗急性高热性疾病的医理和医术向前推进了一大步。这都是古代成功的范例。关于方法的理论和学说，叫做方法论。用辩证唯物主义去认识事物，改造事物的根本方法，是科学方法论。任何科学方法都是以规律性的知识即理论为依据的，科学方法是理论的实际应用。

中医药学研究的科学方法论，是反映以中医学研究为主体的科学认识过程、形式和方法为研究对象的一门科学。它主要研究中医学认识活动的规律，研究那些能够据以发现新的科学事实，创立新的中医学理论和发明新的医学技术的科学手段、方式和方法，进而推动本学科的向前发展。

归纳以上分析，我们就可以知道，"中医药传统研究方法"就是遵循老祖宗历代沿传下来的宝贵的中医药学理论，运用以辩证唯物论为指导的科学方法论，以中医药学研究为主体去揭示中医药学发展的客观规律，探求它的客观真理，为创立新的中医学理论，发展新的医学技术，去进行深入探索和创新。

由此我们更清楚地看出，在中医药科研工作中，加强运用传统科研方法进行科学研究工作的领导和人力、财力、物力的大力支持，是完成突出中医特色、振兴中医药工作的重要保证，所以大力提倡运用传统的科研方法进行中医药学的研究，具有深远而重大的意义，也是科学立国、振兴中华的重要组成部分。

二、中医药传统科研方法已经作出伟大的贡献

古代医家们积累了丰富的经验，必然要总结规律，指教后学，著书立说，流传后世。于是，医家们自觉地求助于当时的最新科学，从具有物理概念的金、木、水、火、土，到古代天文学——天、地、日、月、星，以及道家的气化理论的哲学观点，甚至声律学、数学等，都成为医家们用以解释医理的依据。从那时起我们的祖先就坚定地认为：人是自然界组成的一部分，生命的运动规律理应与天地万物完全统一，不可分割。一元论的哲学思想指导着中国医学与物理、天文、地理、哲学等学科紧密结合，形成了一套完整的医学理论体系。这套完整的医学理论体系，从目前国内外研究的报道材料来看，它已为人类作出了许多重大的贡献，今择其主要者简介如下。

1. 经络学说

近年来国内外不少学者，均证明经络不但在人类和动物普遍存在，而且可用声、光、热、电以及同位素循环扩散等生物物理学方法客观检测。我国祝总骧教授等用循经低阻抗、隐性循经感传、循经高振动音等方法检定经脉的宽度为 $1 \sim 2\mathrm{mm}$。其循行和经典经络图谱是吻合的，经过对皮肤、皮下组织、神经、血管、肥大细胞等做组织切片检查，说明经脉循行路线绝不是一种单一的线性结构，而是沿着隐性传感线下面的一种多层次的、复杂的空间结构，这一结构，即是经络"行血气，营阴阳"，"决死生，处百病，调虚实"作用的物质基础。这一巨大的多层次的复杂的空间结构——经络的发现将会引致许多学科，例如生理学、病理

学、诊断学、治疗学等等的重写。故有人说："中国古代科学不是四大发明，而是五大发明"，并且经络应是第一项。其他四大发明已成历史，已失去其作用，但经络则正在发挥出巨大的、不可估量的作用。

2. 整体观念

中医学在悠久的历史实践中，用包涵着唯物论、辨证法思想的古代哲学——阴阳、五行学说，把人体生命现象和疾病过程及与自然万物之间的关系均视为一个统一的整体，通过这种整体观，在中医学中形成人体经络脏腑互为表里的整体观和人与天地相参的整体观。这种从整体观出发去认识生命、认识疾病，从而以整体观去诊治疾病、组织方药，进而养生长寿的独特医学理论，在科学飞速发展的 20 世纪，显示出了它的伟大意义，促使着世界医学的发展。例如 1980 年，日本医师会会长武见太郎先生就曾预言"21 世纪是中医的世纪"；1983 年，美国药理学会前会长、加州大学教授 E. Z. Weg 先生在一次国际性会议讲演中说："中国医药学的整体观是现代医学必须学习的内容，今后研究互取长短的手段，尤其是探讨如何使西医能够接受中医药学的途径，将是一个十分重要的课题。"1986 年四川大学核物理专家吴邦惠教授说："中医的整体观是一套深刻的、系统化的理论，而且是与现代科学沟通的。在这一点上，而不是在细节上，可以说中医的科学根据，比西医还强。"在世界各国兴起的"中医热"，决不单纯是因为西药的毒副作用以及对病毒性疾病、混合结缔组织病等难治病的茫然束手，而是因为中医药学独特的理论和辨证论治的临床疗效显露出强烈的光辉异彩和引人入胜的魅力。整体观将给世界医学陷入困境的难题带来希望，对促进世界医学的发展作出贡献，作为炎黄子孙的中国人民应当感到自豪。

3. 动态平衡观

我国古代医学家运用阴阳五行学说，仰观天文，俯察地理，中观人事，认为天地间一切物质都在不停地运动变化。人体的生命现象也是在一刻不停地运动变化着，在内外环境的相互影响下，生理病理的斗争也在时刻进行变化。《素问·六微旨大论》中说："夫物之生从于化，物之极由乎变，变化之相薄，成败之所由也。"又说："成败倚伏生乎动，动而不已，则变作矣。"《素问·天元正纪大论》中也说："动静相召，上下相临，阴阳相错，而变由生也。"这是符合辩证唯物主义思想的。正如近代哲学家恩格斯指出："没有任何东西是不动的和不变的，而是一切都在运动、变化、产生和消失。"可贵的是我国古代医家把这种动态观察结合到医学理论中，并有效地指导着临床实践。更可贵的是古代医家认为生命的运动还必须在互相制约、互相协调的规律中才能生化不息，维持动态平衡，否则就要"灾害至"。例如《素问·六微旨大论》中说："故非出入，则无以生长壮老已；非升降，则无以生长化收藏。是以升降出入，无器不有……""故无不出入，无不升降。化有大小，期有远近，四者之有，而贵常守，反常则灾害至矣。"《黄帝内经》还指出："亢则害，承乃制，制则生化。"就是说，人体的健康是在运动制化过程中有规律地调整着动态平衡。也就是《黄帝内经》所说的："阴平阳秘，精神乃治"，"阴阳离决，精气乃绝"。这种动态平衡遭到破坏，就产生了疾病。所以中医治疗疾病的根本任务即是"谨察阴阳所在而调之，以平为期"。明代名医张景岳也说："凡诊病施治，必须先审阴阳，乃为医道之纲领，阴阳无谬，治焉有差。"这种通过阴阳五行学说而使人体保持动态平衡的学说，在科学极为发达的今天，受到了世界科学界的极大重视。例如加拿大安大略省沃特卢大学哲学博士林凡伟（Ling fan wei）说："中医思想的中心主题是整个体系应保持和谐。阴阳平衡法则和五行动态模式是表示体系和谐的两种方法。"又说："人体内脏的五行动态模式……这模式的巨大意义，在于把人体内的活动看成是一个'交响乐团'（处于和谐中的体系），而不是看作一些个别部分、单独功能的集合体，这就是中医的理论基础。"林博士还认为，如果世界上的科学家懂得了阴阳、五行学说，世界科学则会产生新的革命。

4. 七情与脏象的内在联系

中国医家通过长期的科学实践，在两千多年前就明确指出生理现象与心理现象的内在联系。例如《素问·阴阳应象大论》中说："怒伤肝，喜伤心，思伤脾，忧伤肺，恐伤肾"，指出了七情可以使人生病，并且还指出调整情感变化而治病的方法。同篇中还说："悲胜怒，恐胜喜，怒胜思，喜胜忧，思胜恐。"这些已经实践证明并且行之有效的医学理论，较之近代方在初步探讨的《医学心理学》和通过实验证明悲伤时的眼泪含有有毒成分如不流出是对人体有害的说法却早了两千多年。这种学说把人与社会、人与家庭、人与人之间的关系等，与生命、脏腑、健康、疾病等密切联系起来，引导着现代医学向身心医学、心理医学方面发展。这种观点和思想方法是符合唯物论、辨证法的，具有哲学价值。

另外，如五运六气、子午流注、从化学说、辨证论治、方剂配伍等等，都将对世界医学的发展作出巨大的贡献，不去一一详述。总之，《黄帝内经》这部"百科全书"式的经典医著，本身就是对人类的伟大贡献。正如刘长林同志所说："《黄帝内经》是中国古代科学史上的一颗明星，它对人类的贡献绝不亚于造纸、指南针、火药和印刷术，历史将做出证明。"

三、传统科研方法的内容和实施

传统科研方法，在不同的历史时期，都有不同的内容，总是不停地向前发展的。既然是科研，就要向未知领域内进行探索，把未知变为已知，把知之较少变为知之较多，发现新事实，获得新知识，阐明新规律，建立新理论。总之，科研就必须有探索、有创新、有前进。

从中医药学的发展史来看，其科研工作，不但吸收了历代的先进思想和先进的科技成果，与之密切结合，而且善于吸收外来文化和少数民族文化，丰富壮大了自己，使自己在本学科领域内，居于领先地位。兹以张仲景先师的科研为例，他的科研方法是密切结合临床，勤求古训，博采众方，力辟时弊，创新发扬。我们今天的中医药传统科研方法，也可以有所借鉴。我们可以在提高临床疗效的基础上，勤求古训（即遵照中医学独特的理论和思维方法），博采众长（即利用和吸收近代各种科学手段和各有关学科的新知识、新方法、新技术等），突出中医特色，按照本学科自身的发展规律去进行研究、探索，创新发扬。但也有人会说，传统中医科研方法，必须是三个指头、一个脉枕、戴着瓜皮小帽去从故纸堆里整理文献。我说，不对！这是对中医的歧视和污蔑，是有意中伤，这是对中医药学无知的表现。难道仲景先师可以博采众方，我们就不能博采众长吗？！清代吴仪洛先生在他所著的《成方切用》序言中，谈到对成方的加减运用时曾说："设起仲景于今日，将必有审机察变，增损无已者。"今天，对中医药传统科研方法，也可以说，设起仲景于今日，亦必将勤求古训，博采当今最先进的各种科研成果和方法，吸收众家科技之长，来探创辨证论治的新技术、新方法、新规律，谱写新篇章，使中医药学跨进20世纪科技的先进列。当然，如仲景先师果真再世，他也会对一些中医，作如下的严厉批评："观今之医，不念思求经旨，各承家技，始终顺旧，省疾问病，务在口给。相对斯须，便处汤药。按寸不及尺，握手不及足。人迎趺阳，三部不参。动数发息，不及五十。短期未知决诊，九候曾无仿佛。明堂阙庭，尽不见察，所谓窥管而已，夫欲视死别生，实为难矣。"仲景先师就是批判了当时那些丢掉优良传统医术的医生，潜心研究，创立了辨证论治的独特医疗体系。今天我们如不牢记仲景先师的批评，怎样担当起继承发扬祖国医学的重任呢？同时我们也要总结近几十年来忽左忽右，使祖国医药学未能得到应有发扬的沉痛教训。

所以，我认为中医药传统科研方法的高度概括，可以是：继承传统，博采众长，突出特色，创新发扬。

1. 中医药传统科研内容

为了达到如此要求，把中医药传统科研方法的内容，归纳为以下几项：

（1）坚持以中医学理论为出发点，无论采用和吸收近代何种科研方法，其目的必须是结合本学科的特点，揭示本学科的客观规律，发展本学科的理论。

（2）立足于提高临床疗效，加强中医临床研究，特别是要开展中医治疗急性病、难治病的研究，为人类健康作出贡献。

（3）加强中医基本理论的研究，使其进一步科学化，进而达到现代化，以便在中医理论研究中取得重大突破。

（4）进一步发展辨证论治，理、法、方、药的诊治规律，以取得临床医学方面的新方法、新发展。

（5）加强中药复方、配合变化等理论的研究，以开发出新内容。

（6）加强中医文献的整理研究，从中受到教益和启发，以提高理论水平。

2. 中医药传统科研实施项目

以上这些内容的实施，可从以下项目进行考虑：

（1）密切结合临床。开展中风（包括出血性和缺血性脑血管病、脑栓塞、脑血管痉挛等），胃脘痛（包括萎缩性胃炎、溃疡病、胆结石、胆囊炎、胰腺炎等），腰腹痛（包括泌尿系结石、肠疾患、妇女月经病、附件炎等），痹证（包括急性与慢性风湿性关节炎、类风湿性关节炎、强直性脊柱炎、尿酸性关节炎、坐骨神经痛等），胸痹、心痹（包括冠心病、心肌炎、风心病、肺炎等），厥证（包括各种休克、昏迷、卒倒、晕厥、DIC 等），痰证（包括癫痫、抽搐、良性囊肿、甲状腺瘤等），以及哮喘、癌肿等疾病的研究，探索其辨证论治规律，提高疗效，总结新技术、新方法，阐明新规律，建立新理论。

（2）开展多学科研究。采用与吸收西医学、声学、光学、电学、天文、地理、生物、数学、物理、化学、文学、史学、哲学等多学科的新成果、新技术，对经络学说、针麻原理、脏象学说、子午流注、七情致病、天人相应等重大理论，进行研究，以冀从理论上找到突破口。

（3）密切结合临床。应用各种实验方法，并创立新的实验方法，对病、证、症进行研究，其中心以"证"的研究为主，但也要与病、症有联系。

（4）组织多学科对四诊方法进行现代化的研究。并创造新仪器，补充新内容。在大量研究与实践中逐步使其向五诊、六诊方面发展。

（5）深入研究"治则"。对同病异治、异病同治、微者逆之、甚者从之、劳者温之、结者散之、留者攻之、燥者濡之、形不足者温之以气、精不足者补之以味等等，具有强烈中医特色的治病大法，结合具体病种，进行研究，以发现治疗学上的新事实，探索出新内容。

（6）立足于提高临床疗效。采用多学科方法，按照中医理论体系，对针灸学进行全面深入的研究，以扩大其应用范围，从而发现新问题，建立新理论，以坚实丰富的科研成果保持我国在针灸学方面的世界领先地位。

（7）采用多学科研究中药理论。组织研究大军，对中药学的药效归经、四气五味、相须相使、复方配伍、方剂组织、十八反、十九畏等重要理论，进行新的整理验证，把未知变为已知，把知其然变为知其所以然。同时对质量控制、伪劣鉴别、剂型改革、采收炮制等都要进行重点研究，从而开发新药源，建立新理论，促进中药学的发展。

（8）加强中医药古籍整理和医史文献研究。既要正本清源，又要提高信息流通，从中寻找新问题、新线索、新知识、新理论，以促进临床研究和实验研究以及多学科研究的更快发展。

通过以上研究，使中医药学逐渐实现现代化，充分发挥它的特长，保持它的特色，丰富和充实它的内容，经过大量的工作，改变它以直观方法为主进行研究的路子，使它进入现代化科学的行列，迸发着它的异彩，走向世界。

对中医科研工作的思考

张德英

| 编者按 |

以中医现代化为目标，在所谓的中医科研中已经投入了大量的人力、物力与财力，但所得到的所谓科研成果，几乎都是以西医为模式，以实验为基础，以西化为标准的结论。这些科研成果不但难以起到发展中医的作用，而且在其过程中，使多少优秀学子追名逐利而失去了对其自身中医素质的修养，荒废了一代中医学子，而使得中医药事业的发展真正面临后继乏人、后继乏术的局面。因此，要想使中医药事业不至于绝学于我们这一代，必须要从根本上对现行的中医科研工作进行彻底的反思。唯有正本清源，以实践为检验真理的唯一标准，才能使我们认清方向，把握机遇，为振兴中医药事业作出贡献。

几十年来，许多中医工作者为发展中医做了大量科研工作。在这些科研的成果（或曰结论）中，有些对中医学的发展起到了积极的作用，但也有许多的"成果"几成画饼，未能纳入中医学之腹，自然对中医学的发展起不到积极的推动作用。原因何在？笔者认为这是由于对中医学的科研特点不够明确、科研思路不够清晰、科研模式不够妥当造成的。为此，谨作如下探讨，以与同道共商。

一、明确中西医区别，修正科研模式

1. 莫种不能吃的"果"

中医科研的基本目的就是为发展中医服务。如果某一项科研成果不能服务于中医而只是对西医有意义，那么，这种科研应该称之为西医的科研成果；如果这种科研是以其他科学方法为基础和归宿来研究中医的，那么，这种科研成果也不能算中医的科研成果。因为这些科研工作或许是必要的（或重要的），但对于中医学自身的提高来说，则可能是不重要的甚至是没作用的。真正的中医科研成果，应该着眼于中医的提高和发展并能起到相应的作用。

2. 莫把西医作"规范"

以现代科技为基础的西医学如今已经得到巨大的发展。人们习惯于将今昔进行对比，自然会对其产生"日渐先进""不断进步"的印象。这种印象本无可厚非。但如果由此印象出发，简单地把中医拿来比照，从而觉得中医"落后"，应该以西医为模式并生搬硬套西医的科研方法，这就陷入了思维的误区。因为中医的大部分经典理论是经过了反复的临床实践检验的，而实践才是检验真理的唯一标准。虽然这些理论较之西医"古"了点儿，但因为它贴近临床、贴切实际，不唯"古而不老"，反而常常显示出许多认识上的"超前性"。在中医的典籍中，自古至今一直存在着许多西医或现代科学无法解释的东西。这类东西的一部分曾在历史上受到过否定和批评，而这些否定和批评后来又被证明是错误的。历史的教训更可以使我们坚信它的超前性。这些无法解释、当然更无法规范的东西很可能就是中医的"宝"之所在。从另一个角度，放眼将来，西医也罢，现代科学也罢，都是幼稚的，其自身所包含的现在看来很先进的东西，将来很有可能变为落后的、不正确的、被淘汰的对象；如今被奉行着的规范，将来很可能被修改。如果我们草率地把现代的大部分规范拿来"规范"中医，忽视了中医有认识上的"超前性"的特点，则"弃甘旨而就粗粝"之事，在所难免。

二、夯实科研基础，循宗发展中医

既然中医的科研不能照搬西医的规范，并应着眼于自身的发展，那么它的科研应该怎样搞呢？数千年的中医发展史给了我们良好的借鉴。

1. 以临床为阵地，以扎实而雄厚的中医知识为基石，寓发展于继承之中

古代虽无科研之说，但不乏科研之实。历代几乎所有著名医家都对中医进行了大量的研究，并使之得到了发展。尽管他们的着眼点不同，研究领域各有侧重，但以下几点是相同的：第一，他们都重视临床实践；第二，他们都有扎实的中医根底。正是因为他们继承得好，才为中医的发展夯实了充分的基础。

2. 环境加努力，孕育了中医的新成果

汉代伤寒的大流行，给众多的医家造就了充裕的实践条件。同时，人群的大量死亡，给他们以压力和动力，促使他们"谨求古训，博采众方"，殚精竭虑，在临床上摸索有效的治疗方法。于是，张仲景那样的医家便应运而生，中医学也就得到了进一步的丰富和发展。历史告诉我们：发展中医要有一定的环境基础，并有赖于广大中医工作者的努力奋斗。作为一个中医师，应有一种知难而进、锲而不舍的精神，如果一遇难证顽疾，旋即改弦更张，弃中取西，是不会在中医事业上大有作为的。

三、坚持四项原则，明确科研特色

参照历史的经验，搞科研以求发展中医，应当遵循哪些原则呢？

1. 自主性原则

坚定不移地按照中医的方法论进行研究，坚信实践是检验真理的唯一标准，不能用西医的研究方法代替中医的研究方法，不能以现代科学为尺度去度量中医而定取舍。因为这些貌似古老、抽象、深奥、圆活的理论，在一个真正的老中医手里就是得心应手的利器。西医对这些疾病认识得还不正确、不充分，尚有待于来日的发现和修正，相比之下，倒是中医对这些疾病的认识尚高一筹。

2. 整体性原则

中医用综合的方法对人进行整体观察，这就决定了那种抽取一点、分析研究的方法不适用于它。因此，衡量中医发展与否，不能以微观程度为标准。使用电子显微镜把中医微观到超分子水平，不等于中医水平的提高，反倒让人觉得：中医是跟在西医屁股后面跑，毕竟西医先进。事实上，宏观把握、总体分析才是中医的精髓，也是临床的根本着眼点。只有宏观把握准了，才有望治得准、疗效高。

3. 特异性原则

中医非常重视整体，决不是轻视个体之间的差异。强调因人治宜，在基本理论的指导下，准确把握个体的特点，这是治疗获效的关键。从这个意义上说，"方病相对"的做法，虽有时部分获效，但由于准确性较差，面对随时变化、因人而异的复杂病情，必定难获高效。若过分推崇这类成果，把它奉为尖端，未免奖赏太过。中医决非不讲共性，其整体观念及经典中的主要内容都着重讲共性。但共性通常是原则，是"理"不是"器"。先贤们也给我们拟了许多方剂，但主要是在示人以规矩，能悟出其组方之理并能灵活而巧妙地化裁，才算得其真谛。从这个意义上说，许多以临床报道形式出现的科研论文，其意义主要在于通过方药示人以"理"。一个有经验的中医读者也主要着眼于此，如果照搬方药而不究其理，疗效难与作者匹敌。时下埋怨中医临床报道不能重复的声音不少，对此我们应予分析："假货水货"

难保没有，但应强调，我们不能希望简单重复，因为中医随不同时间、地域、个体而治疗有所不同。这不同于西医：一旦发明治疗某病的新药，众医皆可照说明对病而用之。

4. 多维性原则

世界是复杂的，不可能用一种科学理论把它的各个角度全部囊括；人体也是复杂的，也不可能用一种医学理论囊括。不仅西医不能代替中医，中医内部的一种理论也不能代替另一种理论。张仲景按六经理论治疗伤寒，叶天士按卫气营血理论治疗温病，理论不同但疗效均佳。时代不同，疾病各异，中医辨证施治也应在继承的基础上循宗而发展、创新。当今一系列新疾病谱已经给我们提出了严峻的挑战，每一个中医工作者理应呕心沥血，对其深入研究，勤奋实践，发掘加创新，形成适用于现代病、疑难病、流行病的新辨证论治体系。

四、拓宽三大领域，把住五大关键

中医学的主要应用领域包括：疾病的治疗、群体的保健、对其他学科的指导。拓宽这三大领域的任务是巨大的。在疾病的治疗方面，众多的疑难病、现代病、流行病、老年病、危急重症有待我们去研究，以冀提出系统而有效的治疗措施。为达此目的，一方面，我们应进行研究和总结，谋求找出规律性的东西，从而形成系统性理论，获得较大突破。在群体的保健方面，我们应当将中医的养生学说、运气学说、体质学说有机结合，使之条理化，并结合时代特点、社会特点、个体体质特点，针对性地为每一个人制订适宜的、从饮食到作息、从锻炼到调养精神全方位的保健计划。由于中医学内凝集了生物、医学、哲学、天文、地理、气象等众多学科的精义，其价值决不仅仅限于中医学，我们还应注意发现它在其他学科领域里的价值，使中医学对其他学科发挥指导作用。

北宋著名科学家沈括认为治病有五难：辨疾、治疾、饮药、处方、别药。用现代的话来说，分析和诊断疾病、决定治疗方法与步骤、中药的剂型与使用方法、方剂的配伍与应用、对中药的认识和理论以及新的发现（这些认识、理解和发现应以中医理论为出发点和归宿），这五个方面是决定疗效的关键。由于中医科研的目的在于提高中医的水平，而水平的提高最终要看实效，所以，这五个方面也正是中医科研的五大关键。

（本文原载于《中国中医药报》2001年4月4日第3版）

科学界重新发现中医

祝世讷

| 编者按 |

"不识庐山真面目，只缘身在此山中。"也许我们是太自然而然地认为元气论、阴阳五行、整体恒动、藏象等等是中医学的所有，可以对此反而视若不见，听若不闻，而一味去追求那些与中医药学原本是格格不入的"原子论"代表的西方科学体系。听一听当今处在科学前沿的巨匠们是如何评价中医学的，想必会使我们重新振奋起来，并且潜下心来认真继承和研究中医药学的科学传统。

联邦德国著名学者 H. 拜因豪尔和 E. 施马克在《展望公元 2000 年的世界》一书中，讲了一段发人深思的话："引人瞩目的是，几乎所有关于医学方面的预测，都是非医生的科学家们提出来的。医生本身在这方面由于可以理解的原因而持极为审慎的态度。"

只要不囿于职业偏见，不难认为这一观点反映了某种规律性。科学史表明，对于任何一门具体学科的评价和展望，只有站到科学技术发展的全局，才能作出深刻的理解，提出战略性的远见。在医学界，中医存废之争持续了近百年，今天，"非医生的"科学家们却提出了一些全新的见解。他们对中医学科学内涵的分析，在医学界几乎闻所未闻；他们对中医学的科学价值及其前景的估价之高，甚至连当代大多数中医学者也还难以接受和理解。中医学存在了两千多年，今天，好像被科学界重新发现,听听科学家们怎样认识中医,不能不使人有振聋发聩之感,而要理解这些,则须从较深的背景作些考察。

一、两种不同的科学传统

中医和西医之间在学术上的争鸣,就其内容来看是医学的具体问题,但就其思想渊源来看,却不能不追溯到东西方两种不同的科学传统。

发源于希腊的西方文明,受着德谟克利特等先哲的"原子论"的深刻影响,把"粒子"作为思考的中心。按照"原子论","原子"是不可再分的"宇宙之砖",它构成了世上一切事物,一切事物的性质及其变化,都是由"原子"决定的。十九世纪初道尔顿的原子论从化学上证实了原子是构成分子的"不可破的最后质点",十九世纪末发现原子是由原子核与电子构成的,因而发生了一场"物理学危机"。原子被科学攻破了,但"原子论"的思路却作为一种传统延续着,有的科学家把这种思路称为"实物中心论"。其基本特点是,对于一个研究对象的考察,撇开它所处的广泛联系,从其既定的实物形态着眼,把它一步步分解为其组成部分,用各组成部分的状态来解释整体的状态。这种思路,法国数学家笛卡尔在《方法论》一书中作了如下概括:"把我所考察的每一个难题,都尽可能地分成细小的部分,直到可以而且适于加以圆满解决的程度为止。"

由此我们不难看出,这种传统给西医学打上了怎样的烙印。以解剖学为基础,把器官、组织、细胞、分子等形态结构上的"实物粒子"作为病理思考的基本环节,把重点放在可以明确定位的器质性病变,强调致病的特异性因素,等等,这些都是西方科学传统在医学领域的具体体现。

东方特别是中国的科学思想与此不同,它源于《易经》和后来的"道""气"学说,是一种"系统中心论",认识的中心不是既定实物,而是作为过程而存在的现实,自发地趋向于今天的"场"的观念和"场"与"粒子"相统一的观念。按照《易经》的思想,世界和世上一切事物的整体是基本存在,分割开来的各个部分与整体之间存在原则性差别，各部分不能真正说明整体。按照气一元论来理解世界，一切事物都是形气转化的过程，一切既定实物不过是形气转化的瞬时表现，气化活动是事物的本质。按照阴阳学说，一切既定实物和一切气化过程，都是阴阳二气矛盾运动的表现或结果，因而是一种自我完成的自组织现象。

由此也可看出，东方科学传统给中医学打上了怎样的烙印。对于人和疾病的考察，十分明确地强调广泛的联系、整体性、动态过程、功能活动、自组织机制等等，这正是东方科学传统在医学领域的体现。

值得注意的是，一种科学传统形成之后，不仅有它特定的思路，而且有它特定的价值标准。当用一种科学传统的思路和价值标准来评价另一种科学传统时，难免产生种种"误解"。这，正是导致中医存废之争的思想根源。西方科学和西方医学传入中国，本是一件好事，但把它作为唯一的科学和唯一的标准，却酿成一场历史性误会。按照西方科学传统难以理解中医，因而宣布它为"非科学"，直至演出1929年"废止旧医"闹剧，其思想影响迄今未消。然而，富有戏剧性的是，恰恰是西方人，看到并指出了中国近代的这场"误会"是不该发生的。联邦德国慕尼黑大学东亚问题研究所所长 M.波克特教授在谈到中医问题时多次阐明他的如下观点："目前中国的传统科学所面临的困境是某种'误解'的结果。这种'误解'是由于现代西方科学固有的错误而产生的。""是两个医学体系之间在方法论上固有的差异所引起的直接的必然的结果。""中国的学者和科研人员应该觉醒，认识到他们不应不加批判地接受和使用西方殖民主义者和传教士等塞给他们的方法学，而要努力把传统的中医提到世界医学的水平。世界医学几乎在各个方面都同中医不同，而在某些方面不如中医。随便地不加批判地把据认为是科学的方法接受过来，是难以完成这一任务的。"

西方学者所强调的不仅是东西方两种科学传统之间的"不可通约性"，而且是东方科学传统在当今科学新发展中的越来越高的价值。美国学者 R.A. 尤利坦于1975年在《美国物理学杂志》上著文说："现代的自然科学思想大厦不是西方的私产，也不只是亚里士多德、欧几里得、哥白尼和牛顿的领地，这座盛誉的建筑物也属于老子、邹衍、沈括和朱熹。我们不能说中国本土的科学倘若独立发展下来将会演化成什么样子。但是，我们可以说，当今科学发展的某些方向所显露出来的统一整体的世界观的特征并非同中国传统无关。完整地理解宇宙有机体的统一性、自然性、有序性、和谐性和相关性，是中国自然哲学和科学千年探索的目标。"

这，决不是哪个人的一时感触，而是一种正在发生的真实过程的思想反映。

二、科学家的兴趣移向东方

1878 年恩格斯在总结近代自然科学思想的发展时指出，人们常常不得不一再回到希腊人那里去。就是说，到 19 世纪末为止的自然科学，是继承着西方科学传统的，因而常常向希腊人那里追根溯源。但是，20 世纪以来的现代自然科学，以相对论、量子力学、分子生物学、系统论、信息论、控制论、电子计算机等为其主要成就，所揭示的世界图景越来越与西方科学传统相悖，而与东方特别是中国的传统思想相通，在现代科学的许多最新发展中，科学家们常常直接从中国的科学传统中受到启发，因而越来越把兴趣移向东方。李约瑟博士在 1964 年指出："中国人的思想和哲学传统在许多方面都比基督教徒的世界观更和现代科学合拍。""在近数十年中，人们对欧洲以外的伟大文明古国，尤其是中国和印度的科学和技术史，产生了极大的兴趣。"

值得注意的是，对东方和中国科学传统发生兴趣的主要不是科学史专家，而是在现代科学的几个主要领域，在前沿研究中作出开拓性贡献的科学家。

首先是对《易经》的再发现。早在 18 世纪，德国数学家莱布尼茨在研究二进制时，发现易图和他的二进制表高度一致。他把阴爻（--）代之以 0，把阳爻（—）代之以 1，证明了北宋邵雍按易卦生成次序所绘的六十四卦方图，就是由六位二进制数表示的 0 ~ 63 这六十四个数的自然序列。因此，莱布尼茨写道："易图是留传于宇宙间科学之中最古纪念物。""我之不可思议的发现，即对于理解三千余年前中国最初的君主且为唯一的哲学家伏羲的古文字秘密的发现，对于中国人来说实在是深可庆幸的事情，应该允许我加入中国籍吧！"

晚近的数学家们从现代数学的不同侧面来研究易图，有的用二项式展开和代数矩阵解释八卦及六十四卦的演成，有的对邵雍的易图作出组合解释、几何解释、群论解释，证明易图的符号系统包含完备的数学逻辑，六十四卦分别对应着一维空间、二维空间、三维空间、四维空间、五维空间、六维空间。

在分子生物学的研究中则发现，如果以四象分别代表四种不同的核苷酸，即以太阴（==）代表胞嘧啶核苷酸（C），以少阳（—）代表腺嘌呤核苷酸（A），以少阴（——）代表尿嘧啶核苷酸（U），以太阳（O）代表鸟嘌呤核苷酸（G），则六十四卦方图恰好对应着现代分子生物学的遗传密码表。

量子力学是现代科学的主要支柱之一，其创始人之一、哥本哈根学派的尊师玻尔提出了著名的并协原理，但按西方科学观念对此难以作出确切的表述，他在访问中国时惊奇地发现了阴阳学说和太极图，认为阴阳之间的对立统一关系是对并协原理的最好说明。玻尔由此深受震惊，作为现代科学最新观念的并协原理竟然在中国古代文明中早有它的先河。他指出，中国圣贤用阴和阳来表示对立面的互补性，并且把它们之间的相互作用看成是所有自然现象和人类情况的本质。中国古今伟大思想家的真知灼见令人倾倒，并协观念在东方是一种自然的思想方法，它是如此之重要，以致每个学生都应当学习它。由于玻尔的科学成就，丹麦王国封他为爵士，他在亲自为其家族设计族徽时，把中国的太极图作为图案的核心，象征"互补"。

宇宙学和天体物理学是现代科学的另一前沿，目前从量子理论探讨宇宙创生问题，对于宇宙起源的回答，越来越接近中国道家的思想。英国剑桥大学霍金教授提出的宇宙自足理论，根据量子论证明宇宙是从"无"创生出来的，并且给出了第一个宇宙创生于"无"的数值解。"有生于无"，"道生一，一生二，二生三，三生万物"，中国古老的创世哲理，正在受到现代物理学的严密的定量研究，以准确地规定出它们的含义。

美国物理学家惠勒于1981年来中国讲学，介绍他所倡导的"质朴性原理"，该原理指出，物理世界是从几乎一无所有达到几乎所有一切。他发现，这一观点竟在中国古代思想中早有它的前驱。他在观赏舞剧《凤鸣岐山》时，看到姜子牙的旗帜上写着"无"字，兴奋极了，这是对他的思想的极好表达。他说，他早就为中国的文明所倾倒，这次亲自体验到了。

耗散结构理论是现代物理学的最新成就，其创始人、比利时物理学家普利高津因此荣获 1977 年度诺贝尔奖金。他在总结其科学成就时指出，当代科学正经历着一场革命，注意的焦点正从"实体"转移到"关系""信息""时间"上来。传统的科学观念是"现实世界简单性"，它甚至成为生命科学的信条，只要懂得了大分子、核酸、蛋白质，就可以理解生命。而当前科学正处于结束"现实世界简单性"信念的转变中，要求从各个单元的相互作用中去认识整体，而这正是中国人的传统思想。他说："中国传统的学术思想是着重于研究整体性和自发性，研究协调与协同。现代科学的发展，更符合中国的哲学思想。""我们正站在一个新的综合、新的自然观念的起点上。也许我们最终有可能把强调定量描述的西方传统和着眼于自发自组织世界描述的中国传统结合起来。"

没有必要列举更多事实，这些著名科学家们的见解已经说明了问题，现代科学正在发生着一场深刻革命，有人把它称为从"分析时代"向"系统时代"的转变。对于这一点，前苏联哲学博士、全苏系统研究所高级研究员萨多夫斯基的观点很有代表性，他说："现在已经有充分的根据可以说：现代科学和技术所完成的转变，即把自己的客体当作是一种系统来进行分析，实质上意味着科学知识和我们对世界的理解的重大变革……系统方式是二十世纪下半叶科学和技术的基本特点之一。"

"分析方式"是与西方科学传统相一致的，"系统方式"是与东方科学传统相一致的，科学从"分析时代"向"系统时代"的转变，是科学家们的兴趣移向东方的根本原因。毫无疑问，这种转变将深刻地影响到医学。

三、真理需要重新刻勒

科学家们的兴趣东移，重新认识光辉灿烂的东方文化，也重新发现了由东方文化所孕育的绚丽宝珠——中医学。

李约瑟指出："中国人以他们的特殊天才发展起了中国的医学，这种发展所循的道路和欧洲的迥然不同，其差别之大可能超过了任何其他领域。"

美国宾夕法尼亚大学中国文化和科学史教授席文博士指出，简单地把一种文明与另一种文明相比较，与其说给人以启示，不如说反而模糊了人们的视线。

通盘了解各种不同的科学传统，改变被单一传统所禁锢的价值观念，站到新的高度，会重新发现被历史遗忘过的真理。

著名科学家爱因斯坦曾讲："真理必须一次又一次地为强有力的性格的人重新刻勒，而且总是使之适应于雕塑家为之工作的那个时刻表的需要；如果这种真理不总是不断地重新创造出来，它就会完全被我们遗忘掉。"

历史的时刻表，这是个极重要的因素。恩格斯说，我们只能在我们时代的条件下进行认识，这种条件达到什么程度，我们便认识到什么程度。科学的划时代转变，改变了科学家们的兴趣中心，也改变着价值标准，从而也改变着我们的认识。在"分析时代"，中医学的理论、方法，与分析、还原的价值标准确是格格不入的，因而不被理解甚至宣布为"不科学"，可以说是非常自然的。当进入"系统时代"后，换一个角度和标准来看，中医学过去被否定的那些内容，却恰恰包含着极其深刻的科学真理。首先明确指出这一点的，又是"非医学"的科学家。

1980年，钱学森教授指出："西医起源和发展于科学技术的'分析时代'，也就是为了深入研究事物，把事物分解为其组成部分，一个一个认识，这有好处，便于认识。但也有坏处，把本来整体的东西分割了，西医的毛病也就在于此。然而这一缺点早在一百年前，恩格斯就指出了，到大约二十年前终于被广大科技界所认识到，要恢复'系统观'，有人称为'系统时代'。人体科学一定要有系统观，而这就是中医的观点。"

中国社会科学院研究员陈步在评价美国生理学家坎农的名著《躯体的智慧》时指出，坎农的稳态学说与中医学更加接近，应重新认识中医学："第一，它是古医学，广泛使用古思维，而且和医学、哲学密切结合；第二，它是'新'医学，它的方法论在中国虽然很古，但在外国很新，新到尚未被人们广泛接受的地步，所以，它的科学性有待于进一步鉴定。"

华国凡、金观涛在"中医：科学史上的一个奇迹"一文中称："经验的自然科学由于自身的局限性，在近代相继被实验科学淘汰了。唯有我们的祖国医学，不但把一个完整的理论体系保留到今天，而且还处处爆发出夺目的光彩。这是科学史上的一个奇迹。"

20世纪70年代，现代科学的划时代转变开始在医学领域反映出来，上述"非医学"的科学家们的见解，也开始在医学家特别是西医学专家们中产生出来。一个有历史意义的转变，是关于医学模式的讨论，以及由此带来的一系列新认识。

美国医学教授、理论医学家恩格尔首先提出了由"生物医学"转向"生物－心理－社会医学"的问题。生物医学是近代以来西方医学的发展模式，它以分析、还原为方法论基础，认为疾病完全可以用偏离正常值的生物学变量来说明，它没有给社会、心理方面的因素留下余地。但现代社会的疾病谱和死亡谱已与近代有了重大差别，在病因和死因当中，心理和社会因素差不多占三分之二的比重，需要发展新型的"生物心理社会医学"，而这种新医学是以系统论作为方法论基础的。

生物医学依靠基础实验研究，目前已发展到分子甚至亚分子水平。但许多实验医学家发现，在分子水平的一系列重大成就面前仍感失望，分解得越细，了解得越多，反而懂得更少了，失去了全貌，对生命的理解仍很渺茫。匈牙利著名生物物理、生物化学家圣乔其在《电子生物学与癌》一书中警告说："我们的基础知识有很大的空白，我们的整个生命观可能是有缺陷的。我们过去可能是'网外捕鱼'，生物大分子在生命之剧中，更像是舞台而不是演员。"

医学家们深切感到，需要一种从还原研究中"回过头来"的思考。

进入20世纪80年代，中国的医学界开展了医学模式问题的讨论。富有趣味的是，凡对医学的宏观发展有研究的学者，无不推崇中医学本来就是一种"生物－心理－社会医学"，发掘和发展中医学，是在中国实现医学模式转变的巨大优势。最有代表性的，是北京医科大学彭瑞骢等学者的观点："中医学在它的原始模型中包

含生物 – 心理 – 社会医学模型的种种特点，使它在医学模型的转变过程中，必然发挥其桥梁作用。"

医学界对中医学的重新发现和重新认识，国外甚至比国内走得还快。20 世纪 70 年代以来世界上出现的"针灸热""中药热""中医热"，形成一股使中医国际化、全球化的潮流，迫使一切有战略头脑的医学家不得不作更深远的考虑。

问题在于，在现代条件下，中医学的价值和前景究竟应当怎样评价？这是需要眼力和天才般的头脑才能回答的。中医学的许多内容，现有的科学理论和手段还难以阐明，有待于未来的科学来开发。因此，这些内容的底蕴是什么，它会给科学带来什么，这些，只有在对中医学进行"重新刻勒"之后，才可能昭示于我们。钱学森教授在给我的一封信中讲："中医理论包含了许多系统论的思想，而这是西医的严重缺点。所以中医现代化是医学发展的正道，而且最终会引起科学技术体系的改造——科学革命。"

这一观点所达到的高度，可能超出了一般的接受和理解能力。让实践和历史来作结论吧。然而，有一点已经十分清楚，中医学，特别是它的现代化，在医学和科学的未来发展中，将发挥大于人们所已经承认的作用。

（本文为作者在 1986 年召开的"全国中医学术发展战略研讨会"上的发言）

论中医、西医的不可通约性

李致重

│ 编者按 │

关于中西医结合的问题，已经讨论很久、争论很多了。其实，实践的检验是唯一的尺子。中西医学在医疗实践中互相补充，在各自的大道上共同发展。我们相信，在科学文化高度发展的将来，一定可以实现在生命科学顶峰上的真正的结合。

中医药学（以下简称中医）和西医药学（即现代医学，以下简称西医），是两种不同的医学科学体系。在这两种体系里，各自都包括了基础医学、临床医学和临床诊疗技术三方面内容。因为各自的基础医学所揭示的关于生命与疾病的观念、原理，是两种医学的核心，所以本文讲的中医、西医，主要指两者的基础医学而言。

"通约"一词的原形，出自数学中分数加减运算时的"通分"与"约分"。即用求"最小公倍数"的方法先使分母不同的两个分数实现"通分"，然后加以计算；接着用求"最大公约数"的方法对繁分数进行"约分"，使其化简。近年来，学术界常引申其意，在表述属性或本质相同的两种事物关系时，便说"两者可以通约"。当然，如果拿分数与平方根在一起相加，这两种属性不同的数学命题因为相互不可通约，这样的命题便不能成立。

本文旨在说明中医、西医的"不可通约性"，因此我们将着重于两者基础医学范畴之内来进行讨论。

一、从科学多元的基本理念谈起

1. 关于"科学"的含义及科学态度

"科学"一词的本意即"知识"。由于客观世界的复杂性，科学必然是多元化的，所以，人们"关于自然、社会和思维的知识体系"，均称之为"科学"。

世界上只有人类具有科学研究的能力。科学是人类理性思维的结果；从事科学研究必须有实事求是的态度。

2. 关于形上科学与形下科学

世界上万事万物的存在，都决定于两个基本前提。首先是支配万事万物形成、发展、变化的共同规律，其次是在共同规律支配下各个事物自身的具体规律。对此，《易经·系辞上第十二》的说法是："形而上者谓之道，形而下者谓之器。"所以形上与形下，就成为两类走向不同的研究路线和知识体系。于是，人们所获取的科学知识，便逐步地划分成形上科学和形下科学两大类。前者关注于万事万物相互间的变化、和谐、联系及其支配万事万物的共同规律；后者关注于具体事物以及内部的结构与功能。

西方先哲亚里士多德的"第一哲学"（也称"后物理学"），即超乎物性形体之上的学问。它与中国古代的《易经》以及老子、庄子、孔子、孟子、荀子等先哲们所研究的"道""德""气"都属于"形而上"的学问——超乎物性形体之上，是万事万物存在与运动规律的高度总结。

现今所说的社会科学、思维科学，以及自然科学中的系统性科学（或综合性科学），多系形上类；而自然科学中的还原性科学（或分析性科学），多系形下类。

3. 关于系统性科学与还原性科学

由于事物的复杂性、多样性，也由于人的天性的局限和卑微，人们所能看到的客观存在，常常不是事物的全部——或"物质的运动"，或"运动着的物质"。因此人们的研究工作往往着手于某一类事物的某一个侧面。

"物质的运动"呈现给人们的，首先是事物在时间意义上的异时连续的运动方式，即信息、状态、现象及其他的变化。社会、历史、人文如此，自然科学中的天文、气象、物候、生态、生物进化、心理等也皆如此。都是以运动着的信息、状态、现象为研究对象，而逐步获取该领域所特有的科学知识。

"运动着的物质"呈现给人们的，首先是具体事物在空间意义上的物质形态。人们通过研究组成这一特殊形态的结构及其功能，即逐步达到了认识和把握它的目标。

在近代，人们常把前者视为系统性科学（综合性科学）研究的对象，把后者视为还原性科学（分析性科学）研究的对象，并以此成为近代人们对科学在总体上的分类。

4. 关于"人"的定义

中国古代有浓厚的"人本"观念，认为"人是天地万物之灵"。其实，人是万物之灵，人就是万物，人的身上处处都显着万物的投影。在西方，由亚里士多德提出、后经圣托玛斯·阿奎那认定的关于"人"的定义为：人是"理性的动物"。这个定义有三个内涵："理性"，"动"，"物"。除"理性"为人所独有外，其中的"动"，也是任何"物"无与伦比的。因为人是处于不断的新陈代谢过程中的"自立体"——他与周围事物广泛联系，处于不断的运动变化之中，从和谐出发，在与周围世界的相互联系、相互依存中趋于和谐，以保持自身的动态平衡和稳定。

中医学理论的奠基巨著《黄帝内经》上说："人以天地之气生，四时之法成"，以"神明"为其"君主"，而"与万物沉浮于生长之门"。这个观念与西方先哲的看法一致，更与西方哲学家叔本华不谋而合——"人是天生的形上动物"。

用当代系统科学的表达方式讲，这个有"理性"的"形上"的"动"着的"物"，是一个开放的、复杂的、在保持和恢复自稳态能力的巨系统。

5. 关于"近代科学主义"

18世纪以来，还原性科学在人类物质文明发展中发挥了巨大作用，与此同时，人们对"科学"也产生了一种"潮流性误解"。这种误解是还原性科学固有的错误所造成的，同时也与人的天性的局限和卑微相关。在当代许多人的头脑中，只有还原性科学的价值标准，并且，"科学"二字已被他们视为还原性科学专用名词。因此在当代，人们常常越俎代庖，做出过许多用还原性科学来代替、解释、改造、非议形上科学、综合科学成果与价值的蠢事。这便是当代从事科学研究的学者，一再警示人的"近代科学主义"。尽管如此，"近代科学主义"仍然占据着潮流，并引导着当今的"技术疯狂时代"。面对人类"回归自然"的觉醒，在我们讨论中、西两种医学关系时，这的的确确是值得我们冷静反思、真诚面对的又一个大问题。

6. 关于"学科"的要素

任何一门科学，都必须具备三个根本要素，即研究对象、研究方法和概念（范畴）体系。研究对象是该学科的根本出发点，也代表了该学科的本质属性。研究方法是人们认识对象的方式与方法的学问，它是科学发展最活跃的因素。因为科学总是随着研究方法的发展而发展的。人们用特定的研究方法来研究特定的研究对象，便逐步形成了上升为理性的认识，并借助语词以概念、范畴的形式加以表述。当用来进行理论思维的概念、范畴积累起来，形成认识或解释对象的理论体系之后，便标志着这一门科学走向了成熟。为此，下面将围绕这三个要素，对中医、西医的不可通约性做一些简要的讨论。

二、具体研究对象的不可通约性

广义的生命科学是天地万物的生化之学，而狭义的生命科学则是习惯上仅限于生物范畴的生存、变化之学。而医学是生命科学中一个有限的组成部分，其根本的目的在于研究人的健康、长寿，其主要任务在于防病、治病。

长期以来，人们常常把医学服务的对象和研究对象相混淆。因此，摆在医学面前的首要问题，是要回答医学家面对的人是什么。

按照"人是天生的形上动物"的理念，从研究对象而言，医学家面对的人，至少有以下七种属性：自然属性的人，社会属性的人，精神、情志（心理）属性的人，活的整体状态的人，组织、器官属性的人，细胞属性的人和生物分子属性的人。

中医研究的具体对象，是以活的整体状态的人为中心而扩展的。

所谓活的整体状态，包括生理的和病理的两个方面。医生通过望、闻、问、切四诊所获取的，自然流露于外的机体反应状态，即中医学中的"证候"。而生理性的状态，也是医者为探求疾病而对正常的人进行观察所见的表现，《黄帝内经》所称的处于生理情况下的象、态、候等，其实也是证候。故《素问·五常政大论》说："候之所使，道之所生"。就是说，中医学是以证候为研究对象而形成的。

证候表现，与以下四个方面直接关联。其一，社会的安定与战乱，文明与落后，人在其中的贫贱富贵、饥饱劳逸、荣辱炎凉等等，都会塑成肉体和精神的个体特性而表现在证候上。其二，自然的环境气候，土地方宜，春夏秋冬，阴阳晦明以及风、寒、暑、湿、燥、火等等，都会以每个人的体质特点为转归，在证候上显现出来。其三，一个人的文化素养、思想观念、道德情操以及性格、爱好等，既造成了每个人的精神面貌，也左右着每个人喜、怒、忧、思、悲、恐、惊七情的个体特点及其太过、不及情况下的证候表现。其四，一个人肉体的先天禀赋，后天长养，素体的盛衰强弱、既往疾病以及男女老幼等，既决定了本人对某一方面疾病的易感性，也决定了他在自然、社会、精神情志影响下，发病以后的病机转归和证候表现的个体特征。

由此我们可以看出，证候至少有以下四方面。其一，以证候为轴心，紧密地联结在一起，并融为一体。其二，"证候"是"运动"的一种特殊方式，它具有鲜明的形上学特点。简言之，自然、社会、精神情志、活的整体状态的人，就是形上的人。把它们联结在一起的证候的形上的特点，也就无所置疑了。其三，中医通过证，实现了人的形上属性的具体化和个体化。就是说，中医的证候，把每一个人生存过程中的形上性个体特点，都以各种不同的脉、舌、色、证表达了出来。其四，证候来源于病人的主动提供和医者望、闻、问、切的全面诊察。科学领域中的任何一个学科，都没有像中医诊断那样，由被研究者主动参与研究的先例。况且，中医的诊断是研究者与被研究者两方面"理性"活动的高度配合。这就增进了证候的真实性和可靠性。

就西医而言，西医一开始见到人，也首先是人的整个机体。但西医的视线随之即往下走——从组织、器官水平到细胞水平，又从细胞水平到分子水平，力求在最微细的水平上研究机体的结构与功能。不难看出，西医最关注的具体研究对象，显然是形下属性的人，即人的组织器官、细胞、分子属性。这与证候的人自然是不可通约的。

需要强调的是，西医也讲症状与体征。但是，西医只把症状视为"诊断疾病的向导"，并没有作为抓住不放的研究对象来对待。至于体征，西医也只把它视为内在的组织、器官病变在体外的特异性反应，并没有在人的形上联系上找原因，因此也不具有中医证候的特点。

对于当代西医所讲的"生物、心理、社会"综合性医学模式，因为心理、社会有显而易见的形上学特性，而西医的生物医学研究的对象具有鲜明的形下特点，所以西医的生物、心理、社会三种医学，必然是不相融合的三个分支。毋庸置疑，只要哲学与化学不能合二而一，那么，西医学之中的心理、社会医学，将永远与其生物医学之间，保持着今天这种多元并存的关系，而不可能相互通约，结合为一。

三、研究方法的不可通约性

研究对象对于研究方法，是选择和被选择的关系，甚至可以说是决定和被决定的关系。譬如冶炼而成钢、淘沙以取金，是铁矿石与含金的沙，选择了"冶炼"和"淘沙"的方法，不可取代或互换。所以人们不可能因为还原性方法或技术的发达，把它任意"拿来"解决逻辑学和哲学的难题，更不会用化学方法合成七情，用解剖方法打开精神。

第一，由于中医研究对象的形上学特点，从方法论的角度讲，中医的学习与研究者首先要知道形上学。

形上学其实并不神秘。一般来说，形上学是"论有之学"。按照亚里士多德的定义，形上学是"论万有之有及其特性之学"。所谓万有，就是人们感知到的（包括暂时还没有感知的），不以人们意志为转移的客观实在。我国古代讲的天、地、万物，佛陀讲的色、受、想、行、识，现代哲学定义中所指的自然、社会、思维，其实指的都是至大至多，甚至令人难以想象、难以全部把握的万有。问题的关键在于，人们首先必须承认万有的"有"（即存在）。不要因人为的私欲偏情、卑微无知、狭隘武断、自立门户，只承认其中一些"有"而否定其他的"有"。当普遍确立了万有的观念之后，人们共同来研究万有的特性，就容易趋于一致，而减少门户之见或左道旁门之谬了。

正是因为形上学是关于万有之有及其特性的学问，形上学是一切哲学方法论、认识论的基础。中国古代的道、德、气、理是形上学；毫无割裂地把自然、社会、思维看作万有而总结出来的哲学，当然也是真正的形上学。尽管在形上学上，至今仍有许多不同的学派，这是无关紧要的。因为只要承认"万有"，承认有共同规律支配着万有，并不断朝着真理的方向努力探求，学会用形上学的思维方法来解决实践问题，这就可以称得上掌握形上学的真谛了。

"人是万物之灵，人就是万物，人身上处处彰显着万物的投影。"所以，中医在学习和研究中，必须熟悉形上学的基本原理。这并非要求每一位中医工作者都必须是形上学家，但起码要把握其基本概念、原理和思想。如此，我们在中医的研究上便获得了主动。

第二，中医研究的证候（状态），与当代系统论、信息论、控制论中所讲的信息，涵义相同，所以系统性方法将为中医的当代研究提供新的思路与方法。

系统性方法是当代科学研究的最新方法，已为世人所熟知。在系统方法里，信息被看作研究或被调控的对象；控制则作为对信息进行存储、处理、调控的方式；

系统论是对整个系统性方法原理的揭示。

在中医里，证候是活着的人表现出来的不断运动、变化的信息；各种治疗则是依据证候，察明病机，对疾病施行控制的手段。中医面对的人则是一个开放的、复杂的，有保持和恢复自稳态能力的巨系统。因此，认真掌握系统论的原理及其研究方法，对于学习、研究和推动中医的发展，无疑是必不可少的。

当然，还原论与系统论，综合与分析，本来是不可通约的；不同学科所面对的不同的研究对象，其研究方法也是不能随意置换的。比如，以水来说。用物理学方法看到的水，是无色、无味、无臭、透明的，在零摄氏度时凝固为冰，一百摄氏度时变为气态，四度时比重最大、体积最小。而用化学方法看到的水，则是由两个氢原子、一个氧原子构成的。假设置换研究方法，用物理学的眼光，如何能发现或理解日常所见的水，必然是由两个氢原子和一个氧原子结构而成的呢？

数十年来，我们往往从近代科学主义的偏见出发，怀疑或不承认中医基础理论的科学地位，无视形上学和系统性方法。我们常主观地把中医、中药当做被研究的对象，用西医生物医学研究中习用的还原性方法，进行"研究"。虽代价沉重，但"成果"寥寥。根本原因就在于忽略了两种医学研究方法的不可通约性。

四、两种医学基础理论的不可通约性

中医与西医的研究对象、研究方法不同，所以两者所形成的理性认识，用语词形式所概括的概念、范畴体系自然也就不同。

比如中医的藏象学说。中医在研究整体层次上的机体反应状态（即证候）的过程中，首先把人视为证候的人、信息的人，视为一个由不断运动、变化着的状态构成的整体系统。然后在形上学观念和方法的指导下，运用包含系统方法内核的阴阳五行学说，以综合—演绎的逻辑原则，把整体系统再分为若干功能不同、相互联系的子系统。这些子系统以心、肝、脾、肺、肾、大肠、小肠、胃、胆、膀胱、三焦、精、血、津液、气等名称命名。对于各子系统的职能，中医多以不同的"官"

或"主"来界定。表面上，各子系统有粗浅解剖的影子，但事实上，它是信息系统模型，是某一方面职能主管者的代名词。故中医称之为"藏象"，而非西医所指"脏器"。恽铁樵在他的《群经见智录》中说，中医的五脏，"四时之五脏，而非血肉之一脏"。联系到系统理论，更准确地讲，以五脏为中心的各子系统，是天、地、人相统一的五脏。

再如中医的病因病机。在中医看来，疾病的发生，一方面归结于外在的自然和社会原因，另一方面归结于内在的精神情志和整个机体的原因。在上述原因共同作用下，导致正常的机体反应状态发生紊乱，因而形成疾病。在疾病过程中，中医把具有"善行而数变"之类状态的原因，归咎为"风"；把具有"润下""沉滞""留连难除"之类状态的原因，归咎为"湿"，如此等等。这些病因是基于病理状态而演绎的信息性病因模型，不同于西医的"致病因子"，也不同于自然界直观的风或湿。

人体在内因、外因共同作用下，使脏腑、经络、精、气、血、津液出现疾病状态，分析产生这种状态而认识的内在本质，即称病机。它同样是一种信息性病机模型。不是来源于按照逻辑实证论而设计的实验室指标，也不是分析性研究下的病理解剖。这种信息性病机模型，表面上看不见、摸不着。因为它是人们认知活动的结果，所以离开了医者和病者的共融现场，就变得无所谓有，无所谓无了。"营卫失和""枢机不利""心肾阳虚""肝阳上亢""脾虚湿停""寒滞经脉"……均是如此。它来源于人们对客观实在的理性概括——具体的病理状态在理性思维的作用下，经过抽象而形成的更高一级的理性具体。应该说，它也是经过数千年实践检验的形上病理学。

又如治则与方药。中医的"论治"，即根据辨证所得的病因病机，对疾病进行审因审机而采取的负反馈调节过程。"调和营卫""通利枢机""温补心肾""平肝潜阳""健脾燥湿""温经散寒"……皆是针对病机，从相反方向制定的治则。用控制论的语言来表述，即负反馈调节的决策。

用于治疗的方法或药物，是落实治疗决策而采取的具体措施。不难看出，中医的针灸、推拿、按摩，在医生病人之间，没有物质、能量的交换，完全的负反馈性的信息调节。至于口服的中药——"治寒以热""治热以寒""虚则补之""实则泻之"，所信守的准则，不是药物中的所谓有效化学成分，仍然是负反馈性的信息调节原理。

讲到这里，对中医基础理论的特点，我们不妨作一种比喻。

脏腑经络相当于一个国家的中央各职能部门，因为它担负着全国某一个方面的管理职能；证候则相当于某一个或某些职能部门工作出现失职或紊乱时的病理表现；病机则相当于导致这些部门出现病理表现的本质原因；治疗（包括治疗原则和各种具体的治疗方法）则是从整体出发，对有关职能部门进行相应调控的战略性原则和措施。那么，中医大夫呢？他便是总理，每一位病人的总理。所谓"医者意也"，"不为良相，即为良医"，说的便是一个中医大夫要善于理性思维，要具有良相之才。果能如此，则他眼中有全局，紧紧地盯着境内、境外；心中有整体，明了他所管辖的各个职能管理部门的状态；心中有明镜，善于透过现象正确判断各部门的寒、热、虚、实；手中有良策，汗、吐、下、和、温、清、消、补，全是他用于"宏观调控"的有效决策。各个职能管理部门的机制理顺了，功能健全了，用不着总理去参与工业、农业、国防、科技的原料供给、成品生产、废料处理等生产力方面的具体问题，也用不着担心钢铁够不够用、粮食够不够吃，照样可以实现财源不断、国泰民安的总目标！这就是中医——形而上医学的防病治病的基本理路。对于处在世界主流医学地位的西医来说，两者在基础医学上的不可通约性，不已昭然若揭了吗？！

五、结束语

人类的科学发展正处于一个特殊的时期。这个时期，在物质财富迅速膨胀的热潮中，近代科学主义盛行，逻辑实证论、机械唯物论充斥人们的头脑，"技术疯狂"正成为一种时代的特点，引导着当代潮流。在这样的潮流中，人们甚至忘记了自己天性的局限和卑微，随之滋生和蔓延的是人的狂妄与骄傲。因此，形上学遇到空前的冷落，科学多元性遇到挑战。在医学界内，连人自己是什么，也成了大问题。"人是各种物质元素构成的一架机器"，依然是许多医家奉守的信条。这个时期，人们正以自己执着的努力，实践着"黑瞎子掰棒子"的滑稽——似乎一类科学的发展，必然要在"现代化"的喧闹中，以丢掉与己相异的另一类科学为代价。当此之时，中医学术发展的道路能不艰难吗？

无论如何，人类文化、科学是多元的，多元共存，才有五彩缤纷的文化、科学殿堂。好在西方传来了"回归自然"、重视传统的可喜曙光。世界需要中医，中医要走向世界，这或许正是中华民族的科学瑰宝，需要重新振兴的原因和机遇所在！

本文讨论中医、西医的不可通约性，只是希望在"近代科学主义"冲击下，处于"百年困惑"之中的中医，尽快抓住机遇，找准自己的科学位置。如果把形上和形下两种医学，比作太极的两仪，那么，与其执于一而偏安，不如合而二以满全。"孤阳不生，独阴不长"，人类医学，需要中医、西医共存。

欢迎知我者罪我，谨此抛砖而引玉。

中西医结合的反思

杨维益

| 编者按 |

这篇文章是 20 多年前写的，今天应该说有了初步的结论，即"中西医并重，共同发展，互相补充"。这篇文章的预见性来自于冷静、客观的反思，即来自于实事求是。科学就是科学，"来不得半点虚伪和骄傲"。

自 1956 年，毛泽东主席提出"把中医中药的知识和西医西药的知识结合起来，创造中国统一的新医学新药学"之后，中西医结合的工作从无到有，从小到大，从中国走向世界。昔日星星之火，今日燎原之势。

前阶段的中西医结合，主要在临床与实验研究两个方面。关于临床，两种医学相互合作、取长补短，在提高医疗效果、改善生命质量方面取得了有口皆碑的卓越成绩。而实验研究，则与临床上的情况不尽相同，出现了褒贬不一的局面。简言之，继续高举中西医结合这面大旗来发展中医学术，视之为中医药走向世界的中流砥柱；还是另辟蹊径，不再采用中西医结合作为发展中医学术的主流的争论已经到达近于白热化的程度。继续举旗与不宜举旗之争几乎提高到究竟是接轨还是改轨、毁轨，是发展中医药还是废医废药的原则高度。诚然，持有上述不同观点的两类人数相差悬殊，但是人数多寡从来不是、也不应当是衡量真理正确与否的标准。对于中医界目前存在的思想混乱状况，我们不应当采取视而不见、听而不闻的回避态度，要认识到这种情况是历史发展的必然趋势，应当认真参与。这种不同观点的出现表明中医药学的发展已经进入自"医之门户始于金元"的学术争鸣的另一关键性的历史阶段。一门学科如果不存在矛盾与争论，就不可能发展，等待它的命运就是萎缩与死亡。现在的学术争鸣表明中医药学具有生命活力，处于大变革、大发展的前夕，对于推动中医药的研究和中医学的发展，促使中医药走向世界，无疑是有益的。笔者不揣浅陋，在中医科研的反思方面，愿予片砖，以引诸哲之玉。

通过科学研究以求学术发展，是中医界的共同愿望。回顾近数十年的中医工作，事业不断发展，机构、人员、设备不断增加，但中医研究工作（包括采用传统方法和现代科学方法进行研究），无论在基础理论或临床实践方面少有重大突破。这种事与愿违的情况迫使我们进行反思，思考中医应当如何从事科学研究。

Pual Kurtz（库尔茨）认为，科学存在着演进性和可否证性，可使其难以达到绝对或终极。科学探索必须允许不同的解释与争鸣，以前的理论可受到挑战与修正，选择性和建设性的怀疑是科学观的基本要素。

与上述的观点相反，有人认为经过数千年实践的中医药学不存在什么问题，只需现代科学加以证实。中医或中西医结合研究的任务不是修正、创新，而是证明、肯定。这种观点不存在发展、创新的意义。在这种思想指导下，目前的科研意识是用现代科学知识和方法来整理、研究、提高中医学。中医研究的中心内容是用现代医学指标解释、证实经验，分析、说明理论。如经络研究、急症研究、证的实质即"宏观病理微观化"的研究、中药研究等均属对号入座（对西医学之号，请中医学入座——请君入座）式的研究，并且认为这是使中医学达到现代科学水平，实现中医现代化的唯一正确途径。这种科研概念与意识不是发现，而是证明，且在假定中医学和西医学双重正确的前提下进行证明。中医学与西医学都是科学，当然也都有不足之处，都需要进行修正和创新，把中医经典当成真理和以西医学作为科学标准的做法是值得商榷的。

中西医结合之目的包括以下三个方面。一是促进中医理论发展，二是促进西医理论发展，三是创造新医学。经过几十年的实践，中医、西医理论并未出现变动，所以没有发展。既然没有新的理论，自然也不可能出现新医学。时至今日，中西医结合尚未达到原定目标。

数十年的时间和大量人力物力投入的结果是一个目标也未达到，这不能不引起人们的反思，从而产生了一连串的问题或责难。引人注目的两个要害性的问题：一是何谓中西医结合？二是中医与西医有可能结合吗？中西医结合能不能促进中医学的发展？

围绕上述两个问题，各地学者发表了连篇累牍的文章。文章内容涉及东方、西方、民族、政治、经济、文化、哲学、宗教、思维逻辑、黑箱、灰色理论、模糊数学等各个方面。这些极为丰富的材料集中起来，主要是企图证明两个命题。一个是中医学是极其伟大的科学，价值超过西医学。另一个是中医学与西医学互不相容，不可能走到一起，如果强行拉到一起，就是西医吃掉中医。关于这两个问题，笔者才疏学浅，没有能力参与讨论。但是有两点是清楚的。一是伟大与否最好不由自己评价，只有在中医真正走向世界之后，世人（包括我们自己）才会理解中医学的伟大。真正的伟大无需自家评说。二是尽管中国与西方有这样那样的区别，对于西医学，我们却是照单全收，没有因为民族、文化、哲学等而大打折扣，虽然需要一定时间来适应。按我的笨脑筋来想，西方人接纳中医学大约也非难事，当然也要有个过程。如果我们承认中医学是自然科学，那么在自然科学方面似乎少有因民族、文化等不同而予排斥的实例。两者能否合而为一，下文将涉及这个问题。至于西医吃掉中医与否，最好由我们自己来找原因。科学大约也存在强者生存的规律，关键在于中医自强。

对于何谓中西医结合等两个问题，我的认识比较肤浅，这里只是一些初步意见，有待学者指正。

一、何谓中西医结合

有关这方面的论述很多，不予赘述。结合是否应当与联合、配合有所区别？按照笔者理解，两种不同性质的事物在一起共同发挥作用，各自保持自己的特性，如维生素 A 与维生素 C 共同服用，各自发挥自己的作用，这是联合或配合。至于结合，是否与化合有相近之处？如碳与氢结合，形成甲烷等化合物。新化合物与原来的碳或氢的性质有很大的不同。笔者认为，不同学科的结合应当有新生长点，即形成与原学科有所区别的学科。如果没有出现具有独特的完整系统的与原有学科不同的理论体系，就意味着没有出现新学科。以中西医结合的临床为例，两者之间是配合或联合的关系，各自发挥自己的治疗效果，有时甚至起到 $1+1>2$ 的作用，但没有出现不同于中医学或西医学的新理论。所以，如果说中西医结合就是配合，一些学者不会提出异议。但是，出现中西医结合这门学科又作如何解释？若认为中西医结合属于出现新生长点的化合范畴，就是出现新的学科，显然与事实相悖，因为没有出现新理论，事实上不存在新学科。若干学者对中西医结合持有异议，不是反对两者的联合、配合，而是认为不存在类似化合的那种结合。笔者认为，根据当前实际情况，中西医结合应当正名为中西医联合或配合为妥。

二、中医与西医有可能结合吗？中医学科与西医学科能否相容？

长期以来，人们注意到西方科学界和一些西医对中医采取一定的排斥态度。这种排斥包括偏见，也包括现代科学（西医学）的科学规范对中医学的排斥。这种以原子一元论的理论概念、还原论的科学方法、机械论的科学对象来构成的科学规范，与中医学有着较大的差异。

西医学是以产业革命之后的西方文化为基础，吸取数学、物理、化学、生物学等学科的知识技术，重视对局部的分析，以通过实验研究证实的理论为指导，将医生检查与实验指标相结合。在诊疗疾病时以疾病即病源因子和病理变化为主要目标。目前，西医从还原、分析局部（组织、器官、细胞、分子、基因）的结构功能发展到综合成整体的网络研究，包括系统论、控制论、医学模式、心身医学等。这种整体观念是在高度分析基础上的科学整合，目的在于解释生理、病理改变的规律和生命现象。然而难度极大，如至今尚未阐明心理与基因有哪些联系等。由此可见，西医的整体论与中医的还原论在保持各自原来面貌的基础上进行整合将会更加困难。

中医学对人体生命活动及病理变化的认识，主要在于整体条件下的机体反应状态，通过调整机体的整体生理功能来治疗疾病。这种认识主张宏观全面调控，着眼于整体而非局部。中医的整体论不认为把握整体之前必须认识局部，这与西医的元素论不同。西医对于生命活动与病理变化的认识，不仅着眼于整体，而是更加重视整体以下的器官、组织、细胞以至亚细胞、分子结构。因此，与中医学相比较，他们的着眼点是局部，近年更重视的是细胞内外的微观调控。中医、西医在认识论上的差距看来是难以相容的。

从方法论的角度来看，科学研究方法大致分为两大体系。一个是古代（我国古代和西方的古希腊、罗马）的以当时的自然哲学为基础的整体（综合）研究方法。第二个体系是在中世纪欧洲文艺复兴时期于西方产生的以数理化为基础的局部（分析）研究方法。它是现代各门自然科学（包括西医学）产生与发展的基础。前者着重于推理，如中医的方法论是从阴阳、五行学说的系统、整体层次采用根据表象进行推理的模糊方法研究机体反应的变化，反对实验研究，最后导致一切理论来自推理而非实验。后者重视实验，它的理论产生于实践。自中世纪以来，中医理论由于推理而少有变化，处于相对静止状态。西医理论由于实验而不断更新，使科学处于不断发展变化状态。中医、西医在方法论上存在着这样的差距，也是难以相容的。

鉴于中医学、西医学在认识论、方法论上的差异，目前是难以结合的，或者说是结而未合。除非两者在认识论、方法论方面作出相应重大调整，才有结合的可能性。两种医学的孰优孰劣，评论时应采取谨慎态度。事实上，西医学在认识论方面，已向整体观念靠拢。至于中医学，人们对实验研究也已给予重视。应当指出，中医学、西医学之间的差异导致治疗对象和治疗优势上的差异。西医的治疗对象是病源因子与病理变化，优势在于群体。中医的治疗对象是症状。由于症状是个体的表现，故辨证论治的优势是个体而非群体。症状分特异和非特异两种，辨证论治的优势是非特异症状。

三、中西医结合是否促进了中医学的发展

中医与西医在前阶段的结合，是技术结合而非科学结合。其结合形式体现在临床技术而非基础、理论。至于临床，重点不在诊断，而是配合治疗。目标在于证明中医科学。这种证明为不精确的模糊证明。缺陷在于未能将正确与错误加以区分，以偏代全地全面肯定。如果说过去数十年的实验研究结果证明中医科学，起到推动中医发展的动力作用，今后如果仍然以这种研究方法奉为金科玉律，就有可能成为阻力。

目前风行的以西证中，实质上是以西代中。数十年的中医研究是中医向西医靠拢，不涉及西医向中医靠拢的问题。原来主要是向西医靠拢，现在更是进一步向西药靠拢，以药代医。对中医药学来说，其最后结果恐怕不容乐观。

如果中医概念被现代科学置换，中医的立足就要依靠西医的实验指标来证明；现代科学现在未能证明的问题，随着科学的发展也能逐渐证明。长此以往，不可避免地会出现以现代医学的方式来作为中医的样板来融合中医，中医学将会消失，失去存在的必要性。

有人提出，如果我们不以西医作为样板，将会得不到西医的承认。但是，如果我们坚持以西医为样板，最终的结果不但是西医不承认，而且我们将不承认自己。

四、世界对中医药的需求会促进中西医的真正结合

人们渴望中药能够早日走向世界。这种愿望是可以理解的，而且确有不少中药已经走向世界。但是应当指出，中药能否真正走向世界，关键在于中医能否走向世界。众所周知，中药是在中医理论指导下产生和使用的。皮之不存，毛将焉附？中医理论如果不被世界接受，真正的中药走向世界是不可能的。这里的问题是，现在的中医理论能否走向世界？笔者曾经撰文指出，如不对现有理论加以系统调整，谈不到走向世界的问题。调整理论并非易事，但是，鉴于世界对中医药的要求，中医

药走向世界只是时间迟早的问题，因此此项工作必须进行。

中西医共存的条件在于互补。只有在缺了谁都不行的情况下，两者才有各自独立存在的价值。中医学不应当满足于补充医学或替代医学，更不应局限于传统医学。以上三种医学的提法实际上是有也行、缺也行的陪衬医学的代名词。这涉及到正确对待中、西医学的问题。从西医学的发展历史来看，医学理论是在否定—肯定—再否定—再肯定的过程中发展，西医学中没有永恒的真理。从 WHO 对健康的定义涉及心理和社会来看，单纯从系统、器官的还原论角度难以说明人的健康或疾病。新的疾病如心身疾病、疲劳综合征、过劳症等不断出现，与缺乏有效治疗手段的状况，表明西医面临着难题，包括理论不能满足实际需要。为此，笔者提出一个双锁（Double-lock）假说：人体可能存在着调节非特异性功能和特异性功能两大系统，即以整体为主和以局部为主的系统。西医主要针对局部，中医主要治疗整体。一把钥匙开一把锁。两者可以互补，难以取代。将来，人们可能发现体内存在一个比神经－内分泌－免疫网络更确切的调节系统。中药正是通过调节这个系统在发挥作用。这需要中医和西医从各自的角度进行独立研究。在中医确定中药能够调节哪些非特异性生理功能的同时，西医致力于寻找未知的生理调节系统。中医学者与西医学者在研究中处于同等重要的地位。两者共同努力的结果可能会出现新理论、新医学。这也许是中西医结合的途径之一。通过发挥中医、西医各自的优势，分头研究来达到发展医学科学的目标。中医、西医从技术上的联合开始，最终必须走向学术上的结合。

笔者的假说可能属于子虚。班门弄斧之目的在于抛砖引玉，热切希望海内外的学者能够提出更好的中西医结合的途径及方法，来改变目前学术停滞的局面。可以预言，如果一定要以西医作为规范来证实或确定中医学称为中西医结合，并将此作为中西医结合的基本内容，中医学术上的停滞、萎缩还将继续下去。人们很快就会面临极不愿意看到但又必然看到的现实，那就是日本汉医在明治维新遇到的那幕悲剧的重演。

（原载于《中国医药学报》1997 年第五期）

中医现代化
与中医学的还原化

匡萃璋

| 编者按 |

"中医现代化"，歧途乎，坦途乎？作为科学，作为科学体系，都是在实践中不断发展的，都是与时俱进的，在这个层面上理解"现代化"，无可非议。但若否定原科学体系，或以其他学科对其阉割、肢解，则不仅远离了科学，更是谈不上"现代化"。科学决不在武大郎的店里，也不在王伦的胸中。

"现代化"是当今中国使用最频繁的一个词汇。中医现代化也几乎被公认为当代中医发展的"唯一正确途径"，并吸引了许多青年学子孜孜以求。但同时，"现代化"也是一个令许多中医人士感到困惑的迷宫，从这里似乎找不到一条发展中医的坦途。因此，深入探讨"现代化"的本质涵义及其与中医学的关系，应是中医软科学研究的一个重大课题。

"现代化"的本质是什么？如果就字面上来解释，"现代"仅是一个时序上的概念，"时事有更替，往来成古今"，"后之视今，犹如今之视昔"。因此，"今"就是"现代"，无所谓"化"，也不可能不"化"。当然，"现代化"的涵义并非时序上的"今"。"现代化"对于人类来说是一个进化与发展的概念。但几千年来，就生理而言，我们与我们的祖先并没有很大的不同，纵使有些方面有所进化，同时，在有些方面有所退化，因此今日之我们与祖先相比体能上未必更优越，就智力而言我们也未必更聪明，老子的《道德经》、孙武的《兵法》今天仍受我们的膜拜，这就是明证。

然而就体力与智力而言都未必比祖先优越的后人，却创造了古人难以想象的现代生产力、生产方式、生活方式与社会财富，由此赋予"现代"一词以"传统""古代"所不可比拟的特殊魅力。

但是，今天是凭借什么创造出现代奇迹的呢？答案应该是——科学。然而古代也有其科学，于是创造奇迹的科学又须加上"现代"的定语。那么现代科学与古代科学有什么不同呢？由此就切入到本文的主题。

中医学是古代科学，科学就是知识的体系，中国古代圣哲所创立的医学知识体系就是中医学。可是自《黄帝内经》确立中医学的科学体系至今，历代医学对中医学的发展都有所贡献，为什么不能赋予当代中医学以"现代科学"的属性呢？这是因为历代后贤所使用的科学方法仍未超出《黄帝内经》的方法论范畴，也就是说，科学方法论决定科学的性质。

那么古代科学的方法与现代科学方法有什么不同呢？这个问题 17 世纪英国著名科学家弗朗西斯·培根就作过深刻的探讨。他认为以亚里士多德为代表的古代科学方法是一种"预测"的方法。其思路是由"最简单的特殊"突然上升到"最高级的一般"，然后推出种种中间命题。反观中医的思路也正是如此：古代圣哲从日、月、水、火、明、暗、升、降、雌、雄等最简单的特殊事物中，抽象升华出"阴阳学说"这一哲学思想（"最高级的一般"），然后再推导出"人生有形，不离阴阳""脏为阴，腑为阳""气为阳，血为阴""辛甘发散为阳，酸苦涌泄为阴"等中间命题，从而衍生出中医学的概念体系与物化体系。预测的方法是从整体层次来认识事物方法，所以是整体方法。

培根认为预测的方法不能得出真正确切可靠的知识，而为了获取这种知识就必须采用"逐层归纳"的方法。即从"最简单的特殊"归纳出"较高一级的一般"，再由此而上升到"更高一级的一般"，如此逐层上升才得出"最高一级的一般"。

这样一种逐层归纳方法配之以实验、实证，再加上数学工具的运用，使人类的认识方法得到一次质的飞跃，创造出生机蓬勃的近现代科学，所以弗朗西斯·培根被尊为近现代实验科学的鼻祖。

逐层归纳的方法在认识事物时实际上是逐层深入的方法，逐层深入实际上又是逐层还原的方法，因此还原论是现代科学的根本方法。还原论把整体还原为部分，把功能还原为结构，把上一层次的"现象"还原为下一层次的"原因"。这一方法的无比威力在生物医学科学上得到淋漓尽致的展现。现代科学沿着人→系统→器官→细胞→分子→原子的途径逐层分割、分析，人类在 2003 年完成对自己基因的全部测序工作。当人类的 23 对染色体、14 万个基因、30 亿对碱基全部被破译之后，一个人的生、老、病、死大概都能通过其基因图谱被预测。或者说人的生、老、病、死都可以还原为碱基配对的结构，大自然（或许是"上帝"）的造化之门将最终被打开，这是何等惊心动魄的变革！

由此可见，以还原论为方法论核心的现代科学在何等深刻的程度上改变了（并正在改变着）人类的生活方式和认识方式及其世界观。

自从现代科技蓬勃发展席卷全球以来，古代科学中的绝大多数分支都被取代而泯灭。唯独中医学犹如历经第四纪冰川的浩劫而孑遗到今的水杉树一样，顽强地屹立在中国的土地上。"当今日的中医学环顾四周时会发现，科技之林已发生了根本的变化，所有的近代科技之树在科学规范这一'基因'上都与自己格格不入。如果说现代科技知识背景是'一片翠绿'的话，那么中医学就成了'万绿丛中一点红'，它的色彩与背景已形成了鲜明的反差。"面对着存在与发展的现实问题，中国学人提出过"中西汇通""衷中参西""中医科学化""中西医结合"等设想，而"中医现代化"则是最时尚最与全社会趋同的一种思路。

但是，从以上的分析可以看出，就科学而言，现代化的本质就是还原化，追求中医学的现代化也就是追求中医学的还原化。然而，接下来的问题是：中医学应该还原化或需要还原化吗？中医学能还原化吗？用还原论来"化"中医学，是中医学的发展还是消亡？

用还原论的方法研究中医药的尝试由来已久，"1926 年陈光恢自麻黄中提取分离出平喘有效成分麻黄素为这方面的先河"，此外延胡索素、常山碱、贝母碱、青蒿素的研究都是成功的范例。然而，所有这些都只能视为现代医学的生药研究成果，它为现代医学提供了有效的新药，但对中药的性味、归经等理论却并未阐明，因此对中药的发展也并无促进，今天的中医师或由此可知延胡索素是"中枢性镇痛剂"，但它"理气活血以止痛""行血中之气"的意义并未因此而得阐明。

用还原的方法来研究中医理论的尝试，最著名而影响深远的莫过于姜春华、沈自尹先生的"肾的研究"和危北海先生的"脾的研究"，他们的工作曾使中医学界深受鼓舞。但近 20 年的徘徊与反思又使中医学界认识到，要将中医的脏象"内景"概念还原为系统－器官的生理生化指标，其间就横亘着重重的障碍。自从中医研究生教育实施以来，以类似思路做研究生论文的应以百千计，其结果都只能是在微观的迷路中对宏观"仰望"，似乎都可以找到某种"遥相呼应"的联系。就像地上的诗人遥望天上的明月，都可以"对影成三人""千里共婵娟"一样。

堪与"肾的研究""脾的研究"相匹的还有"瘀血和活血化瘀"的研究，20 世纪七八十年代以血液流变学指标作为瘀血的诊断标准似乎得到"公认"，但通过对其方法学的分析，也使我们认识到瘀血的微观指标远不能如此轻易地确立。

上述试图对中医概念进行还原的研究为什么难以深入？肾虚、脾虚、瘀血的"客观"指标为什么至今不能确立？其间存在的问题仅仅是技术性的，还是涉及到方法论、认识论甚至是哲学理念的根本差异？这是值得深入思考的。

笔者认为，以还原论方法研究中医学所出现的困境，不仅仅是技术的，更是涉及到方法论、认识论甚至是基本哲学理念的问题。从层次论的角度，似乎更易于剖明其间的隔阂。

就笔者管见所及，哲学、逻辑学、语言学、数学这几种不同认识对象的知识都涉及到层次的问题。层次的问题由"悖论"引出，其中最古老最知名的即"克里特岛人悖论"：公元前六世纪克里特岛上的哲学家埃比曼尼德说，"所有克里特岛人都说谎"，由于埃比曼尼德就是克里特岛人，所以如果这句话是真的，那么根据这句话所说的内容，它又应该是假的；反之，如果它是假的，那么根据其内容，它又应该是真的。塔斯塔斯基在解决这一悖论时指出：人们在使用普通日常语言时，混淆了语言的层次和语义的层次。任何一个层次的语句中的真值谓词，都是用来解释下一个层次的真值论词的。

数学领域中"伽利略悖论"："平方数的集合（1、4、9、16、25…n^2、…）同自然数的集合（1、2、3、4、5、…n、…）完全相等"，揭示出了"整体大于部分"与"整体等于部分"两个命题之间的矛盾。通过对这一矛盾的分析，人们发现了有限集合与无限集合之间的本质区别，开创了集合论研究的新阶段，即认识到集合也是有层次的，无穷也是有层次的。

逻辑学、语义学数学的层次性，向我们提示：层次是科学的普遍特征。也就是说科学是有层次的，而不同层次的科学具有不同的属性。

恰如数学中的"伽利略悖论"所揭示的"无穷集合虽然是由有限集合组成的，有限集合是无穷集合的表现形式，但无穷集合不是有限集合的简单重复相加，而是有本质的差别，在有限集合中成立的命题（本性），在无穷集合中不一定成立；反之适用于无穷集合的命题，在有限集合中也不一定成立。"从有限到无限，不仅是量的增加，而且是质的飞跃，是无限对有限的否定。

中医学与现代医学的区别也在于层次的不同。例如：脾阳虚与胃阴虚是两个反映客观存在于整体层次的"证"的概念，然而这种"证"也仅仅在整体层次才存在，是整体才具有的属性，中医师通过望、闻、问、切自可把握之。而当这位医师将纤维胃镜插入患者胃中时，他既看不到"脾阳虚"，也看不到"胃阴虚"。这是因为整体与器官是两个层次，"脾阳虚""胃阴虚"不能还原为胃镜所见，或者说整体层次的属性在还原中消失。整体与器官之间的差异尚且如此，而想要从细胞层次或分子层次还原出"脾阳""胃阴"自然是愈去愈远。或问：前述人类基因图谱不是可以预知"生→老→病→死"么？但笔者以为整体永远会有大于其部分之总和的内容。即如爱因斯坦的科学贡献、列宁的革命功业，总是难以在"碱基配对"中还原出来的。

迄今为止，人类科学发展就只经历了传统与现代两个层次。传统科学企图从事物的整体关联中把握其运动规律。现代科学则企图从分析中发现可还原的结构。《道德经》说："道可道，非常道"。注家说："道者，道也。"用今天的话说，"道"就是"途径"。传统科学与现代科学，其出发的层次不同，方法不同，途径不同，也就是不同"道"，"道不同不相为谋"，在不同层次，以不同方法或途径发展出的不同的概念体系是不可"通约""互换"的。

了解到中医与西医是两个层次的医学，了解到中医与现代科学是两个层次的科学，就会知道，中西医结合"谈何容易"，中医现代化的设想是何等"不相为谋"之"谋"。

层次的概念在人类的思维中早已存在，西方的"九天说"、中国的"十八重天说"都是其例。传统科学与现代科学的层次之别也可以"天上人间"譬之。中医学的天地之阴阳、四季之阴阳、脏腑之阴阳、气血之阴阳、药物性味之阴阳、经络之阴阳全属于整体层次的思维，犹如皓月行空。现代研究者所说的 cAMP、cGMP、17-羟、17-酮、β 受体、α 受体、血管内皮素、心纳素、一氧化氮、5-羟色胺、S、O、D 等等则如人间的诗人，或泽畔行吟，或春台舞胥，或寻寻觅觅，或浩歌千里，他们都可以对月伤怀，他们都觉得"月亮走我也走"，而其实月亮自有月亮的轨迹，并不与诗人的遭际同步。

当我们了解到传统科学与现代科学属于不同的层次之后，接下来的问题是现代科学是否可以取代传统科学，或者说科学既然发展到现代层次，那么传统层次的科学（它的理论信念、概念体系、物化体系）是否就失去了它原有的科学性和有效性。如果没有失去，那么传统体系就必须具有现代体系所不可替代的某种优越性，这种优越性体现在哪里？它又从何而来？

笔者认为，传统体系的优势来源于它的层次特性即整体性，因为"整体大于它的各组成部分的总和"，所以从整体出发可以获取最大的系统值。分析的方法、还原的方法虽然可使系统结构更清晰，但整体的系统值总会在分析中丢失。中医从整体的层次把握人的阴阳运动，所见者大，又从整体层次来把握人的阴阳运动，故所扼者宽。所以中医学总是能忽略黑箱的内部结构而做到"谨察阴阳之所在而调之，以平为期"。

其次，整体方法与分析方法的区别，还在于认识主体与客体的交互关系。整体方法的认识主体是企图融汇在客体中，或者将客体延纳入主体中。这种认识方法是主客一体、物我交融、体物会心，即古人所谓"究心于天人之际"。而分析方法是将"我"置于客体之上，唯求"客观"而杜绝"主观"的参入。

正因为中医学采用整体方法，所以能在两千多年以前就发现疾病发生的社会因素："始贵后贱，名曰失精。尚富后贫，名曰脱荣。"才能够发现疾病发生的心理因素，将"七情"视为内因。才能够发现疾病发生的环境因素"六淫"，而现代医学至 20 世纪 70 年代才提出"社会 - 心理 - 生物医学模式"。

后现代主义者将现代科学的"客观"认识方法名曰"去魅"，并提出后现代科学的"返魅"问题，如此看来传统科学的优势恰在于它的"容魅"。"容魅"的方法似乎有"唯心"之嫌，但对于中医学来说，它所认识的正是心身一体的人，唯医者之有"心"才能知患者之心，知其心才能测其性，才能调适作为心身一体的人。因此，这一点恰恰是中医学之所长。如中医学中"郁"的概念，就唯有以心去体察才能理解，才会发现，然后才能调节。

当古代圣哲将礼物会心的方法施之于自己的"身"，即将己身也视为己身也视为"物"而以心体察之时，就发展出"内景"方法。他们"返听则所闻彻，内视而见无联"，经络系统即由此而发现。在这里，心的认识能力发挥到极致。因此经络系统也是一种心身一体的整体存在，难以还原为某一器官或组织。

物我交融的传统科学对宇宙、环境、自然、社会及人都抱有一种"同情""同胞"的"一体感"，即儒家所称的"民胞物与"。这种一体感作为一种基本理念贯穿在中医学中，正是从这种一体感出发，才使中医的辨证从体情察性入手，达到治人而不仅仅治"病"的目的。

主客一体的认识方法，与现代科学的"客观"方法是有本质差异的。然而现代科学的先驱与巨人爱因斯坦却说："我找不到比'宗教的'这一术语更好的术语来表达对实在及其可以被人类心智认识的合理本性的信赖了，科学就会堕落为庸碌的过程。"可见"物我""主客"的联系并不是可以轻易割断的。因此中医学这种传统科学的认识方法，岂能用"客观的""实证的""还原的"现代方法所替代！

不仅如此，爱因斯坦以上所论显然已涉及到一种基本哲学理念。应该知道，以"圣人之教"为根本的中医学，实际上就是基于一种世界观："这种世界观究心于天人之际，以一种整体的、联系的、有机的信念来观察和理解宇宙和人类。"这种信念与现代科学的机械论的世界观显然是不同源的。因此，当我们沿着技术—方法论—认识论、哲学理念的途径上溯到源头时，就更能理解中医现代化的悖谬之所在。

至于中医学能否现代化，这也不是一个主观意愿的问题。中医学术欲"现代化"，就必须还原化，而还原化则必然使中医的整体特性荡然无存。中医学的概念体系与物化体系也必然被割裂、肢解而名存实亡，甚至名实俱亡。因为中医学的概念体系是整体层次的存在的反映，而在整体以下的层次（更不用说细胞、分子层次），既然无此种存在，又何来反映此存在的概念？所以中医学其实是不能被还原的，也就是说，是不可能"现代化"的。

中医学是传统科学的孑遗，尽管它茕茕独立，形单影孤，但它却保留着传统科学即整体科学的宝贵基因，这正是它的宝贵之处与独特之处。在现代化和现代科学还原化的洪流中，是让它随波"化"去，还是保持它的独特基因代代相传，这其实是不难做出的选择。

但是在近20年的现代化浪潮中，我国中医高层次教育，尤其是研究生教育，却基本上以还原论为武器，对中医体系进行分割。尾随现代生物－医学科学之后，企图在微观层次还原到宏观性质的结构之根。莘莘学子上下求索，不畏路漫漫其修远。而问题却在于方向不对，不但劳师无功，更使一代学子在还原论的跋涉中迷失了中医的方向，也使得若干中医耆老重复着"×老上书"的无奈抗争。有鉴于此，在世纪更替的今天，对中医现代化作出清醒的评估就更为必要。

中医学不能按现代科学的还原论方法改造发展，并不是说当代中医不应当使用现代工具，问题是在于如何为我所用。

中医学应当努力保持自身的整体论特色，使自己的基因代代相传，也不是说中医学应当抱残守缺。中医学完全可以坚持自己的认识论方法论武器，解决现实临床中的新问题，体现自身的学术价值与社会价值，并从中得到发展。

另一方面应当看到，当我们孜孜于"现代化"的时候，早已现代化的西方社会，却出现了一股"后现代主义"的新潮流。后现代主义所倡导的后现代科学在批判现代科学的"机械论的还原论"的同时，鲜明地提出了"有机论的整体论"这一方法论主张，使整体论方法再一次走上科学的前沿。这一趋势恰与中医方法论取向一致。因此，中医学在21世纪与后现代科学邂逅，并与后现代科学同步发展是极有可能的。所以跳出"中医现代化"的悖论，回归中医学的传统的整体科学的属性与方法，才是21世纪中医学发展的正确途径。

（本文原载于《亚洲医药》2001年第1期）

中医现代化的再思考

李致重

| 编者按 |

从打"现代化"这个口号进入中医药学领域，就处在不断地被说明、解释、争论、诠注之中。原因很简单，就是因为这个口号太容易被人歪曲、被人利用了。要捍卫这个口号的纯洁性也不难，就是不要忘了自我、丢了自我，任你东西南北风，我自岿然不动。

1993 年 12 月，本人曾在中国科协主办的《科技导报》上发表了"中医现代化的若干思考"一文。就中医（包括中医中药，下同）现代化的困惑、现代科学方法论的启示、中医现代化的近期任务与目标，谈了自己的一些观点。去年召开的全国卫生工作会议上，中央明确提出了"中医现代化"的号召。为此，在原有基础上谈一些进一步的看法，与出席"全国中医现代化战略研讨会"的同道共同讨论。

一、"现代化"的含义

"现代化"一词是我国当代使用最广泛、最具召唤力的词汇，许多辞书对它的解释是："使之达到先进的科学技术水平"。从文字表面看，"现代化"有两层含义。"现代"是一个时间性的概念，它是针对"落后"或"发展缓慢"而言的；"化"

是一个空间性概念，它是针对多角度或全方位而言的。因此实现全面的发展或达到最先进水平，就可以称之为现代化。

从现代化的具体内容或目标而言，科学技术的门类数以千计，各自的历史与现状、问题与困难、任务与要求差别很大，因此"先进"或"发展"的内容、目标也就各不相同。

关于"现代化"的内容，总的来说，不论在哪一个国家和地区，大体都包括两大类，即外来的文化与科学技术、本土的文化与科学技术。从历史的眼光看：对于文化、科学技术的输入国来说，外国比自己先进的新东西自己需要，外国历史上传统的而自己又没有的东西也需要。同样，对于文化、科学技术的输出国来说，本国传统的优秀的文化、科学技术，不论历史多久，也会被国外认为是新鲜、先进的东西，因此应当视为自己的国粹国宝。所以，人类的文化、科学技术是多元共存、共同繁荣的关系。从这个意义上讲，在知识、信息迅速发展与传递的今天，"现代化"的含义应该是：当今人类在多元性文化与科学技术上相互交流、共同发展的新时代、新格局，谓之现代化。

基于这样一种观点，关于"现代化"的目标，也相应地分为两个方面：第一，对于外来的文化、科学技术，别人已经有的或者比我们先进的东西，就是我们制定目标的参照系。第二，对于本土文化、科学技术，国外没有可供学习和借鉴的参照标准，因此它的发展目标则应该是保持特色，发挥优势，完善自我，走向世界。所以我们在制定现代化目标时，切不可顾此失彼，甚至全盘西化、全盘他化，更不能学习了别人的先进却丢了自己的瑰宝。

在"西方文化中心论"占统治地位的近代，我国作为西方文化和科学技术的输入国，在我们受益的同时，千万不要忘记由于历史和社会的原因，给我们民族带来的文化自尊心上的伤害。在"全面反传统"的阴影里，我们对中华民族优秀文化、科学批判的喧闹，常常超过了继承与发扬的热忱。在此期间，中医虽以卓越的临床疗效为世人所瞩目，但长期以来人们却常常习惯于用西方的科学技术（包括西医）的标准来贬低和改造中医，甚至"不承认""怀疑"中医的科学原理，叫嚷要"取缔""废止"中医。这是令人痛心的。

"一个民族如果没有文化心理的支撑，那无疑是民族的危机。"因此必须理直气壮地承认中医"是中华民族优秀传统文化中的瑰宝"。在讨论中医现代化的时候，国外没有现成的参照系可直接"拿来"为我所用。我们的观点是：以"文化多元"的立场，按照"中西医并重"的方针，在坚持中医基本原理、规范的前提下，保持特色，发挥优势，努力完善自我，逐步走向世界。这就是我们为实现中医现代化的指导思想。

二、中医现代化研究中应当理清的几个关系

在中医现代化研究中，充分理解和准确把握以下几方面关系，具有战略性的指导意义。

1. 关于东方文化与西方文化的关系

从科学技术的角度来说，东方文化习惯指我国春秋战国至秦汉之际的先哲们以及印度一些思想家所奠基的文化与科学；西方文化则多指欧洲文艺复兴以来在物理学、化学、数学成果基础上新发展起来的科学技术。东方的科学家多以综合、演绎的逻辑思维方式，从整体、宏观入手，由大到小、由外到内、由高级到低级、由一般到具体地研究事物；而西方的科学家则多以分析、归纳的方式，从局部、微观入手，由小到大、由局部到整体、由简单到复杂、由低级到高级、由具体到一般地研究事物。按照美国社会学家阿尔温·托夫勒"三次浪潮文明"的观点，东方文化是"农业革命阶段"的产物，西方文化是"工业革命阶段"的产物。在科学技术上，这两者虽有简单的时间与区域上的差别，但本质上的差别则在于各自的自然观、方法论的巨大不同。这二者是并存、互补的关系，不是先进与落后的关系，不是孰优孰劣的关系。

2. 关于事业与学术的关系

中医事业包括机构、设备、人才以及医疗、教学、科研、管理、生产、经营等诸多方面，而中医学术是"第一生产力"，是事业的根本基础。因此，离开了学术，事业就变成了空洞的、没有灵魂的躯壳。中医学术的振奋与萎缩，直接决定着中医事业兴衰存亡。所以，中医管理的任务除了抓好机构、设备这些基本的外部条件外，最根本的任务是加强中医软科学研究，遵照中医学术发展的内部规律，推动中医学术的发展与振兴。

3. 关于理论与临床的关系

中医的社会功能是临床，是防病治病；而临床疗效的提高，决定于中医从业人员的理论水平。当前，人们普遍认为中医临床领域在缩小，治疗的病种在减少，临床疗效在下降。根本原因就在于西方文化与科学的冲击之下，中医处于百年困惑之中，处于信念危机之中，理论体系在异化中逐步萎缩，临床队伍中熟谙辨证论治者的比例在逐步降低。为扭转这种被动局面，呼吁提高临床疗效，却只重视一方一药的临床经验的继承，而忽视了理、法、方、药的一致性，则难以提高辨证论治的水平。我们不能再重复那种"重用轻理""以干代学"的简单化、庸俗化的做法，要把中医临床牢牢地建立在坚实的中医理论基础之上。

4. 关于科学与技术的关系

科学与技术是两个不同的概念。对于技术而言，科学是原理，是理论，是技术的根基所在。技术是科学的实践应用，任何技术都是在自身相关的科学原理基础上衍化而成的。日本明治维新以后，汉方医学轻视甚至背离以经典著作为代表的中医基础理论，由"方证相对论"进一步滑向"方病相对论"，即用中医的一个方对号入座治疗西医的一种病，终因疗效不可靠而逐步走向衰落。从 20 世纪 70 年代起，日本的"汉方颗粒剂"以其先进的生产工艺、精美的包装和貌似科学的剂型蜚声亚太地区。然而，由于先进的技术和所谓的新剂型与中医理论相脱离，近年来连遭日本朝野的非议，处在被剔除出"健康保险用药"的危机之中。可见，超越或脱离科学原理，借口以"技术先行"来推进中医学术的发展，是本末倒置、主次不分的糊涂观念，这就难免事与愿违的结果。

5. 关于中医与中药的关系

中医与中药，其理论体系是一个。药为医之用，故中药的研究与使用必须遵循中医理论原则。近年来，人们常常把"用西医药物物理和药物化学的方法，按照西医生理和病理的原则从中药中提取西医认为的有效成分，然后根据西医临床药理的指标"用于临床的药物，视为中药研究的成果和中药发展的方向，这是一个大误会。从天然药物中提取西医认为的有效成分而制成的药，如麻黄素、黄连素、莨菪碱、延胡索乙素、川芎嗪等等，是西药生产的常用方法之一。这些药是西药而非中药。中药研究倘若脱离四气五味、升降浮沉、性味归经、功效宜忌的自身理论与标准而按照西化的路子走下去，终将出现有中医而无中药的怪现象。到那时候，中医中药也就同归于尽了。因此，我们强调中医中药是一家，其要害是有利于保证中药科研、生产、开发不脱离中医理论与临床。从这一角度讲，医为药之母，医为药之本，这一原则不能变。

6. 关于对象与方法的关系

任何一个成熟的学科，都有其特定的研究对象和研究方法。研究对象决定了本学科的根本属性，研究方法则是认识或揭示对象内在本质的方式和手段。没有研究对象的学科是不存在的，没有研究方法则在对象的认识上永远是零散的、经验性的。也就是说，用一定的研究方法研究特定的对象所形成的概念、范畴体系，才是该学科的基础理论。应该强调的是，对象与方法的关系是选择与被选择的关系。特定的具体的研究对象必然选择相应的研究方法，这是不以人的意志为转移的客观规律。

中医学研究的是人的生命过程中自然流露的，表现在整体层次上的机体反应状态，即证候及其运动、变化；西医学研究的是人体内部的器官、组织、细胞、分子的结构与功能。中医学在直接运用哲学研究方法的同时，着重运用了一般科学研究方法，即系统方法；西医学则在近代物理学、化学成果的基础上，着重运用了还原性研究方法。人们常常认为，中医学发展缓慢是因为没有赶上近代科学技术潮流，即没有得到"工业革命"的驱动，因而习惯用还原性研究方法对中医进行解释和改造。这是科学对科学的误会。其实，早在春秋战国时期，中国人就曾有"其死剖而视之"的热情而希望知道人体内部器官、组织的结构与功能。只是因为"工业革命"没有出现在中国的近代而是产生于欧洲的文艺复兴时期，阻碍和限制了西医在中国的形成与发展，使古人的"剖而视之"停留在希望中达两千年之久。在此期间，中医学却以证候为研究对象，以阴阳五行学说为研究方法，得天独厚地在世界的东方形成了一个独特的、西医不可取代的医学体系。

人类的科学技术进入现代，即"新技术革命"以来，越来越多的中医学界人士发现，当接触到系统方法和最新的模糊数学时，常常有一种"似曾相识"之感。其原因就在于中医阴阳五行学说中不仅包含着唯物论和辩证法思想，而且也包含着系统方法、模糊数学的合理内核和原型。

一部科学发展史，本质上就是人类科学研究方法论、认识论发展的历史。科学总是随着研究方法所获得的成就而前进的。所以，在哲学方法指导下，运用系统方法、模糊数学的原理和方法推动中医发展，必将是中医现代化的基本趋势。用西医的还原性方法来研究中医的对象，因为违背了对象与方法相互关系的最基本的原则，所以是行不通的。

7. 关于中医与西医的关系

中医学和西医学各自研究和总结了人体生命过程中的一部分现象和规律，两者都是"半整体医学"。这正是我国"中西医并重"方针在科学上的根据。两者相互学习、取长补短是必要的，但是，以一者的理论原则、方法和标准解释、验证、改造对方，其结果必然是取代或消灭一者，这当然不是我们的选择。

就整个人类医学而言，至今仍有许许多多的生命奥秘尚待我们去揭开、去探索。按照我们现在的科学视野和能力来看，中医和西医研究对象的总和，也许才是完整的人。所以，中医与西医双方立足于自我，各自运用自身所选择的最新研究方法，并接纳对方的启示，使自己的认识不断深化，才是中医、西医发展的根本出路。在复杂的生命奥秘面前，至少在现代，中医与西医谁也不可能包打医学科学的天下。从这个意义上讲，中西医并存的格局仍将长期存在。

我国著名的社会学家费孝通指出："东方社会为追求现代化和现代特性，如何避免在充满'东方学'偏见的西方现代化理论的指导下跌入以欧美为中心的文化霸权主义陷阱？怎样'医治'这一文化心理危机？在学术表述上应采用什么理论？"我们现代的人应当为"这一系列'考题'提供应试的答卷"。他认为，"生活在一定文化中的人对其文化有'自知之明'，明白它的来历、形成过程、所具有的特色和它发展的趋向，不带任何'文化回归'的意思，不是要'复旧'，同时也不主张'全盘西化'或'全盘他化'"。他还主张："要认识自己的文化，理解所接触到的多种文化，才有条件在这个已经在形成中的多元文化的世界里确立自己的位置。经过自主的适应，和其他文化一起，取长补短，共同建立一个有共同认可的基本秩序和一套各种文化能和平共处，各施所长，联手发展的共处守则。"这个多元文化的"共处守则"，就是他于 1997 年在日本与老朋友在欢叙会上所讲的一句名言，即"各美其美，美人之美，美美与共，天下大同"。（《读书》1997 年第 10 期）费老的这番话，不仅是中、西医关系的守则，而且也是研究中医现代化的指导原则。

8. 关于中医与中西医结合的关系

中西医结合是"中医、西医工作者相互合作，中医、西医学术相互配合，以提高临床疗效为目的的实践过程"。（《中医沉思录》第一集第 154 页）按照这个定义，中西医结合不是"独特的医学体系"，也不是"一支独立的力量"。它是我国中医和西医工作者为提高临床疗效，发挥各自的优势，更好、更快、更有效、更经济地解决人民疾病痛苦而肩负的共同使命。因此，只靠中医或西医任何一方，是不能实现中西医结合的。主观地认为中西医结合已经形成了"独特的医学体系"，或者以它来代替中医，是绝不可取的。

对于西方文化中心论冲击下处于百年困惑的中医学术，首要的责任是保持特色，完善自我，自强自立。否则，中西医结合也难以为继。

三、中医现代化研究的思维方式

"全国卫生工作会议"以后，"中医现代化"是我们必须首先研究的软科学课题。软科学研究要求我们必须以系统科学的原则和方法思考问题。所以讨论中医现代化时，在认识上述 8 个关系的前提下，我们应以"三三"式的思维方式来思考这一软科学课题。

第一，在设计中医未来目标时，要历史、现状、未来三方面综合考虑，以历史为主。因为历史地、辨证地、科学地回顾和分析过去，才能准确地评估现状，进而才可能科学地、可靠地预见未来。如果对历史和现状认识不透而急于描绘未来的蓝图，那就像没有起跑线的田径赛，任何努力都难有意义。

第二，在面对困难或问题时，要问题、原因、办法三方面综合考虑，以原因分析为主。只有对产生问题的原因进行历史的、全面的剖析，才可能抓住主要矛盾或矛盾的主要方面，防止主观片面性和形而上学；解决问题的办法也就不言自明了。

第三，在研究解决问题的办法时，要上策、中策、下策三方面综合考虑。取法乎上，得其中；取法乎中，得其下。以上策激励奋进，以下策引为自警，才能进退有余，超然主动，有希望达到最佳的预期目标。

四、中医现代化的重心、含义及步骤

基于上述三点的讨论，中医现代化的重心是学术现代化。在学术现代化中，中医基础理论的自我完善是其核心。

中医基础理论现代化的含义是：以现代语言和系统方法为代表的综合性研究方法，使中医理论在其固有的特色与优势的前提下，不断完善，实现现代科学意义上的新的、全面规范化。在基础理论逐步规范的同时，相应推进医疗、教学、科研、管理以及中药开发、生产、经营的现代化，推进中医走向世界的工程。

中医基础理论的现代规范化，大体分两步。第一，以经典医著和出于历代临床家之手的代表医著为依据，从一个个最基本的概念入手，在专家共同参与、深入论证的基础上，逐步实现中医概念、范畴的规范化。20世纪80年代以后，在许多最基本的概念尚不规范的情况下，却大规模地开展了规范化、标准化研究，并颁布了若干规范与标准。譬如，"证候"这一概念并未形成规范的定义，故由此制定的证候诊断标准难以为临床实践所接受。因此，第一步是基础，是关键，应抓紧时间积极推进。第二，在现代哲学的指导下，在系统方法和其他现代科学研究方法的不断成熟与完善的同时，使中医的经络藏象、病因病机、诊法治则以及中药、方剂和临床各科理论在现代科学方法论基础上形成一个全新的体系。

随着中医理论体系的现代化，一个独具特色与优势的、体系完善而且先进的中医理论，将带领中医临床与中药，屹立于人类科学之林，并堂堂正正地走向世界。

唯有临床才是
中医学发展的突破口

山本胜旷 / 译者：戴昭宇　张瑞杰

│编者按│

　　崇洋心理，是国人由来已久的一个弊病。虽然"洋"的东西，或"洋"的思想，能在许多方面给我们带来新颖与别致，但如果忘掉了"中国特色"，则有可能流弊无穷。日本是个狭小的岛国，其崇洋心理较之国人来恐怕有过之而无不及。在医学方面，先是崇中医，后是废中医而崇西医，然后又开始怀念中医。自然，"崇洋"给日本的医学带来了发展，也带来了曲折。日本人关于中医学的反思，对于国人不无启发。

一、从中医学的危机与困惑谈起

　　在中医学发祥地中国，近些年来常可听到有关中医学的危机与困惑之议，而这对于日本来说是难以理解的现象。中医学当今的困惑是由何而生？其困惑的现状如何？背景又是什么？自 1980 年以来一直在日本致力于中医学书刊编辑与出版活动的笔者，对此曾反复思考。谨在此谈一些个人浅见，但愿能成为中国方面的参考。不当之处，尚祈教正。

二、心仪于东方医学的日本中医学派

从 20 世纪 60 年代中期开始，日本政府为了经济腾飞，曾实施一系列以经济优先、工业优先、企业优先、利润优先的极端政策。由此，以公害为代表的众多环境弊病和诸多社会结构问题层生不穷，日本社会整体也为之出现了急剧的动荡。在医疗领域，因"喹碘方"与"反应停"等西药的毒副作用导致亚急性脊髓视神经病、短肢畸胎综合征等发生，给以往对现代西医学深信不疑的民众带来强烈冲击，民众对于西医学的失望、疑虑以及对于西药副作用的畏惧心理遽然显露。西医学在控制住传染性疾病，并使诊断技术得以高度发展之后，至此又面临着疾病谱的变化。对于诸如免疫性疾病以及老年疾患等多种慢性疑难病症，西医学暴露出其尚难以应付的弱点。由此，其临床局限性为人所知，医疗改革自然也变得势在必行。

由军事医学和群体医学为根基而成长起来的标准划一的手册式医疗；比起人来更注重病的治疗却忽视患者存在的医疗；过分崇信精密仪器及实验指标却忽视医者对患者细致的临床观察与同患者的精神交流，而被称之为"3 分钟式的诊疗"；受营利至上思想影响而被扭曲了的医疗制度……20 世纪 70 年代以来，人们从各个角度对现代西医学进行反思和批评。而恰在此时，关于中国针刺麻醉的报道引起轰动，东方的传统医学猛然又焕发出迷人的光彩。许多日本年轻医师对西医学的局限性深有感触，他们转而对传统医学这一新的天地寄托希望，并逐渐心仪于汉方、针灸与中医学。可以说，在 40 年前，中日传统医学依然还被不少人视为迷信而遭嘲笑与蔑视；但伴随着时光的推移，近年来居然有占全日本近 80% 的医生在临床中或多或少地使用着汉方或中医药，其间变化无疑是巨大的。在现代西医学高度发达的日本，医生们为什么会如此借重并倾向于汉方以及中医药？这是一个值得认真思考的问题。

由日本的状况联想到中国，中医面对着西医学为什么会出现自卑或恐惧，并不由自主地对自身产生困惑？笔者推测，其中或许是因为中国尚处于发展之中，处于对西医学还必须极力导入并吸收的这样一个阶段，自然而然地对西医学就容易产生过高的评价。而日本医师们与中国的中医界目前所处的环境有异，对待汉方或中医学的态度便有所不同。据此，笔者认为中国还有必要继续接受现代西医学的洗礼。

三、倡导方证相对论的日本汉方

目前日本中医学派里的许多人，最初均出自日本汉方的古方派，即从方证相对式的汉方开始学起的。然而，他们最终却转入到中医学的轨道上。

日本的方证相对论，由 18 世纪中期江户时代的吉益东洞氏倡导和确立。该论一出，致使在其之前传入日本的《黄帝内经》理论被认成是给中医学带来混乱的元凶而遭摈弃，出现了仅重视《伤寒论》方证条文的倾向。医者在临床中寻找与原文相合的症状或症候群，只要相应的症状悉具，辄可选择对应的处方，对原方药量在应用中也不轻易变更。如此被喻之为"只要方与证合，便能百发百中"的方证相对论，因其确有立竿见影之时，其经验与做法得以流传至今并一直被视为日本汉方的核心支柱。然而，必须强调的是，古方派在这里所说的"证"，仅仅是指《伤寒论》中处方的适应证，其中不包含有病因病机，也缺乏医者能够自主判断的机理。为此，医者的工作只是一味地寻索与条文相合的症状。但是，每当在临床上遇到缺乏与《伤寒论》记载相合的典型症状时，方证相对论者就会束手无策，唯剩下凭借猜测、试探以求幸中之举。如此，不但浪费时间与精力，疗效亦难确保。

为弥补这一缺陷，汉方界又有参照由前人的经验概括而形成的所谓"口诀"进行临床诊疗的做法。这些"口诀"是以往的医家们在对运用了《伤寒论》的条文后仍未应手的病例，转而使用某方某药取效了的记录。以在某种情形下使用某方的经验作为启示而运用于临床，乃是日本汉方传统的主流式的特征。

而今，在比较《伤寒论》所描述的症状与西医学之所见的类似性基础上，日本汉方界普遍又将古方的适用范围于方证相对的延长线上再加以扩展。其具体做法是：从胸胁苦满的症状联想到它与慢性肝炎临床表现的类似性，并由此出发而对慢性肝炎患者（无论有无症状）投之以小柴胡汤。为此，"凡是慢性肝炎就用小柴胡汤"的"方病相对"式诊疗原则，也成为现代汉方的特点之一。可以说，目前日本医界最为风行的做法，便是这种"方病相对"式的汉方。

对上述"方证相对"和"方病相对"式的做法，或许我们还不能简单地将其完全拒之于中医学的体系之外而不予承认，因为以上方法也有相应的用途与效果，我们还不能否定其方法本身。然而，应当看到，如此胶柱鼓瑟般的方法事实上难以应付临床中复杂多变的病情，它们的应用范围与发展前景是极其有限的。

日本的中医派学者们，最初多学自于"方证相对"式的汉方，而不久之后则转向学习中医学的辨证论治体系，这种倾向近年来越发明显。不过，笔者注意到：中国的一些学者近年来对日本汉方却存在有将其与中医学盲目混同，甚至过分地加以颂扬的现象。这种对"方证相对论"及"方病相对论"的美化与迎合，令目前日本的中医派学者匪夷所思。

四、从汉方走向中医学——中医教材的作用

对于学过日本汉方的人来说，中医学实在是一个颇具魅力的医学体系。与放弃了理论的汉方相比较，现代中医学最为独特的显著魅力是：既有自成体系的理论，又有成套编写出的教材。中医学各科教材，作为初学者的入门书和临床初始阶段的向导，在中医学教育方面所发挥的作用可谓是功莫大焉。中医学教材的诞生与多次修订，是40年来中国的高等中医学教育所取得的重要成果，而这些教材也已成为目前日本人士学习中医学的主要依据。当然，教材中并非没有问题与缺陷。以《中医学基础》为例，在其前5版中各存在有内容及观点上的偏颇与不足；而到了第6版，更出现有为数众多的文字上的基本性讹误，笔者对此亦深感痛心。作为中国中医学研究成果的集大成，我们殷切希望教材内容及其水平能够通过逐步修订而日益提高并完善。

传统医学的理论与概念中至今仍有不少含混、暧昧之处，这一历史事实诚可谓之为一种宿命，我们对此丝毫也没有必要自卑或难为情。必要之时，毋宁直率地在

教材中写清对某一问题目前尚无定论，而将至今具有代表性的几种见解同时加以介绍。无论如何，若仅仅是盲目地鹦鹉学舌般地再三重复某一以往的见解，中医学术就将难以进步。有关中药功效的记述便是其中一例：在对某味中药的功效尚难以一言以蔽之而加以定论时，笔者认为应将其功效归纳保持在一定范围之内。如果仅择取一家之言而为是，或许会给日后的学术研究留下祸根。

就中医学来说，在现代日本因没有相应的正规教育机构，人们唯有通过自学才能对其加以把握。由于尚缺乏相应的教师以及能随时解惑的条件，教材往往就成为自学者唯一能够追随的先生。教材内容如果舛谬多端的话，读者就会对中医学丧失信赖，学习的动力与兴致自然也会随之减退。为此，我们期待着至少教材的内容应该是能够信赖并可学的。

五、关于中西医结合研究

对于 20 世纪 80 年代初期开始学习中医学的日本医师来说，有关"中西医结合"的研究也曾是非常吸引人的一个领域。"中西医结合"的名称，可使人联想到有别于西医与中医且高于此二者的一种新型的第三医学体系，其境界美好而令人憧憬。但目前看来，这不过是一种幻想。

日本医界对于"中西医结合"，基本上可分为两种态度或倾向。其一是：自身作为西医，只要学过一点儿中医学或汉方知识，他们便简单地认为自己搞的是中西医结合。这部分人常致力于搜求对于某一病症具有特效的方药，如中成药、汉方颗粒冲剂或单味药。他们注重中国的研究信息或他人的临床经验，听说某一方药有效，自己就马上拿来模仿观察，其做法与思路实属"专病专方"，同"方病相对"并无二致。由此，他们运用中医学理论进行诊疗的临床能力和水平一直难以提高，到头来不过是一个中医学的初学者。其二是：为了让西医界理解中医学的卓越之处，一部分人热衷于以西医学的方法开展有关中医学的脾、肾或血瘀证等研究，试图对中医理论加以现代西医学的解释或翻译。如此做法一时间也曾风靡日本，目前却陷入低潮。究其原因，大概是研究者们已经觉察到：这样的研究虽有其意义，但由于研究立场或方法多以西医为本位，说到底，其所导出的研究结论对中医学自身的发展来说，并无多大增益。同时还必须正视到，诸如此类的研究也存在有一些弊病。例如在此类研究中，西医学的知识与观念往往成为评判中医是否科学或正确的标准，而中医学概念和理论被曲解、偷换或被以偏概全地简单化的情形是时常可见的。

总之，在日本对于中西医结合的研究表现出上述两种态度与倾向者，他们的立足点与出发点均不是中医学，而是西医学。其中前者的临床立场不过是"中药西用"，而后者以西医理论阐释中医学的尝试，笔者认为实在也是难以实现的一种挑战。尽管在扩展人类的医学与医疗领域的实践中，上述两法都多少各有其用；然而，就对于促进中医学自身的发展和提高中医学自身的能力与水平来说，至今的实践已经证明，难以倚重或期待它们成为中医学研究的主体方法。

六、对中国中西医结合研究的反思

中国的中西医结合研究者原本以创立第三医学为崇高理想。而在有关中医学与西医学的哲学思想、立场和方法、理论与概念等尚难以达到共通之前，在基本源于中西医学而又超越出二者水平之上的新的医学理论尚未形成之前，中西医结合这一理想，难免给人以空中楼阁之感。更何况欲建立起中西医结合这一大厦，还需要有无数的临床探索与实践为其奠基，目前论之为时尚早。依笔者所见，对中国中西医结合研究现状，似可从以下几方面加以归纳：

1. 中西药物的联用

在日本，几乎所有的中医派医师都在日常的临床中对中西药物加以联用。将中西药相比，如果知道西药能够在短期内更快地改善病情，则会首选西药。例如：对于感染所引起的化脓性炎症，就常常先投用抗生素。但当抗生素无效或对患者有害时，则选用中药治疗。不过，来中医派医师处求诊的患者大多是西医未能治好或因西药的副作用而难以继续治疗者。再如：对依赖激素类药物的患者，中医派医师常为撤激素而加用中药。临床所见，撤离激素往往并不是一件轻而易举的事，经常需要有高水平的中医临床能力作为基础。

中西药物（或汉方药与西药）的联用，在目前日本的医疗中已是司空见惯之事。因缺乏西医知识而无法运用西药的情形在日本是难以想像的。为此，中西药物的联用并非是中西医结合学派的特权，也并非是一种特殊的医疗。笔者想在此强调的是，如果中医药方面缺乏威力，中西药物联用的实践就难以取得令人满意的成效。中医药应成为其中决定性的力量。

如将中西药物的联用作为一个专门的研究领域，那么对于什么疾患，以至于对该疾患的什么阶段或什么样的病态应该采取中西药物的联用，或者在什么样的场合应考虑由西药为主而转向以中医药为主的治疗等等，如能根据临床实践归纳出详尽的细则以作为指针，那倒是极为有益的工作。我们期待中国的研究者们能系统地完成这一临床规范。

与此同时，对于激素类西药，日本医疗界至今存在有盲目滥用的倾向，因此造成不少医源性或药源性疾病的出现。有些最初如果运用中医药治疗便会圆满向愈的疾病，一经激素等西药浸渍反而成为疑难重症。有鉴于此，对于何种疾患，在什么情况下，应依靠中医而不是西医来解决的临床指针，即相关的规范化细则的制订也已成为现实性的需求，即使是对于中国的西医界来说，似乎也有让他们熟知这些的必要性。

2. 关于西医的诊断与疗效判定

笔者认为，西医的诊断与疗效判定是需要的，尽管这些对于中医来说并非是决定性的条件，但西医的诊断可以成为参考。当然，西医的诊断也不是万能的。

对于患者身感痛苦而西医诊断却"未见异常"的情形，中医自然不能置之不理，而且可以说在此方面中医学的诊疗常常具有优势。不过，对于经西医诊察而发现的疾患或异常，由中医看来却没有异常所见或缺少典型见症时，我们将如何是好呢？后者已成为中医当前所面临的重要课题之一。临床上患者虽无所苦，但西医的实验检查指标却有异常的情况是时常可见的。例如通过西医的血液与尿液检查、X线或CT检查等等，有时可查出一些潜在的病变。对此，中医学诊疗当如何应付并改进？这一领域需要加紧探索。与此相关的研究进展，不但有益于中医学，也会为西医临床提供新的诊疗思路和模式。

3. 为向西医界加以说明而进行的研究

中西医结合研究领域里引人注目的有关于肾的实质以及脾的现代研究等，均采用了以西医学为依据来分析中医学的方法。其研究如是为使世界各国西医界更易于理解中医学，则是必要的。不过，对于中医学自身的发展来说，这一研究并非是不可缺少的。因为至少据笔者所知，通过数十年来的研究，在此领域中医学至今还未取得前所未有的重大突破。我们应对此研究的目的重新加以认识，因为诸如此类的中西医结合研究，并不是站在中医学之上进行的。

七、中西医结合的关键在于发挥中医学的力量

也就是说，中西医结合的研究目前不过是中医学研究的一部分或一种方法，称其为中医学的外延或许更为恰当，它绝非是有别于中西医学的所谓新的第三医学体系。说到底，如果不明确自己应全心全意地为中医学服务的立场，中西医结合研究者就很难实现自我价值。

我社的日文季刊《中医临床》杂志，创刊至今已经40多年了。在其前期阶段，我们曾翻译介绍过一些有关中西医结合的研究文献，但是，一些读者却如此反映：许多中国的中西医结合研究文献所显示的西医学研究水平不高，如此内容让日本医师们读来只会产生逆反效果；同时，在中西医结合式的研究中，中医学也往往被理解得过于机械和片面，对日本尚难起到良好的参考作用。为此，似以暂时少发表一

些为宜。基于这一点，最近 10 年来，《中医临床》杂志所刊载的中西医结合式研究文献是相当有限的。

在此，我还想就日本中医学者的见解稍加提示。有一位医师曾说过这样的话：西医学就其治疗而言，还是相当幼稚的，对其加以运用时很少有什么烦恼，因为它是以人类统一、世界共通作为治疗前提的，临床上往往并不太关心患者的个体差异，所以，运用规范划一的西医治疗学并非是困难的事情；而中医学则不然，中医的临床治疗常常要令人费尽心机，也正因于此，运用中医学的方法即使仅仅是治愈了一例感冒，每每就很令人欣喜。从这一点上看，比起西医学来说，中医学无疑是一种更为高级的医学。

上述认识，可以说表达了日本中医学派内部的一种相近的情感与价值取向。

八、中医学的发展是立足于临床之上的

近年来中国中医界之所以会弥漫困惑的气氛，笔者推想其还与新中国成立后 40 多年来中医界人士们虽然一直在竭力谋求发展，但却未能见到理想的成果而产生悲观失望情绪相关；当然，与中国打开国门施行改革开放政策以来，因西方经济、文化与价值观，特别是以现代西医学为代表的西方文明给人们所带来的冲击所导致的心理失衡也是密不可分的。近代不少东方人士转向过激地否定自身文化和科学传统，一味地崇拜欧美而主张全盘西化。日本汉方被明治政府从正统地位上废黜，其背景与教训也正在于此。身处于战后欧美化的日本，目前有越来越多的人们正在对此加以反省。

另外，在中医学研究上困惑的出现，似乎还与其理论内容的相互分歧有关。如果仅仅以古典医籍为依据，则《素问》《灵枢》之中就存在有许多矛盾之处，历代的各家学说更令人莫衷一是。进而言之，连对中医学体系的规范化是否可能实现这一命题也依然是议论纷纭。

综观近年来中医界各种论争，或许过于极端，但笔者认为不妨可以这样说：最

近 40 年来中医学术并未有太大的发展。就体制而言，中医学在中国的存续从国家宪法上得以保障，这一点是世界各国尚难企及的，可以说是迄今最大的成果。而考察学术领域，在中医学的发掘与整理方面，成绩虽然也可谓之卓著，只是过于偏重了整理，还很少让人看到有关学说的发展与新理论的提出。人们对于中医学之所以会产生困惑，或许就是在为这 40 多年来尽管倾注了巨大的心血和努力，却未能取得预期的发展而叹息的结果。我们看到，在现代西医学大行其道的今天，不少人已经对应将中医学的原点与基准置于何处而产生迷惘，进而丧失了信心。于是，就出现了企图借助西医学的力量来带动中医学发展的中西医结合研究，又出现有希冀以吸收现代科学成果而求得中医学实现突破的中医现代化研究。不过，纵使是依赖于西医学或现代科学，或许它们也很难对中医学体系的自身发展产生很大的影响。此外，诸如控制论、系统论、信息论的"三论"等现代方法论，虽然也会给我们以一些启示，但中医学体系的发展很难想像会以它们作为依据。一言以蔽之，对中医学体系以外的东西寄以期待，恐怕是难有所得的。

九、挑战疑难病症是天赐的中医学发展机遇

中医学发展史告诉我们，在与疑难病症决战，在克服各种疑难病症的过程中，中医学才得以飞跃和发展至今。《伤寒论》的出现是如此，温病学派的兴起也是如此。这些理论既非来自于桌上的议论，也并非起源于外国的学说。笔者认为，对于中国中医界的数十万大军来说，当务之急应是集中兵力向我们所面临的多种疑难病症进行挑战。无论是癌症，还是艾滋病、糖尿病、心脑血管疾患、痴呆症以及肾病……，历史上人类尚未体验过或尚未认识到以及尚未攻克的疑难病症，今天在我们的面前已堆积如山。如果我们能够全力以赴加以挑战的话，必定能够从中发现一些新的线索。

对于疑难病症，将有待我们从临床中去发现、总结并提出新的病因病机学说与新的诊疗方法。仅依赖现有的病因病机理论与诊疗方法，似乎已很难解决当前所有

的临床问题。具有划时代意义的伤寒与温病理论，当初都是作为新的病因病机学说以及新的诊疗方法而被提出的。

想必中国方面古往今来已积累有数不清的超越了既成的中医学理论和方法而取得成功的临床例证。这些例证用以往的辨证框架肯定难以阐释。笔者相信，如果专家们能广泛搜集并深入解析各种成功或失败的临床实例，以中国人的聪颖悟性与卓越才智，一定能够创立出新的病机理论与新的诊疗方法。因为中国已具备有足够酿生出这些文化、哲学以及思想的土壤，也已具备有相当足够的研究人马、研究经验与能力。

即便在疑难病症之外，以现有的辨证方法还难于把握的临床病例也是经常可见的，如将它们集中地加以研究，或许能够令我们的眼界有所超越。

我社于1996年曾汇编日本中医学研究者们的成果，出版了一本名为《异位性皮炎的汉方治疗》的论文集。异位性皮炎，是日本近年来尤为引人注目的常见性、多发性顽疾，西医除了应用经常因副作用而烦恼的肾上腺副皮质激素类药品以外，还缺少治疗良策；不过，以往的经验表明，对于中医学来说，本病的治疗也并非简单。因本病在中国尚属少见，我们缺少可供参考的经验，基本上只能靠自我探索。为此，上述书中主要汇集的是日本学者们苦思积虑的临床心得与经验。各篇文献所探讨的内容，多是以如何从中医学立场上把握异位性皮炎的病因病机，以及如何立法，如何治疗作为焦点的。尽管作者们运用中医学方法还未能攻克这一顽疾，但本书显示出通过大家的钻研与实践，对于异位性皮炎的病态认识正在深化，中医学的诊疗水平也有了相当大的提高。笔者深信，进一步探讨该病的病机与治疗，在继承的基础上勇于创新，这一领域的中医学研究前景是光明的。

我想再举一个例子。京都有一位学贯中西、勇于探索的优秀医师名叫江部洋一郎，最近我社出版了一册他的著作《经方医学——伤寒·金匮的理论与处方解脱》（一）。从留心患者手足厥冷的症状（日语称之为"冷症"，日本女性多发）是出于手足心还是手足背开始，作者为明确其病理机制，披阅了大量的古今文献，在历经多年的苦苦寻索与临床验证基础上，他终于执笔写出试图对《伤寒论》进行全新阐释的本书。其内容独特，展示出与目前中医学有所不同的生理学、病理学以及中药与方剂学体系。不过，其大胆的见解并不是立足于西医学理论而提出的，其内容的核心乃是一套崭新的中医病机学假说。笔者认为，像江部氏这样勇于创新与发扬的姿态，在目前的中医学研究中是十分可贵而值得推崇的。

以往的中医新学说的出现，可谓多来源于临床，多是以临床为依据的；我们目前依然面临着众多棘手的疑难病症，中医学要想发展和提高诊疗水平并有所突破，难道不是更需要在临床中面对现实，以提高临床疗效为中心，用积极的百家争鸣的方式，去发现和提炼新的病机理论，创造新的诊疗手段吗？

今天，唯有中国，才具有使中医学实现多方的突破、发展与腾飞的条件和能力！

世界对中国、对中国的中医学界，正寄托着殷切的期望！

（原载于《日本传统医药学现状与趋势》一书，1998 年，华夏出版社出版。作者系日本东洋学术出版社社长，日文《中医临床》杂志主编。）

日本汉方医学现状概观

戴昭宇

| 编者按 |

日本"明治维新"废止汉方医以来，历经 100 多年，终于达到了目的。但日本的有识之士则称之为"犯了一个严重的历史性错误"。如今，日本再想使之振兴已成无源之水，仅能走上"废医存药"之路。这条路走不通亦已成定论。崔月犁同志生前再三提醒我们，"不要走上日本用行政办法以西医代替汉医的路"。这篇文章有助于我们明辨在振兴中医药事业中的诸多是非。

对于日本汉方医学与中医学的关系，中日两国间目前有许多见仁见智的看法。本文拟择取几个侧面，就日本汉方医学与中医学的异同，现代汉方医学的特点及其现状，谈谈个人的看法。唯视点与内容上难免片面，但愿能为国内同行提供一些参考。

一、现代汉方医学与中医学的关系

在日中两国间，中医学与日本汉方常常被混为一谈。如持汉方即是中医，或"汉方相当于中医的经方派"之观点者大有人在；将中医学译为"中国汉方"的现象，也是触目可见；还有人为强调二者间的友好交流，或强调二者的同源关系，认为中医学与日本汉方不必互分彼此。笔者初到日本时，对此也曾含混不清。由于所到之处药店里可见有汉方咨询的业务，街头路旁常能寻到针灸按摩治疗院的招牌，我国中医药学工作者对此，每每感到亲近。但深入观察可知，其许多内容与中医药学并不相同。

客观地考察并分析中日两国传统医学的源流与古今状况，进而判断目前二者的关系，笔者对下述观点表示认同：中医学与日本汉方的关联可喻之为同源异流、同根异枝。具体而言，日本汉方虽发源于中国的中医学，但及至我国明清时期（日本的江户时代），伴随着日本古方派的兴起，汉方医学进入了独自的发展阶段。目前的汉方与中医学，二者从基本概念、诊疗方法到各自在本国医疗中所处的地位，均有很多差异。以汉方的古方派与中医学比较而论：二者不仅对阴阳、虚实、寒热等基本概念的定义和理解意见分歧，对脏腑理论、病因病机学说在指导诊断治疗过程中的重要性认识也有很大距离；尽管双方都十分重视对《伤寒论》的研究，然而在对该书内容的理解、对其方剂的临床应用等方面，有许多原则性差异；此外，有关证的概念、辨证论治与方证（症）相对、方病相对之理念的区别，各自在诊断治疗中对腹诊和舌诊、脉诊等的不同态度，对药量以及处方加减等的不同见解，都值得我们辨别而论。更兼之在目前日本汉方医学界中人数众多的现代汉方派，已激进到完全以西医理论指导汉方研究与临床，其与我国中医学以及中西医结合的思路和宗旨又有不同。

总之，近代日本汉方已经从中医学中分离出来，形成了自己的体系。尽管近 30 年来日本汉方界中出现了中医学派，但若将日本汉方的整体与中医学混为一谈，则不仅与现实相违，同时也不利于彼此间的正确认识和学术交流。

二、汉方医学流派与现代汉方特点

汉方医学的流派，传统上虽有后世派、古方派与折衷派等划分，但是物换星移，上述流派实际上已随着现代汉方的兴起而日渐凋落。以吉益东洞为代表的，认为传统中医学理论多是空理空论的古方派，在汉方学术界至今虽然尚有相当大的影响力，但现代汉方派（或称汉方科学派），才可称之为今日汉方医学的主流。所谓现代汉方，指伴随着1976年汉方医疗加入到日本国家健康保险制度后而迅速崛起和形成的，目前日本汉方医学界中的一个多数派。其特征是：由传统汉方的方证（症）相对、随证治疗或"口诀汉方"（即以歌诀的简练形式，表述和传授处方与适应证的对应，重视实用与临床经验，摒弃作为自身源头的传统中医学理论），进一步转化成以西医理论指导下的汉方研究与临床，且突出表现于汉药西用、方病或方症相对的临床治疗特点上。1989年日本东洋医学会导入汉方专门医制度后，这一特点表现得越发突出和加剧。

1976年以来，147种汉方颗粒制剂和210种生药逐步被纳入日本的国家医疗保险制度中，由此给汉方药产业注入了极大的推动力。有资料表明，汉方制剂的年产值在1976年以前不足100亿日元，而汉方被纳入国家医疗保险制度后，1978年其制剂的年产值就增长至200亿日元，1988年则达到1000亿日元，1992年突破1800亿日元。现代汉方产业的飞速发展，同上述汉方诊疗保险制度的确立和1970年以来日本全国范围内泡沫经济的急剧膨胀密不可分。在激进的振兴汉方医学与汉方现代化、科学化的口号和霓彩中，日本汉方确曾表现出一派表面繁荣，我们国内也听到过日本欲在数年内超越中国中医药学研究水平的声音。然而，随着近年来日本泡沫经济的崩溃，汉方发展中潜伏着的重实用而轻视自身理论，一切以西医学为是非基准，向西医学一边倒等弊端所带来的问题渐有显露。种种迹象表明，现代汉方医学因在发展方向上的迷失，已导致近年来汉方医药的研究与生产出现大幅度滑坡。

客观而论，源于中医学并结合本民族特点而形成和发展起来的日本汉方医学，其体系中蕴含有许多独特的通过历代长期临床实践研究所形成的真知灼见。一些日本古代学者在医史文献以及临床等方面的研究水平，即使同我国相比较，也足令我们惊叹；不少日本医家的学说与临床经验对我国也产生有积极影响，给我们以良好的借鉴；特别是为数众多的在我国已经失传的古代医籍，于日本至今依然被精心收藏，这对我们的中医学继承和发扬可谓功不可没。近年来，日本运用先进的科学技术手段，以现代药理学等方法对中药处方以及众多的天然药物所进行的深入系统研究，对汉方与中医药临床疗效机制的探索，其方法和成果也足资我们学习和参考。不过，日本在其先进技术的背后，政府承认汉方药，却未正式承认汉方医学；有汉方医疗却缺乏正规且系统的高水平汉方教育体系，导致今日汉方只能依附于西医学而存在，其中教训值得我们汲取。

三、汉方的医疗保险动向

近年来，有两个事例可作为日本汉方在现代日本社会中地位与现状的写照：一是 1983 年与 1993 年已二度出现，1996 年底以来又重新引人瞩目的有关汉方诊疗将被从国家医疗保险体系中削除出去的骚动；二是 1996 年 3 月以来因小柴胡汤"副作用"问题的报道所引起的风波。对于后者，笔者将于另文详述，下面先谈谈汉方医疗健康保险的近来动向。

如前所述，自 1976 年汉方医疗开始加入到国家保险制度体系以来，曾刺激了汉方产业的发展，促进了汉方医药在民众中的普及。不过，20 年来这一制度的存续并不稳定。随着高龄化社会的飞速成长，国家医疗保险费用支出与日俱增，日本政府已感到不堪重负。厚生省为压缩巨额赤字，曾先后于 1983 年与 1993 年有过欲将汉方医药从医疗保险中剔除出去的议论，尽管未动真格，但 1996 年底以来风声又紧。在关于医疗保险制度改革方案几经酝酿的过程中，汉方界一直惴惴不安。日本东洋医学会曾于 1996 年 12 月和 1997 年 2 月向会员们两次发出紧急通告，呼吁汉方界行动起来，密切关注这一事态的变动。1997 年 9 月政府公布并实施的医疗保险制度改革方案中，虽未将汉方诊疗从医疗保险范围中甩出去，但有专家们估计，因日本政府已难以承受连年膨胀的医疗保险费用支出，在继续进行的医疗保险制度改革中，汉方药之全体或部分并同一些西药，今后被划归为非处方用药（即 OTC）似已是大势所趋。事态还处于变动之中，日本国内外环境中的多方因素都可能对此构成影响。不过，一些汉方药厂家已在针对今后的局势，缩小汉方药的研究开发与生产规模。可以预计，汉方医疗一旦脱离医疗保险体系，寻求汉方医药治疗的患者与学习并运用汉方的医药工作者必将减少，汉方药产业也必将出现萎缩，进一步还会影响到我国中药原料的对日出口。

对待汉方的医疗保险之存废，我们认为必须看到它与汉方医学的历史及现实的密切关联。江户时代以来，日本汉方界轻视理论、弃医存药的倾向日益严重；明治维新之后的全盘西化风潮，更导致日本摒弃中国传统文化，重欧轻亚。汉方就是在如此背景下被西医学从正统地位上驱逐的。时至今日，可以说无论是日本政府，还是汉方界自身，对于汉方医学的一些认识，仍未走出明治时代的樊笼。导致汉方今天依附并从属于西医学，却得不到西医承认的局面，不能不说有其历史根源。另一方面，基本上按照西医思路与基准，再三经削足适履般的改造而被进行研究和评价的现代日本汉方，目前其主体确实近乎于"唯方与药耳"。皮之不存，毛将焉附？面对着发展方向之争的中医药界，就此应该深思。

四、汉方药的临床应用概况与医疗保险制度的两重性

近年来的资料表明，临床中有 80% 左右的医师或多或少地应用汉方药，其中95% 以上仅使用汉方制剂（主要是颗粒冲剂），而不会或无条件自拟生药处方并应用汤剂。这种治疗方式，被称之为"颗粒剂汉方"。汉方颗粒剂尽管携带和服用方便，但毕竟种类有限，且不便于辨证加减，其疗效亦与相同处方的汤剂有所不同。加之日本没有高水平并自成体系的汉方教育，应用汉方药的医师大多对汉方医学知识了解不多，繁忙的日常工作中，他们大多无暇或无意去追求艰深的传统医学理论，临床中只凭翻检制药厂家提供的处方解说手册作为用药指南（其内容多以方病或方症相对式的使用原则为核心，或以现代药理学研究结果为依据），每每将成方作为一味药物来用。由此，在医疗健康保险的限定范围内，普遍出现汉药西用，或仅仅是用于对症治疗的局面。以西医学为本位的现代医疗健康保险制度，限制了传统中医学和传统汉方理论的应用，使临床医师们变成"医疗保险制度的奴隶"，汉

方药的临床疗效难以确保和提高。从这一意义上来说，现代医疗保险制度对汉方医学的健全发展和普及，实质上也起到了束缚的作用，亦即医疗保险制度对目前的汉方医学来说，具有正负两重性。从这一认识出发，日本汉方界里的中医学派有如下观点：畸形的汉方医疗保险制度已无存在的价值，因这一制度作祟，中医学难以在日本跃进和新生。汉方的医疗保险制度如果被取消，虽然会在传统医学界引起强烈阵痛，但也有可能成为日本汉方从此脱胎换骨的一个契机。

五、针灸的临床与科研及教育现状管窥

据日本社 1994 年的抽样调查表明：在目前日本的针灸师中，遵循中医学理论，开展"中国式针灸"诊疗者，其人数仅占 2%，其余多是以西医的解剖生理学理论指导临床，或仅仅是把针灸当成一种物理疗法。针灸疗法在日本尚未被列入正式的医疗体系之中，与按摩及正骨等一起属于"医疗类似行为"。比起治疗目的，在某种程度上，日本的针灸与按摩治疗往往更带有商业服务性质。一般针灸师与医师的社会地位和经济地位差距很大，针灸治疗院难以同医院相提并论。不过，近年来对腰痛和类风湿性关节炎等 5 种疾病，只要有医师开具的诊断证明书和针灸治疗推荐信，则其治疗也可适用于国家的医疗保险制度，由此说明针灸医疗的价值正在逐渐被政府所认可。从整体上看，日本的针灸临床与我国大有不同。以针灸器具为例，日本的毫针细而短，而中国的毫针令大多数日本的针灸师及患者感到既粗且长，并由此令他们联想到疼痛而产生畏惧感。不少日本针灸师认为：针灸治疗必须在让病人舒适的前提下，解除其痛苦；而中国的一些针灸大夫的治疗操作则被他们看作是粗暴和潦草的。中国的一些刺激性较强的针灸手法难以被日本社会所接受，更难以在日本普及推广，原因在于针灸病人（或称之为顾客）如在治疗中感到疼痛或不适，其治疗便常常难以持续下去。从另一方面来说，一些日本针灸师精细的治疗手法和患者至上的态度，也确实值得我们虚心学习。

再看现代针灸教育。全日本现有 30 多家针灸学校，多属于中专或大专性质。近

几年来，各校教材及国家每年施行的针灸师资格考试中均导入了中医学的内容，但因存在有严重的师资缺乏问题，与中医学相关的课程，几乎无人能教。

日本的针灸界，目前存在有经络派与科学派这样两大流派。近年来的针灸学相关研究，多偏重于与临床脱节的所谓"科学化"实验，各种实验结果多难以反馈回临床并进一步指导医疗实践。我们注意到国内同样存在有类似倾向。对此，在日本已有一些学者开始反省，我们国内是否也应反思：中国针灸学的特色到底何在？中国针灸学的发展方向到底应如何把握？近20年来尽管有数千名日本留学生来中国学习针灸，但在今日日本，尚缺少中国针灸（中医针灸）的临床学术带头人，这是为什么？

六、汉方界里的中医学派

日本自江户时代以来曾施行闭关锁国的政策，日中两国的传统医学交流由此基本中断。100多年前日本的明治维新更以富国强兵、脱亚入欧为口号，对中国传统文化采取了从根本上否定的态度，近代的日中传统医学在相互阻隔中彼此逐渐生疏。自从1970年初有关我国针刺麻醉的报道轰动世界以来，我国的现代中医学在日本又重新受到关注。从那时起40多年来，日本汉方界中有许多人开始学习中医，并不断与我国进行友好交流。

近年来，存在于汉方界中的日本中医学派的势力及其影响在不断增强。首先在全国各地有不少中医学的学习与研究团体在活动。20世纪90年代初据日文杂志《中医临床》编辑部的调查表明，当时各地有50多个研究会在活动，目前的数字也是大致相同。例如以各制药厂家为后盾的各种中医学学习会，各种小团体、小规模的演讲会经常在各地召开，主要参加者有医师、药剂师以及针灸师等。这些团体中以神户中医学研究会（中心人物：伊藤良、森雄材），东京临床中医学研究会（中心人物：平马直树、小高修司、冈田研吉、三浦於菟、张珑英等），京都日本中医学研究会（中心人物：江部洋一郎）的水平最高，影响较大。神户中医学研究会多年来翻译出版了系列的中医学书，对日本的现代中医学普及颇有贡献；东京临床中医学研究会的骨干多留学过中国，该会每月在东京举行报告会，并发行有会刊《东京中医学报》；京都以江部先生为首的中医学研究者，近年来提出"经方医学"的独特框架，对《伤寒论》的理论内容与临床应用加以重新阐释，已从对中医学的单纯摹仿走向自倡新说。

日本的中医学派多是因痛感到西医学的局限性，并且在对日本汉方医学所抱的希望幻灭之后转而求索于中医的。对于中医学，他们大多并不是全盘照搬或盲信盲从，在学习与临床运用中，他们不断在结合本国的传统及特点，加以合理的吸收和化裁；他们也在不断地发现中医学体系中的一些问题与矛盾。有些日本学者意识到，中国的现代中医学教材中有的内容既与传统不符，又与临床现实相脱节。在相互交流中，一些中国学者照本宣科、无视临床与时代的做法，已引起日本学者的反感和批判。对于我国目前盛行的中西医结合的研究方法与思路，不少日本中医派的学者也持反对意见。他们认为，近来的中西医结合多侧重于以西医学来解释中医，凡中医学解释不清的内容，便轻易地以尚未确定的西医学理论取而代之。如此倾向，只能不断导致中医学理论和临床水平的萎缩。

不过，总体上看来，汉方界中的中医学派还处于人少力弱、羽翼未丰的状态。他们尚未结成全国性的力量，在日本东洋医学会中的发言权与影响力还不够强大。近年来，有关中医药学基本理论的教材译著或普及读物在日本已出版有相当多，今后的首要目标应是尽快提高中医药学的疗效和应用水平，强化中医药学（包括针灸学）在日的临床研究。如此，中医学在日本才能具有说服力和感召力，才能够得到真正的普及和发展。

七、关于中日两国传统医学交流

两国在20世纪80年代前期的交流曾非常活跃，但近年来因中日两国间政治经济形势的多种变化，作为中日间整体关系的一环，两国传统医学的交流未能深化，处于一个低潮期。因日本泡沫经济的崩溃，以往通过各汉方药厂家出资后援赞助的交流活动也相应减少，且交流一直停滞在民间水平上。而且，从汉方界整体来看，目前在一部分日本学者中已缺乏向中医学学习，积极与中国进行交流的空气。翻阅各种汉方杂志，参考文献中引用中方资料者不多，即可作为一例。与此同时，中国方面组织召开的一些中医药国际性学会，近年来有越开越滥的倾向。或因宣传及联络的不够充分，或因组织和运营中不够细致，或因学术交流活动未能得到强调，许多会议未能广泛地召集到高水平的日本学者参加，而且从参会者中也常听到一些不满的意见。发表于某些汉方杂志的访华参会观感，其内容每每以见过哪些人、品尝了什么美味、得到了什么聘书为主。对于学术交流的内容，日本学者们果真不感兴趣吗？

在中日两国的传统医学交流方面，有大量工作急待开拓和深化。两国国情不同，中医学在日普及与发展不可能同我们国内是一样的模式。在新的历史时期下，就中日传统医学交流的思路、方法与渠道，国内应从战略上加以重新探讨。为促进中日交流，加快中医学走向世界的步伐，更好地做到知己知彼，建议国内成立日本汉方研究咨询机构，集结国内外有志于中日医学交流的专家和团体群策群力；中医学的日译问题作为中日医学交流中一项重要的基础性学术工作，存在问题很多，也应引起高度重视。

汉方不是中医学，但是中日传统医学通过相互交流，可以彼此借鉴，共同提高。而交流渠道的拓宽与交流内容的深化，于我们国内外的中医药学者来说都是责无旁贷的。

教育论坛

中医药学是我国医学科学的特色　也是我国优秀文化的重要组成部分

有关中医药高等教育的几点意见

崔月犁

│ 编者按 │

后继有人，是中医药事业振兴、发展的关键。中医药高等教育能否培养出成千上万的中医药高级人才，更是关键的关键。崔月犁同志生前一而再、再而三地对中医药高等教育提出意见，是他在振兴中医药事业的实践中凝炼于心的肺腑之言。

收到办公厅寄给我的有关高等中医药院校教育问题的报告，这个调查报告很好，在财政上和体制改革上提出了很好的意见。今提出几点意见供参考，不当之处请予指正。

第一，中医药高等院校的课程安排，西医课程占的比例太大，中医课程占的比例太少（例如北京中医药大学西医课程为35%，中医课程才65%）。这种半中半西的教学计划，很难培养出在中医理论指导下较高水平的中医人才，培养出来的只能是半中半西的中专水平。据说西医院校的中医课占整个课时的2%，那么中医院校的西医课为什么要占35%呢？也应当占2%。如果办中西医结合院校，中西医课程可各占一半。办中医院校就要培养主层次的中医药人才，课程要以中医经典原著为主。中医药古典著作上万册，浩如烟海，它的理论体系和思维方法经过几千年的实践检验，应该承认它是科学的。学生不把医古文的基础打好，毕业后还看不懂经典原著，就不能很好地学习和继承，发展就更谈不上了。

第二，中医的教学方法，应当研究总结适合培养中医药人才的方法，不应机械照搬西医院校，要加以改革。发扬中医的师带徒的优良传统，使学生一出校门就会看一些病。

第三，如何振兴中医，如何继承和发展中医药学，有些问题应当进一步弄清。继承什么、发展什么？怎样才能继承不泥古、什么是泥古？怎样是发展不离宗、什么是离了宗？需要具体研究确定，分析清楚。在高等中医院校教学时，就应当清楚。这样才能在培养高层次人才时效果更好。

第四，为了进一步振兴中医，继承和发展中医，要专门立法，由人大通过批准。这样中医在医、教、研各方面才能健康发展，改变中医附属西医的地位。

第五，我国有九亿农村人口，为农村培养中医人才，是卫生工作一项艰巨而伟大的任务，国家教委和国家中医药管理局要有个具体的规划。如果我们用上十年、十五年或再长一些时间，为农村把这项事业办好，会对中国人民健康作出重大贡献。

第六，为了保持和巩固我国中医药在世界上的领先地位，对国内中医药的发展，要有具体规划和相应的措施。日本、新加坡等国办的中医学院完全讲中医课。日本在明治维新后消灭了汉医，知道犯了一个历史性错误，现在他们想把中医药学拿过去，创立东方医学，并用各种办法开发我们的中药成果，以此占领世界市场。因此我们更应该在马列主义哲学辩证唯物主义指导下，根据中医的理论和临床的诊治方法，结合高科技、多学科进行研究，使中医药学真正能保持高水平的领先地位。

我相信，如果今年国家教委和国家中医药管理局作了充分准备，在取得共同认识的基础上，召开全国高等中医药院校会议，总结经验，确定今后的正确方向，今后会培养出成千上万的高层次人才。这样，中医药事业才能后继有人。否则，老中医一代一死，那可能会使中医药不知不觉走上日本消灭汉医的道路。其差别是日本维新后学习德国的细胞学，认为中医不科学，用行政办法以西医代替汉医，而在我国，新中国成立前国民党用行政办法没有消灭了中医，因为西医力量太弱，代替不了，特别在农村，几亿人口都是看中医。我国在振兴中医中，如果不知不觉把中医由衰亡走到消灭，将是一个悲剧。这种危机感，全国老中医都有程度不同的存在。希望教委和国家中医药管理局把人才的培养放在工作的首位，保证中医药事业后继有人。

还有一个问题，就是培养中医药高层次人才和发展中西医结合的关系问题。如果不能培养出大批高层次中医药人才，高层次的中西医结合也会落空，就是结合，也是低层次的，要想出什么中西医结合专家，那就更谈不到了。

（本文是作者 1996 年 3 月 20 日致政协全国委员会科教文卫体委员会的信）

1996 我们走向何方

——北京中医药大学 1996 届毕业生状况调查报告

李鸿伟　王一平　丁建鹏

| 按语 |

这一篇调查报告，发表在《北京中医药大学校报》1996 年 1 月 25 日第 3 版。尽管调查内容的设计有欠全面之处，但调查报告却给我们留下了一系列惊人的数字。"81.8% 的学生是第一志愿报入北京中医药大学的，而通过几年的学习却有许多同学对当初选择的正确性表示怀疑"。"77.8% 的学生未能使图书馆在学习中发挥应有的作用"，对专业类图书却"以题库习题这类书最受欢迎"。在校学习近 5 年，中医专业思想仍未牢固确立，"72.7% 的学生觉得在毕业前夕需要补充西医类知识"。"51.5% 的学生认为如果按照目前这种状况发展下去，中医学前景不容乐观。有 26.3% 的学生对中医药的前景竟然抱一种无所谓的态度"。"对中医药学术动态的了解上，56.6% 的学生认为自己知之甚少，32.3% 的学生则基本不了解"。调查报告还对办学提出质疑说："中医药高等教育在风雨中走过了近四十年，认为现行教育体制使得学生们'中医没有学好，西医没有学到'"。"科教兴国"，教育为本。回忆中央书记处关于"中医不能丢"的指示，难道不值得我们深省吗？我们是否需要在办学指导思想、课程设置、教材编写、教学方法等重大方面，进行一下认真的反思呢？

崔月犁

1997.12.8

此次调查采取分层随机抽样原则，以我校96届毕业生为调查对象，采取问卷与采访相结合的方式，共发出问卷100份，其中中药系38份，中医系中医专业42份、养生康复专业20份。问卷回收率为99%，有效样本99份，皆处于调查的信度与效度范围内。因此，本调查结果较为准确地反映了我校医药两系学生的基本状况。

此次调查围绕我校学生对大学生活的印象，对教学与中医药学的思考，以及面对人才市场的态度三方面进行。从毕业生对调查的热情支持中，我们可以看到莘莘学子对学校的热切期望。是啊，哪个学生不希望能有美好的大学生活？哪个学生不希望自己的母校能更好？哪个学生不想找到一个能发挥自己才能的工作？

一、我的大学生活

学生的首要任务是学习。然而谁也不能否认：一个轻松愉快的环境能够促进学习，使大学生活变得更为丰富充实，生动有趣；而一个沉闷的环境，带给我们的只会是单调与乏味，空虚与无聊。大学阶段是学生思想形成的重要阶段，也是最值得留恋的时光。与其他院校相比，医学院校学生的大学生活要逊色一点。调查显示，76.8%的学生对自己的大学生活不满意，56.6%的学生觉得与其他院校相比，本校的大学生活较差。只有3%的学生认为自己的大学生活状况良好。反映较多的是我校学术气氛不浓，缺乏文化气息。学生们希望我校社团能在丰富学生生活中起到应起的作用。从我校学生社团的形式和数量上看，学生的业余生活应该是可以达到丰富这一层次的。然而无庸讳言的是，除了免费电影可以招徕一些观众外，对于其他活动，学生们都未能表现出热情。这里面既有社团及其组织者自身的问题，也有学生自己的原因。在许多学生的观念中，认为只有学习才是唯一的目标，只有成天学、成天背书才算不负光阴，参加活动是浪费时间，再加上活动本身缺乏吸引力，久而久之，形成了一种恶性循环；由于缺少有效的合作，活动也就办得越来越差；由于活动越来越差，参加的人数也就越来越少。

其实丰富充实的大学生活在很大程度上需要自己去创造。学生们在抱怨的同时，似乎很少去思考一下自己究竟为创造一个良好的氛围做过什么。想来学生们既然有发牢骚的时间，不如进图书馆看些书，或积极参加一些社会活动，这既没有浪费预算内的时间，又锻炼了能力，丰富了自己，何乐而不为呢？

二、我的学习过程

调查显示：86.9% 的学生认为上大学的目的是学习知识与能力，而只有 13.1% 的学生把混文凭作为自己在大学期间的目标。这充分反映了我校学生较强的求知欲望。有 71.7% 的学生认为我校教师的敬业精神强或较强，尤其以中年教师更为突出。而个别青年教师则在这方面做得不够，在课堂上甚至出现了 BP 机乱响的现象，既干扰了课堂秩序，也对教师的形象不利。一些教师把授课看成是完成任务，甚至完全念教科书，或者把教科书上的大条挪到黑板上当板书，要求学生只要照背就能参加考试，却不注重"传道""授业""解惑"。

在对选择题是否有利于学生能力的培养这个问题上，只有 12.1% 的学生持赞同的观点。作为中医学这门学科，辨证论治是其核心，这就要求学生能灵活掌握与运用，然而多选题这种考试模式使得学生在有限的时间内却未能对学科有较深的理解。其中 44.4% 的学生完全靠死记硬背来学习中医类课程。而作为药系学生，在对中医类课程的学习中，死记硬背的竟高达 57.9%。看来在给药系学生开中医类课程时，更应注重引导，加强理解。有的学生甚至死背笔记，因为事实证明这样能得高分。即使在对问答题的判分中，老师也带有这种倾向性，使得学生为求高分而不敢去尝试自由发挥。

在学习方式的调查中，有一些是值得我们注意的：只有 37.4% 的学生认为自己在学习中采用了较为主动的学习方式，而 51.5% 的学生认为自己是采用被动的学习方式。有 10.1% 的学生甚至从未考虑过学习方式问题。有效的方式需要引导，也需要学生自己去寻找、去探索。大学的学习目标不应该仅仅是知识，还应该更加注重学会如何去学习。

学生们向来注重图书馆的运用。然而调查显示：只有 22.2% 的学生认为自己有效地使用了图书馆，而有 77.8% 的学生未能使图书馆在学习中发挥应有的作用。一些毕业生的借书证上甚至只有很少几页的使用证明，而且以开架借阅的文艺类图书居多。对于专业类图书，以题库习题这类书最受欢迎。学生们一方面认为图书馆书太少，另一方面却不知如何去运用它，没有充分认识图书馆的价值是一个很重要的原因。一些学生仅仅满足于背会书上的东西，却很少去利用图书馆丰富自己。

三、我的课程

在对基础课与临床课接轨的问题上，59.6% 的学生认为做得较差。学基础课时老师很少联系临床，到了临床时老师又很少联系基础理论。学基础课时老师习惯于把某个方子说得如何好用，某一项理论的适用范围又如何的宽广，这对于巩固学生的专业思想固然有一定的必要，但如果脱离了实事求是这个原则，难免会起到相反的作用。在上临床实习时，学生们认为有些带教老师只带不教，以致于在实习时有一种当长工的感觉，忙是很忙，却没有太大收获。当学生们在临床中遇到问题时，老师们本可以结合基础理论进行解释进而引导的。

对于课程的设置，67.7% 的学生认为西医药类课程设置过少，9.9% 的学生认为西医药类课程设置过多。进入实习期间的学生，面临着一个如何尽快获得独立工作能力的问题，在这期间西医类课程发挥着巨大的作用。学生们认为自己的西医学知识过于泛，在深度上很难适应临床要求，以致于有 72.7% 的学生觉得在毕业前夕需要补充西医类知识。对于药系学生来说，这种需要显得尤为迫切。一些学生认为自己拿着理工科的学位，就该有足够的现代科学知识相匹配。

四、我看中医前景

21世纪，中医将进入全面振兴走向世界的新时期。然而作为跨世纪的人才，有51.5%的学生认为如果按照目前这种状况发展下去，中医学前景不容乐观。有26.3%的学生对中医药的前景竟然抱一种无所谓的态度。中医药高等教育在风雨中走过了近四十年，理当四十不惑，然而这种不乐观或无所谓的态度却很难与之相称。

在对中医药学术动态的了解上，56.6%的学生认为自己知之甚少，32.3%的学生则基本不了解。有59.6%的学生认为现代科学技术在中医药发展中的作用较少或无用。而事实上，一部几千年的中医学发展史，本身就是不断吸收各个时期最新科学技术的发展史，中医学理论体系的本身便具有很强的开放性，医学之所以能从巫医中分离出来，就在于中医学在不断的实践中，吸收了其他各门学科的精华，天文历算乃至人们对自然界所有感性与理性知识，都在《黄帝内经》中得到抽象与升华。张仲景也正是把当时所处时代对疾病和对自然的认识糅入到了中医学中，才成为医圣。可见中医学要发展，我们就不仅要继承，更要发扬。现代的中医学者从来没有也不可能仅靠捧一本《黄帝内经》去给人看病，社会的发展对中医药学提出了更高的要求，而自然科学的迅猛发展却未能被中医消化、吸收，中医理论在逻辑推理运算的自然科学前显得那么苍白无力。改变这种状况是新一代中医药工作者的职责，可惜这个认识并未能得到太多学生的认同。

笛卡尔曾告诉我们：数学的概念与证明，能够而且必须应用于一切世俗科学。中医药学同样也无法排斥这种概念。只有通过定量分析，才能更深刻地揭示事物的本质。任何一门学科如果没有达到成功运用数学方法，就不能认为精确地揭示出了事物的运动规律。所以现代科技理应成为中医药学发展的动力。看来学生们在团结勤奋求实之外，还得有点进取精神。

五、面对人才市场的困惑

1996 年 1 月 6 日至 7 日的首都体育馆，可以说是"人才挤挤"。我校学生在人才市场上的竞争力如何，相信以下一组数据能说明问题，这不仅是学生的自我评价，更是从人才市场得到的反馈：79.8% 的学生认为与其他中医院校相比，自己的能力具有优势；92.9% 的学生认为跟西医院校学生相比，自己不具有优势；45.5% 的学生认为自己的知识面窄，综合能力差；90.9% 的学生认为学校应加强英语与计算机的教学；93.9% 的学生认为现行教学模式难以适应市场的需求；98.0% 的学生认为自己在人才市场的竞争力较弱或一般。

在市场经济条件下，学校仍按其固有的教学模式进行教学，而学生却又必须进入人才市场进行竞争。中医药学本身就是一个长线专业，在人才的需求上不可能过热。解决这个问题，既需要国家在这些基础学科方面进行扶植，在就业上实行优惠，也需要学校适当进行教学改革以拓宽知识面。当然，作为高等院校来说，对于人才的培养首先注重的是社会效益，然后才是经济效益。然而作为学生，则希望二者兼顾。

一些学生觉得现行教育体制使得学生们"中医没有学好，西医没有学到"，建议增加学制以弥补这种劣势。

六、几点建议

在调查中我们发现：81.8% 的学生是第一志愿报入北京中医药大学的，而通过几年的学习，却有许多同学对当初选择的正确性表示怀疑。这提醒我们要加强培养学生的敬业精神，巩固其专业思想。而作为北京中医药大学具有较高水平的毕业生，本身就应该在一个良好的环境中工作，才能更快更好地出成果。学生们相信学校在为学生寻求出路方面会尽力尽心。

北京中医药大学作为全国唯一的一所中医重点大学，在提高办学层次上是否也可以从"协和"借鉴些有益之处呢？考虑到中医药学的发展，以下方式似乎可以尝试，即以研究生教育为主体，招收以下四类人才。其一是招收理工科大学生物理专业的应届毕业生以加强基础理论研究；其二是招收西医院校相近专业的应届毕业生以强化临床研究；其三是招收全国各中医院校的优秀本科毕业生以博采众长；其四是招收高考优秀学生实行师带徒后再系统学习中医。相信这些教学体制对中医药学的发展会起到促进作用，而北京中医药大学进入"211"也更理所当然。

（策划：李鸿伟　王一平　丁建鹏；问卷设计：兼文；调查时间：1996 年 1 月 8 日。）

二十一世纪，
中医的世纪
——访中国中医药学会会长崔月犁

邱四维

| 编者按 |

"二十一世纪，是中华文化的世纪，是中医腾飞的世纪"，这是一位为中医药事业奋斗了数十年的老中医发自肺腑的心愿。能否实现这一心愿，关键在于我们能否在二十一世纪拥有一大批精通中医药学术理论、熟练掌握中医药临床技能的中医人才，尤其是要有一批有真才实学的青年。如果我们在现行的教育模式下再徘徊几年、十几年、几十年，我们真的要愧对祖宗、愧对子孙了。

问：崔老，您是我国卫生界德高望重的领导人，在担任卫生部长时您就提出要发展我国中医药事业的主张，并为此做了大量工作。您能否介绍一下新中国成立以来，我国中医药事业的发展情况？

答：中医是我们中华民族非常宝贵的文化财富，但在对它的继承和发展过程中，由于中医理论体系和诊治方法的特殊性以及我们对中西医认识上的不一致，中医事业的发展并不顺利，甚至可以说走了条艰难之路。

"文化大革命"中，毛主席提出要"西医学习中医，中医学习西医，搞中西医结合，创立新的学派"。本来这是个非常好的主张，为中医在新时代的发展开辟了更广阔的领域。但那时我们国家整个路线都是"左"的，当时认为我们大干快上用十年八年就一定能制造出一个新的学派，实际上这是不可能的。加上讲阶级斗争，批判牛鬼蛇神封资修，一些老中医被当作封建残余臭老九被打倒赶回了家，中医的骨干被瓦解了。在这种情况下，创造中西医结合的新医学学派怎么可能？中医没有骨干，就由西医去创造，西医很快占领了中医的阵地。1978年我恢复工作到卫生部当副部长，服从组织安排，主管中医工作。当时中医是什么状况呢？

20世纪60年代中期至70年代中期，全国中医院只剩100多所，这100多所还是以西医为主，中医为辅，中医实际上离被消灭差不多了。1982年，湖南衡阳会议上，我提出中医就是中医，不能用西医消灭中医，中西医结合不是谁占领谁的问题，中西医结合应是一种高级结合，它所用的方法应既不同于原来中医的方法，也不同于原来西医的方法，是在更高层次上寻找结合点，我们不能挂梅兰芳的牌子却唱流行歌曲的调子，保持中医的纯粹性这是中医发展首先要解决的问题。这次会议是个转折点，从此我们在政策上开始重视中医了，但是怎样才能把中医发展起来，还是个大问题。中医的真正发展首先要国家增加对中医的投入。1982年重新修订宪法时，彭真同志给我写了封信，说中医你要好好地抓，后来又派王汉斌同志和我谈怎样发展中医。经过讨论，我们在宪法中加入了"发展现代医药和我国传统医药"这样的字句。1983年，我们向国家争取到1亿元发展中医专款。在当年的卫生厅局长会议上，我对各省卫生界负责人说，现在我们有了这么些钱来发展传统医学，我不提多的要求，就两条：第一，必须每个县建立中医院，如果是少数民族地区，应按他们的需要建民族医院；第二条，加强中医高等人才的教育，少数民族的蒙医、藏医、维医要建立医学院，傣医要建立卫生学校。先把传统医学的庙建起来，有了庙，请神就比较容易了。到1985年，我们有了近1600所中医院，现在已到2000多所，中医学院有了30所。可以说，中国的中医事业发展又有了新的起步。

问：崔老，您在前面提到在我国中医事业的发展过程中，西医曾一度取代中医占据领导地位。事实上由于西医在医疗技术和诊治手段等方面与现代科技进步紧密结合，发展极快，而中医的发展相对缓慢。因此，有人提出应把中医西医化，或者说中医向西医看齐。对这种观点您怎么看？

答：我赞成中西医结合，但我不赞成中医西医化。

有3个概念我们必须弄清楚，一是发展中医，一是发展中西医结合，一是发展西医。我们不能用中西医结合来代替发展中医，这是个原则问题。1984年我在中央书记处汇报工作时，提出中医不能丢，中西医结合要继续搞。中医学是我们祖国的传统文化瑰宝，它所包含的内容博大精深，中医学有一套独特的理论体系，它的整体观、辨证思想、天人合一等东西在西医里是没有的。虽然中医学不像西医直观、量化，可以测定，但中医在临床的实践中是极富成效的。有些在西医看来是没有办法的病，中医一看就见效了。实践是检验真理的唯一标准，中医的诊治方法也许在实验室做不出来，可在客观实践中得到了最好的检验。人们常说："西医治表，中医治里。"可见大家对中医神奇的疗效还是十分信服的。一些欧美国家对中医也重视起来。日本在明治维新时振兴科学，在学习了德国的细胞学后，取消了汉医。1979年我访问日本，日本医学会西医会会长很有感慨地对我说："中医非常好，我们取消汉医是个错误。"如果按西医的测验手段，取消中医很容易。比如号脉，中医认为正脉反脉共有80多种，可西医的脉像仪只测出几种，如果因为仪器无法测出就否定它的存在，这样的态度才是不科学的。科学是不断向前的，它的进步就在于不断地探索未知的新领域，寻求解决问题的新方法。对现在的科学手段无法检测、现在的理论无法解释的事物，我们应有一种包容精神和虚心求解的态度。对中医这种有几千年历史实践的东西，我们更应努力挖掘发展。也只有在中医学得到充分发展的基础上，中西医才能找到最佳的结合点。

问：目前，我国中医药界面临着一些困难，比如科研经费不足、人才的缺失等。与此同时，日本、韩国在对中医的研究和应用上非常下工夫，也达到了相当水平。两相对照，有人惊呼：中国的中医再不发奋向前，恐怕不久就将变成日医、韩医了。您觉得这种说法是不是危言耸听？您对目前中医面临的困境怎么看？

答：这种说法绝不是危言耸听。我们好多中药，比如六神丸，日本人拿过去后很快就占领了世界市场。还有救心丸，这是我们研制了几十年的国家级新药啊，可现在日本生产的的确比我们自己的好。日本人不仅想在中药上占领世界市场，他们还专门培养"东方医学"向世界发展。针灸是中医的重要组成部分，日本人跟我们斗了两三年，他们一定要按日本的穴位作为世界通用的标准，我们不同意。后来他们又想把世界针灸协会放在日本，我们争了好久，才把它放在中国。气功也是如此。为什么我现在还当着世界医学气功学会的主席？主要就是要和外国人竞争。气功是中国的国宝，我们不能像景泰蓝一样把它给丢掉了。

现在我们在中医研究方面的投入是不够的，许多好的想法因为缺少资金实现不了。1986年我访美时，洛杉矶几个卫生专家说他们打算办一个中西医结合学院，讲一些中医课程。我听了很感兴趣，问他们讲些什么，有什么困难，我们能帮些什么。他们说最感困难的是中国的文言文，太令人费解。这对我很有启发，中医要走向世界不仅仅要有实践，还应有一套让世界人民看懂的理论。我们有那么多的典籍，应该翻译出来。后来我通过中医研究院和中医学院的专家开了个单子，把一个普通人要成为中医高级专家必读的120部书列了出来，这是从六七万册书里精选出来的。我想把它们译成白话文，从保健、饮食、医疗各个方面，出一个系列。但因为没有钱，这想法也就只有被人赞成而无法实现。从卫生部长的位置上退下后，我曾组织100多名专家分4个小组把4部医学经典译成了白话文，一共出了5000册，本打算再译成英、法、德、日文，后来没钱也就算了。在中药的研制和开发上也是如此，如果国家能在大医院有规模地对中药药效进行临床检验，然后规模生产，普及国内，打入国际，中药的发展就快多了。

问：这次由全国青年联合会和中国中医药学会主办的中国杰出青年中医评选活动，这么大的规模在国内还是首次，应该说这对促进我国中医药事业的发展做了一件好事。您是这次活动的名誉主任，能否就举办这次活动的意义谈谈您的看法？

答：我觉得这次活动有4个特点。第一，这次选出的青年杰出中医不是只有一方一剂，也不是西医化了的中医，他们遵从中医望闻问切的诊疗法，是真正意义上的中医；第二，这批青年对我们传统医学的基础理论掌握得很好；第三，他们有突出的临床实践经验，医术很高，在群众中享有较高的声誉；第四，因为他们所具有的良好素质，当他们跨进21世纪时，他们将是中医界的骨干，是下个世纪中国中医发扬光大的希望之所在。综合这些，由全国青联和中国中医药学会组织的这次评选活动，为我国中医学界培养跨世纪的学术带头人做了一件大事，对我国中医事业的发展起了积极的推动作用，其意义和影响都将是深远的。

问：发展中医事业需要我们做些实实在在的工作。您认为全社会应为中医事业的发展创造些什么条件？

答：今年年初我给江泽民同志写了封信，比较详细地谈了我在发展中医事业方面的看法，主要有4点。第一，我们的大学一定要培养出真正高水平的中医，而不是半中半西低水平低层次的中医，我不反对在中医学院开设西医课程，但我们不应在学生一二年级打基础时，让他们先入为主地按西医的方法理论学习，到三四年级时才开始接触中医，我们应有一套培养高层次中医药人才的教育方法；第二，恢复带徒制，一是这种方式特别适合中国国情，尤其适合对医生需求量很大的广大农村地区，二是这种教学方式对中医水平层次的提高大有裨益，我们应该让有实践经验的老中医把他们的经验传授给年轻人；第三，我们的中成药应由国家有计划地开发，不能让外国人占领世界中药市场；第四，国家对中医投入要增加，现在经济发展这么快，可我们对中医的投入却没有增加，反而在减少，如果在中医投入上再不下大力气，中医药的研究就有可能落在别人后头，更谈不上为12亿人民的健康作贡献。

问：作为医学界老前辈，请您对中国年轻的中医药工作者提点要求和希望。

答：现在吸引年轻人的热门行业很多，真正愿沉下心来学习中医的并不多。中国是中医学的发源地，如果不把中医学这块国宝发扬光大，没有相当多的继承人，我们将会愧对祖宗。毛主席说，中医学要为世界人民的健康作贡献。如果我们21世纪没有一批年轻的有水平的中医，这将是中国传统文化的一个遗憾，也是人类医疗卫生界的遗憾，对医学界是个失望，对世界也是个失望。在这里，我对有志于发展中医学习中医的年轻人的希望是：如果选择了中医这个行业，就要好好利用现有的条件，打好基础，学好理论，真正地把中医学的精华学到手，为发展中华民族优秀的传统文化，为人类的健康作出中国人应有的贡献，为中医学在21世纪的辉煌作贡献。

（原载于《中国青年》1995年增刊2）

对修订中医学院教学计划的几点意见

秦伯未　于道济　陈慎吾　任应秋　李重人

│ 编者按 │

这是在 60 年前，五位老中医专家的建议。现在这五位老专家都已故去，但他们留下的意见却在历史的检验中愈显珍贵。想真正教出中医药高级人才的教师，想真正学到中医药学真谛的学生，真有必要重温老先生的教诲。

│ 崔月犁批示 │

五点意见很好，可以解决中医后继乏人乏术问题。如果召集全国中医学院教改会议，应当把这篇建议发给大家参考讨论。

我院五六年级学生即将毕业了。这是我国第一批中医正规大学的毕业生，是中医教育的一件大事，是贯彻执行党的中医政策的又一次胜利。无疑地，他们将负担起继承和发扬祖国医学的重大任务。唯这批毕业生的质量，虽然看来基本上能够达到培养目标的要求，但如果严格说起来，特别是在中医学术水平方面，还有不足之处，还不够理想。因此我们认为有必要吸取几年来的教学和临床实践过程中的一些经验加以改进，使今后更为符合要求，培养出质量更高的中医后继人才。

据我们了解，我院这批毕业生的中医学术水平，对常见疾病一般说可以独立诊治，对某些疾病已达到一定的疗效；对中医理论、概念虽然较明确，但能熟读熟记的较少；掌握的方剂、药物也还不够。特别是阅读中医古书尚有困难，运用理法方药、辨证施治处理疾病尚欠正确，看来基本功打得非常不够。

似乎要用成为一个"高级中医师"的标准来衡量，还嫌不足。这班毕业生在毕业实习和写毕业论文时，自己感到空虚，一再要求补课，并提出补课的具体内容。如《黄帝内经》需要讲某些篇的原文；在写论文时，提纲拟好了，文献资料的搜集还不熟悉；有的想到某一理论，但不知出于何书，感到似是而非；在毕业实习时，有时老师说一方剂，学生开不出药味，甚至连方名还不知道等等。总的看来，中医理论和临症还学得不深不透。

根据以上情况，中医学院教学计划，实有讨论修改的必要。为了培养质量更高的中医后继人才，为了对党和人民负责，根据几年来我们在教学和指导临症实践中的经验，结合个人的一些看法，提出下列意见和建议。

一、过去的一点经验

据我们了解，过去从师学医，老师选择对象，首先要求文章要通顺。拜师以后，头两年学习内容主要是诵读，如《黄帝内经》（多数读《黄帝内经》节本）、《伤寒论》《金匮要略》，以后脉诀、药性、汤头等书读得烂熟，甚至要求某些注解都要能记住，同时为老师抄方；第三年以后，老师重点讲解和指出必读书籍，一面钻研，一面为老师做助诊工作，一般是半天临症半天读书。5 年期满，老师认为有足够自行开业的能力时，才同意出师。如没学好，也可能要更长时间才出师的。出师以后有个别家庭经济好的，并不积极挂牌开业，还要从名中医"参师"。这种参师学习，时间不是太长，3 个月或 5 个月，以能接受老师独特的学识经验为主。清代著名医学家叶天士，曾从 17 位老师学习，就是采取的这种方法。这是过去中医带徒弟的一种较好的方式。这样带出来的徒弟质量较高，将来的成就也较大。

总之，学中医要有相当的中文水平，这就对钻研医学文献打下了基础。有二三年的诵读功夫，中医的一些基本理论和具体方药皆能烂熟于胸中，应用起来就能左右逢源，得到豁然贯通之妙。这种诵读的基本功，如果建立得深厚，将终身受用不穷。再有二三年时间的半天临症和半天读书，有较长的临症时间，对四时多变的多种疾病，都有机会接触和亲手诊治的经验。一些真才实学的中医都是这样学习来的。

从上述经验来看，中医学院的毕业生，主要是学习中医的时间太短，六年制的中医学院，实际上学习中医只有三年。用三年多的时间要求学好中医，时间上显然是不够的，此其一；在教学方法上，中医学院是按照现代正规大学的办法，实践证明优点很多，但忽略了过去教学的某些优点，如要求学生背诵和指导读书方法等，因之，学生没有练好基本功，此其二；高中生的古文程度太差，医古文仅数十学时，又未尽要求背诵，是以不可能突破文字关，此其三。

二、培养目标问题

中医学院培养目标是高级中医师，学制是 6 年。这两点应该肯定，不可动摇。政治、体育课不在讨论范围。主要问题在于中医、西医课的对比和内容的具体安排，普通基础课，生理、化学课是为西医课服务的，医古文课是为中医课服务的。中医院校加西医课，其目的在于：使现代的中医师，具备一些自然科学和现代医学的基本知识，为将来医学科学研究工作打下基础，这是必要的，也是可以理解的。但必须在保证学好中医课的前提下加西医课。过去的教学计划，两年半学完中医课，两年半学完普通课和西医课。中西课时数（不包括临床）的对比是 1∶1，这似乎是培养中西兼通的教学计划，因而西医没学好，中医也没学深透，因此培养目标就需重新考虑了。

我们的意见：用一年半时间学习中医基本理论和临床，用三年的时间学习中医临床各科结合实习。共四年半学习中医，另一年半学习普通课（包括古文）和西医学课。这样大体上可以保证学好中医。课程具体安排另作讨论。

原定的中医学院教学计划培养目标："具有现代医学知识"，建议改为"具有一般的现代医学基本知识"。对学生专业具体要求仅"能解决工作中的实际问题"一句，不够具体，需再讨论补充。

三、中医课程内容安排问题

中医学院现行教学计划所设置的 15 门中医专业课程，通过 6 年来的教学实践还是适合的。尤其是卫生部直接领导的 5 所中医学院所编的讲义，有系统有条理，简明扼要，文字浅近，对目前一般高中生水平来说，还是适合的。因此我们认为这 15 门讲义，基本上还可以用。不过为了不断提高教学质量，并与教学时数的增加相适应起见，都有重新安排补充教材的必要。例如增加到 488 小时，是不是原来的《内经讲义》不适用了呢？我们认为原讲义仍然适用，因为它简明浅近，新入学的高中生容易接受，可以在 70 ～ 80 小时内讲授完毕，使学生对《黄帝内经》有了一个总的概念，也是对中医学理论有了一个大概轮廓。然后再精选《素问》《灵枢经》两书里的原文（也可删节）100 篇左右，在 300 小时左右精讲，务必将每篇大的原则、细的节目解释得清清楚楚，解释的深度应按各篇具体情况而定，它可以适当地详细，足够地理解到彻底分析每个前缀、后缀，单词、术语、思想或思想群。通过这样较精确的讲解，从而获得中医学术基础理论的实质。其他各科也可以按此类推，适当地选授一些与该科有关的原文。这样讲义和补充教材相辅而行的优点有三：第一是充实了讲义的内容，大大加强了讲义的深度；第二是增强了学生阅读古代著作的能力，给他们今后一把钻研开关的钥匙；第三是真正保证了教学质量，使教与学方面都获得不同程度的提高。现在北京中医学院毕业班学生，脑子里装有不少似是而非、似懂非懂的东西。例如他们经常讲"肝肾同源"，问他如何同源，没有一个同学能在基本理论中找到答案；有的看到"肝为妇女之先天"一语，竟以为妇女身上真有个与男子不同的"先天"似的。所以最近绝大部分学生提出补讲《黄帝内经》原文的要求，甚至有的还提出具体要讲《至真要大论》《调经论》《灵兰秘典论》。这就是他们最近在临床上深感理论不多，理论不深，联系不起来，解释不下去，因此才提出这种急不可待的要求。根据这种情况，如果不采取讲义与教材相辅而行的办法，很难设想今后学生的质量是否可以提高。

四、大力提倡读书风气，练好基本功

根据学习中医的特点，单靠课堂讲授还不解决问题，课堂讲授的时间加得太多也不是最好的办法。最好是除课堂讲授以外，要有充分的时间由老师带领指导学生读书，把"指导读书"一项正式列入教学计划的时数之内，只有课堂讲授与指导读书并重，才能学得更深更透。

中医学院应大力提倡读书风气。当然，在学校学习期间，都可以叫做读书，这是广义的。我们所要提倡的读书，不仅可以帮助记忆，还可以帮助理解，许多不懂的东西，可以读之使懂，不通的可以读之使通。"熟读唐诗三百首，不会吟诗也会吟"，就是这个道理。从语言发展史讲，人类是从口头语到书面语，这是丰富知识最有效的办法。中医学院究竟该读些什么书呢？除15门讲义以外，我们认为各科都应增授"原文"的补充教材。这些教材一般是可以读的，例如精选的《黄帝内经》原文百篇、《伤寒论》原文、《金匮要略》和《神农本草经》原文等等，均可以读。读书的内容，应分作精读和泛读两种，精读不仅要求背诵，要读得深，读得细，读得透彻，还要翻来覆去地玩味，深思研究，甚至包括批注、做笔记等。泛读在一定程度上不要求那么深透，或者读懂了，或者能背诵了，或者是有一个较深的概念就行了。这两种读法可以相辅而行。只有精读没有泛读，所见者少；只有泛读没有精读，是无根之木没有基础。有了精读在语言文字方面下了工夫，便具有最基本的阅读能力（例如词汇量、语法现象等），才可以进行泛读，精泛并举，是完全必要的。因此读书虽是一种方法，是学生自己的事，但一定要有安排和指导。我们所指出的新的学时计划，其中就安排了指导读书的时间，在这时间内教师要去亲自指导，主要指导学生如何读，包括选材料、个别讲解、组织讨论、做笔记、背诵等。因此，指导读书时间的重要性，并不次于课堂讲授。强调了这个时间的重要性，明确地列入教学计划，不能为任何时间所占有，才能保证练好"基本功"。

五、怎样突破文字关

中国文学与中国医学向来有密切的联系，历代的医学家大都是具有很好的文学修养，而文学家也应该阅览过医学书籍。如《黄帝内经》是当作"子"书读的。远的例子不举，近代医家如曹家达、陈无咎、恽铁樵和陆士谔等，他们对中国文学均有著作。学习中医，不突破文字关，必不可能深造。"医古文选"这门课，就是为提高阅读中医古书能力而设立的，其用意甚善。唯过去课时太少，所选内容有局限性，而又没有要求精读背诵，因之达不到要求。我们建议，医古文选的内容须大大扩充，可选 100 篇左右的古文和 60 篇左右的医古文。其中还要包括一部分音韵学常识，熟悉和掌握一些词汇、意义等，同时要求学生在课余写些毛笔字，以便养成书写端正的习惯。

其他如：体育活动最好安排太极拳，如有条件，气功课可提前上，使学生在长时期锻炼过程中，既有深刻的体会，又可达到强身保健作用。

最后，建议在卫生部领导下，召集全院教师和学生代表开一次较长时间的教学会议，共同讨论。以上意见，仅供参考。

1962 年 7 月 16 日

从方法论和知识结构谈中医教育改革的三个重要环节

——兼论中医人才成长的一般规律

李致重

| 编者按 |

当有人对中医药高等教育的方向提出意见时，常听到"那你说该怎么办"这样的质问。本文对此作了解答。其实，搞清楚中医药学自身的特点和规律，这个问题不难回答。

从"以师带徒"到举办中医院校，是中医教育史上的一个重大变革。30年来，我们在教学实践中取得了许多成绩，但也存在着很多不足：中年中医成熟较慢，青年中医改行较多，在校学生专业思想不巩固……这些问题，越来越引起中医界的高度关注。这方面固然有社会原因，但更主要是在于中医教育自身。因此，不断研究新情况，解决新问题，仍然是当前中医教育上至关重要的事。

在自然科学中，各个专门学科都有其特定的知识结构和自身严密的逻辑系统。按照本学科知识结构的特点，设置合理的课程，采取适当的方法和步骤，是培养本学科合格人才的基本原则。中医教育亦应如此。本文试从方法论和中医的知识结构特点，对中医院校的课程设置和实习教学作一些初步探讨，供同志们参考。

一、从方法论和知识结构谈起

方法论是人们认识世界、改造世界的方法的理论，即科学研究方式和方法的学问。它在人类科学活动的实践中产生，同时又是人们学习和从事科学研究的基础。到现在为止，按其不同的概括层次和应用范围，人们总结的科学研究的方法论，可以分为具有隶属关系的三个层次：第一，适用于社会科学、自然科学和思维科学的概括层次最高的哲学方法论；第二，适用于各门科学、较哲学方法论为具体的一般科学方法论，如逻辑方法、数学方法以及控制论、信息论、系统论所体现的系统方法论；第三，适用于专门学科的特殊方法，即具体科学方法论，如物理学方法、化学方法等。

生理学家巴甫洛夫曾指出："科学是随着研究方法所获得的成就而前进的。"数学家维纳也说过："如果一个生理学问题的困难，实质上是一个数学的困难，那么十个不懂数学的生理学家和一个不懂数学的生理学家的研究成果完全是不一样的，不会更好。"因此，培养中医人才，从事中医教育，首先必须研究和掌握与本学科密切关联的方法论。

一般认为，自然科学的体系结构是由基础科学和应用科学两部分组成的。基础科学是以自然界的物质运动为研究对象，探索自然界发展规律的理论。对于应用科学来说，即方法论和认识论的学问。各门自然科学由于研究的对象和范围不同，所依赖的方法论也自然不同。比如，以化学方法研究的生物科学为生物化学；以物理学方法研究的生物科学为生物物理学。在这里，化学与物理学即生物化学与生物物理学的方法论。在自然科学的专门学科中，研究的对象和范围越复杂，涉及的方法论就越广泛，它的知识结构就庞大。以现代医学的知识结构为例，它的基础科学，即方法论是物理学、化学、数学、生物学等；在此基础上的生理、解剖、组胚、病理、药理、生化、诊断以及内、外、妇、儿等知识是其专科理论；护理、检验、手术操作等是其专科技术。

与其他自然科学一样，中医学也有其特定的方法论和知识结构。

我们知道，春秋战国是我国历史上经济文化兴盛繁荣的一个时期。那时候，"诸子蜂起，百家争鸣"，形成了包罗万象的自然哲学（包括阴阳五行学说）。这种认识事物的方式和方法出现以后，遂被应用于人类社会和自然界的各个方面，推动了天文、气象、农学等自然科学的迅速发展。恩格斯曾指出，看来"全部科学都是以经验为基础的，在于用理性的研究方法去整理感观所提出的材料"。以《黄帝内经》为代表的中医学，正是以春秋战国时期的自然哲学和其他自然科学成果为"理性的研究方法"，整理了以往的医疗实践经验而成的医学理论。也就是说，中医学的"理性的研究方法"（即方法论），是以春秋战国之际的文、史、哲为基础的。秦汉以后中医学在长期的实践检验中不断丰富和发展，形成了我国特有的包括多学科知识在内的中医学理论体系。因此，中医学的知识结构和逻辑系统是：

中国古代的文、史（包括科学技术史）、哲→中医专科理论（包括经络、脏象、病机、诊法、治则、方剂、药物、针灸以及内、外、妇、儿等临床知识）→中医治疗技术。

然而，从中医教学史上看，中医知识结构的方法论部分，长期以来，却被人们不自觉地忽视了。也许中医学是以其临床应用注目于世的原因，所以，人们往往只重视现成的医疗应用技术的传播，而对阴阳五行学说的方法论渊薮却很少专门讲授。直到今天仍然如此。这种重用轻理、忽弃其本的教学程序，实质上是从中医知识结构的第二层次开始的。这就使历代学习中医者深受其苦，而叹"传道难""授业难"了。

比如，在今天的讲台上，一些老师常常不以为然地说，医理深奥精微，"可意会而不可言传"。所谓"意会"者，即理解、贯通之意。既然如此，则理当将自己的思维理解过程给学生讲明白。而"不可言传"者，则在于老师对中医的方法论原理知之无多，尽管自己临床水平不低，但他不习惯、也不可能运用方法论的语言和逻辑形式把"深奥精微"处给学生讲明白。

又如，传统的以师带徒的教学，首先要求学生熟背本草、汤头、脉诀和四部经典著作，然后参阅注、疏、笺、正，就中医论中医，就经典论经典，而不是首先把阴阳五行的普遍原理教给学生。如果学生不在理论与实践的长期反复中，经过探微索隐、追本求源的"反思"，是不会汇通中医方法论原理、真正理解中医理论的。这种"反思"，实质上是对中医方法论的补课过程。历史上的开业中医中，许多人没有真正补上这一课，长期徘徊于中医理论大门之外，终生陷于困守方药的经验医，原因就在于此。

再如，现在大专院校使用的教材中，除《医古文讲义》为语言文字的工具课外，没有一门中医方法论方面的专门教材。介绍中医基本理论的《中医学基础》，阴阳五行学说的篇幅只占全书的二十分之一。与此同时，却越俎代庖，加进了大量西医方法论、基础医学和实验教学的内容。这不仅不符合中医学的知识结构，而且是违背教育学的一般规律的。

教育学的一般规律告诉我们，按照知识结构的阶段性和系统连贯性，循序渐进地安排教学内容，学生就可以获得系统的而不是杂乱的、完整的而不是片面的专科知识。人们大脑接受知识的特点也是如此，用循序渐进的方法，授以系统连贯的知识，则容易记忆、容易理解、容易巩固。显而易见，中医教育的主要问题是：没有按照中医自身的知识结构层次，把合理的、完整的知识体系教给学生，其中缺少的，恰恰是最基础的中医方法论的课程。

1. 合理增设方法论课程问题

一部自然科学史，同时就是一部自然科学研究方法的发展史。在人类科学发展的漫长过程中，人们认识和改造世界的方法论大体经历了三个发展阶段。我国的春秋—秦汉之际，西方的古希腊、罗马时代，以当时的自然哲学为基础的自发的整体综合性研究方法，为第一阶段。中医学即是在此基础上形成和发展起来的。从欧洲"文艺复兴"开始，科学进入了第二个发展阶段，即习惯所称的"分析时代"。在物理学、化学、数学成果的基础上，形成了以分析为主要倾向的研究方法。这正是西医形成和发展的基础。20世纪中期以来，科学在高度分化的同时，又出现了高度综合的趋势，产生了以高度综合为主要倾向的现代科学方法论，如控制论、信息论、系统论、模糊数学等。

从自发的整体综合到现代高度综合，是科学研究方法论的"辨证的循环""螺旋式上升"。科学研究方法论的发展，彻底改变了世界的科学图景和当代科学家的思维方式，使人们由以往对事物孤立的、静止的研究，又回到了整体综合性研究上来。方法论的"辨证的循环"，必将促进专门学科的"螺旋式上升"。因此，以高度综合为主要倾向的现代科学方法论将中医学推上发展的螺旋，将是中医学发展的基本趋势。这种趋势清楚地告诉我们，当代中医工作者肩负着承前启后、继往开来的历史使命。这一使命也要求中医教育应大量培养"通晓上下两千年"的专业人才，承担起继承与整理、发扬与提高的双重任务。从战略眼光看，当前中医院校方法论教学的原则是：使学生熟悉文、史、哲知识，准确地、科学地掌握中医阴阳五行学说，以利于中医学的继承；使学生掌握现代科学方法论，以利于中医学的发展。

2. 关于文、史、哲

中医理论体系的形成时期，数学还处在思想萌芽阶段，物理学、化学仅限于直观的现象观察上。因此，它不像西医那样，它没有、也不可能以近代数、理、化成果作为自己的理论基础。朝鲜庆熙大学汉医学部预科教程中首先设置了中国文学、医学史和东方哲学等课程，是颇有见地的，也是值得我们深省的。

古谓"文以载道"。在人们还不可能用数学语言表达思想的古代，文字语言则是表述中医学内容和逻辑规律的唯一工具。因此，"文是基础医是楼"，中医学院应把古文知识作为一门主课。

我国古代，人们通过直接观察，运用自发的综合－演绎的方法，从物质世界的种种联系和相互作用上，从事物的产生、发展和消亡的过程中，考察物质运动的共同规律，获得了对物质世界（包括人类自身）的总的认识。那时候，人们对于人类社会，对于天文、气象、地理、物候、生态环境，对于人类的生理、病理、诊断、治疗等，都是这样研究的。那种社会环境和研究方法，对于今天的人来说，犹如一个陌生的世界。因此，要促使学生熟悉当时的社会环境，熟悉历史上其他学科和中医学的关系，熟悉古代人们认识和处理疾病的思维方式；要在学生的思想上形成那么一种认识习惯，那么一种历史气氛。这样，学生对于中医理论才能理解得全面、深刻。"求木之长者，必固其根本；欲流之远者，必浚其泉源。"中医院校的历史课程应着重介绍春秋—秦汉之际，主要从三方面安排：一是中国古代社会史，二是中国科学技术史和医学史，三是中国古代哲学史。

从中国古代哲学到马克思主义的唯物辩证法，是哲学的重大发展。从继承和发扬的关系来看，中医学院在开设中国古典哲学课程的同时，应把《自然辩证法》作为一门必修课，并联系中医哲学方法论的实际，充实其内容。

3. 关于现代科学方法论

运用于中医学的阴阳五行学说与现代科学方法论的相似之处是：

（1）包含唯物辩证法的合理内核；

（2）包含着系统方法论的基本原理；

（3）采取了类似现代的信息研究方法；

（4）具有控制论原理的雏形；

（5）体现着二进制数学的数理逻辑原理。

但是，阴阳五行学说也有不少天然的缺陷：

一是概念的外延过大，故在说明理、法、方、药等具体问题时往往失之于笼统；

二是在学习中医过程中，容易出现理解上的主观随意性和片面性，而产生替换概念之误；

三是运用这些概念进行取类比象、演绎推理中难免寓有臆测的成分。相形之下，控制论、信息论、系统论、模糊数学等则运用了大量内涵和外延准确、严密的科学概念，它在研究和处理问题中的许多特性，诸如综合性、整体性、解释多因素复杂系统的有效性、定量化、最优化、信息化、人－机结合，使唯物辩证法具体化、精确化等等，都显得更优越、更科学。将现代科学方法论的思想、方法或某些概念，移植、渗透到中医理论中来，必将有助于中医学的研究和发展。从这个意义上讲，现代科学方法论应作为当代中医教育中的主要基础课之一，以使学生在系统学习中医理论之前即建立起符合中医特点的认识观念和思维方式。

4. 关于逻辑学

逻辑学是专门研究人的思维方式和思维规律的科学，也可以说是开发人的大脑智能的学问。对于每一个科学工作者来说，学好逻辑学将有利于人脑——这部最大的天然计算机的开发和应用。

中医临床的一个显著特点是：它首先依靠大脑的指挥，运用眼、耳、口、手，通过望、闻、问、切去搜集病人的证候以及与发病的其他相关因素，而不像西医那样依赖庞大的附属科室和复杂的医疗设备；接着又完全依靠大脑，按照中医的理论原则，通过由此及彼、由表及里、去粗取精、去伪存真的辨证思维对疾病作出识别，而不像西医那样依赖各种检验报告；然后又完全依靠大脑确定对疾病的防治决策。相比之下，更显得中医是一种以个人技能为主要特点的脑力劳动密集的职业。可见，保证大脑高度有序化的思维，对中医工作者来说尤其重要。另外，我国现存的几千种中医古籍中，有许多概念不准确、判断不恰当、推理不符合逻辑性的错误；当前大专院校的教材也正待按照中医知识结构的自身逻辑系统来修改和完善。所以，中医学院必须开设逻辑课程，使学生确立起科学的思维方式，以提高思维能力。

二、西医课程的设置问题

中医学院西医课程的设置问题，长期以来颇多争议。个人认为中医课程和西医课程的设置，不是简单的几比几的问题。西医课程到底应该设哪些、设多少、如何设，应从以下三个方面考虑。

1. 要遵循中医方法论和知识结构特点

中医学和西医学研究的客体虽然都是人，但却是两个完全不同的医学理论体系。

第一，研究的角度不同。中医学着重研究人的生命过程的种种状态，它是在不干扰活的生命的过程条件下，直接观察人的生理现象和病理变化，并按照阴阳、五行学说对这些现象进行整体的、系统的、辨证的综合性研究而形成的医学理论。西医学着重研究的是器质性结构，它是在近代物理学、化学成果的基础上通过研究构成人体的各种物质、能量及其相互转化关系而形成的医学理论。

第二，研究的层次不同。中医学并不打开人体"黑箱"。它着重在人与自然的联系中，在活的人身整体的层次上，对人进行了现场宏观的研究。西医学则依赖近代、现代精密的实验设备和解剖手段，着重从细胞、分子等层次上，对构成人体的各个细节进行了离体微观的研究。

第三，研究的方法不同。中医学在宏观的研究生命过程时，多采取了以综合为主要倾向的研究方法。西医学在微观的研究器质结构时，多采取了以分析为主要倾向的研究方法。由于两者研究的角度、层次、方法不同，所见到的人体生命活动的"画面"不同，所以总结概括的生理、病理、诊断、治疗的规律自然不同。如果从知识结构的特点给两者下一个定义的话，那么，以综合为主要倾向的研究方法，从宏观整体的层次上，通过研究人体生命过程的种种状态而形成的医学理论则为中医学；以分析为主要倾向的研究方法，从细胞、分子等层次上，通过研究人体的结构及其功能而形成的医学理论则为西医学。

由此不难看出，方法论的差异是形成两个医学理论体系的本质区别。因此物理学、化学不是中医学主要的方法论内容。西医学的生理、解剖、组胚、生化等也不能作为中医院校的基础课程。长期以来的问题是，中医学院以理工科的标准招收新生，学生熟悉的数、理、化知识对于理解中医学用处不大，况且在缺乏系统的中医方法论课程的情况下，却在第一二学年安排了大量西医基础课程。试想，教给学生西医的方法论的"洋钥匙"，如何能打开中医学这把"大铁锁"呢？船固然是涉水的好工具，但登山何苦背着船呢？

2. 应重视大脑接受知识的特点

第一，关于直观与抽象。西医的知识比较直观，可以借助于理化和解剖实验；中医的知识比较抽象，主要依赖于人的理性思维。人们的大脑总是接受直观的知识容易，接受抽象的知识较难。中医教学在缺乏必要的实验手段的情况下，如果中医、西医课程齐头并进，在学生头脑中首先接受和理解的必然是比较直观的西医知识。

第二，关于"先入为主"。学生接受和理解西医的知识之后，就会在头脑中形成先入为主的既成概念。"先入为主"常常害得学生良莠不分，是非不辨。对于初入医径，尚不能分清何为中医、何为西医的学生来说，则难免以既成的西医知识对号入座地曲解中医学。

第三，关于名词相同而概念各异。中医讲心、肝、脾、肺、肾，西医也有心、肝、脾、肺、肾，名称虽一，含义迥异（类似的情况还很多）。用同一个名词术语表示不同的概念内涵，最容易把初学者的思维搞乱。中医、西医课程并进，不利于学生完整地、准确地、牢固地掌握中医的基础知识，甚至导致亦中亦西、不中不西的糊涂概念。

3. 应考虑人的大脑认识事物的能力

人的大脑认识事物的能力总是有限的。尽管人们主观上希望既精通中医学，又精通西医学，甚至更多的知识，但"神童""才子"必然是极少数。中医和西医的知识结构都很庞大，涉及人类科学知识的诸多方面。即使在中医或者西医大夫中，往往长于内科的不一定长于外科，精于儿科者不一定精于妇科。正像巴甫洛夫说的，"要想一下子全知道，就意味着什么也不知道"。要求中医学院的学生同时精通中、西两套理论和技术，事实上是不可能的。

基于上述，个人认为：

（1）中医学院的定向培养目标是造就全面掌握中医基本理论知识、熟练掌握中医临床治疗技术、兼通一定的西医西药常识的当代中医人才。一蹴而就，毕其功于一役，并不明智。

（2）中医学院应以文科标准招收新生为宜。

（3）西医课程应安排在中医理论和中医临床教学之后，大体用一年时间学习一定的西医基础和临床常识即可。

（4）从国情出发，提高临床效果的积极方法是，努力加强中医、西医两个医学的优势，但不是在人才的个体的知识结构上搞博而不精。

（5）大学毕业后，可根据医疗和科研的实际需要，开办"中学西"或现代科学进修班，扩大和延深知识领域，但大学教育阶段，必须坚持"以中为本"的定向培养的目标。

三、理论联系实际，改进实习教学问题

列宁在研究黑格尔哲学时，曾提出了一个著名的论断，即"从生动的直观到抽象的思维，并从抽象的思维到实践，这是认识真理、认识客观实在的辩证途径"。（《列宁全集》第38卷第181页）毛泽东同志发挥了列宁这一思想，进一步清晰地、完整地表述了这一认识过程。他指出："一个正确的认识，往往需要经过由物质到精神，由精神到物质，即由实践到认识，由认识到实践这样多次反复，才能完成。"（《人的正确思想是从哪里来的》）毛泽东同志勾画的这个主观与客观、物质与精神、思维与实践之间的矛盾的、辩证的认识途径，是学习和掌握任何一门科学知识的必然过程。毋庸置疑，按照实践—理论—实践……的原则安排实习教学，是中医教育的重要环节。以往中医教育中，"基础教学空对空，实习教学西代中"，是影响中医教学质量的主要原因之一，不能不认真解决。

1. 特点和要求

第一，结合基础教学，尽早地培养学生深入细致的观察习惯和技能。

中医理论的基本材料主要来源于观察，西医则主要来源于实验。像达尔文细致

深入地观察生物进化的现象一样，中医学是在长期反复的对自然现象和人的生命现象的观察中，总结概括而成的医学理论。因此在基础理论教学的同时，培养学生对这些现象深入细致的观察习惯和技能，是早期实习教学的基本要求。这种观察第一要广，第二要细。外而天文、气象、物候、土地方宜、社会人性，内而体质特点、生活习惯、心理状况、生理现象、病理反应等，都是需要认真观察的内容。况且这些联系着、运动着的现象，"玄冥幽微，变化难极"，尤其是脉象、舌象、神色等，非长期反复的严思密察，则无以掌握其真谛。

以往第一二学年，随着西医课程相应地安排了解剖、生理、生化等方面的物理、化学实验，而没有与中医的阴阳、五行、经络、脏象、病因、病机、诊法、治则等理论相应的以现场观察为主要特点的实习和实验内容。这种"以西代中"的实习，干扰了学生对中医基础理论的认识，甚至形成"模糊概念"，这是在早期实习中必须注意纠正的问题。

第二，在经典医著学习阶段，联系临床，培养学生运用中医基本理论进行思维的能力。

如前所述，中医辨证论治的全过程，主要是依靠医生大脑的思维来完成的。而西医则是在附属科室的配合下，当各方面的检验结果拿到手之后，临床诊断和治疗方法即不问自明。人们习惯讲"找西医看病先看门（指大医院有齐全的医疗设备），找中医看病先看人（指高明中医有丰富的辨证论治技能）"，一语道破了思维能力在中医临床过程中的重要性。

然而训练大脑的辨证的认识能力并不是一件容易的事，它不仅需要丰富的理论知识，而且需要长期反复的实践检验以证明自己思维的客观真实性。《伤寒论》《金匮要略》和《温病学》不仅记载了大量行之有效的方药，更重要的在于完整地体现了中医辨证论治的基本原则和方法，揭示了临床思维的一般规律。因此，从讲授经典理论起即配合临床实习，是引导学生动用中医的理论概念进行判断、推理，提高大脑思维能力的关键环节。

当代的名老中医绝大多数是"以师带徒"的形式培养出来的。事实雄辩地表明，在学习中临床，在临床中学习，是提高学生辨证论治技能的有效方法。"纸上得来终觉浅，绝知此事要躬行。"要把经典医著的讲授从课堂上和书本里解放出来；要趁热打铁，一边读书，一边临床。这个环节抓好了，内、外、妇、儿等科甚至不需要过多的课堂讲授，只要在老师的指导下结合临床进行自修，即可桴鼓相应，触类旁通。若不配合经典狠抓思维训练，学生就会成为"理论"上的巨人，临床上的矮子。辨证论治的基本原则一旦变为头脑中空洞的教条，就可能使学生最终流于食而不化的经验医、方药医。

第三，经过实践，在临床验证的基础上，促使学生形成看家的用药套路和经验。

李时珍的《本草纲目》记载了1892种药物，近年出版的《中药大辞典》收录了5767种药物。历代医家组合的方剂更是多不胜数。这些经过实践检验的方药，都是我们的宝贵财富。但是必须看到，这些方药中性味相近、功效相似、原理雷同的很多。所以，同一病证而文献中记载的有效方药往往不计其数。固然，由于我国地大物博、人口众多、历史悠久、药源丰富，生活在各个不同时期、不同地方的医生，都有各自不同的用药套路和习惯范围。因此，久而久之，不断汇集，积累了如此丰富的方药知识。然而对于今天的学医者来说，全面掌握这些方药既不可能，也不必要。医生用药如兵家用兵，贵乎精而最忌浮泛芜杂。各个医生只要在代表性医著的基础上不失治疗原则、不违组方法度地熟练掌握一定的代表方药，并在临床中不断化而裁之、推而广之，即已足矣。

现在供教学使用的中药学、方剂学以及古典医著，内、外、妇、儿等讲义中收入的药物、方剂已经很广了。要想知药善用，不败于临床，必当通过实践检验。学生在老师的指导下"亲口尝一尝梨子的味道"，对所学的药物和方剂才能理解得深，记忆得牢。如在校学习阶段即能初步形成自己的用药套路和经验，毕业后就可能很快成为临床上的行家里手。否则，学生的知识始终停留在书本的表面上，独立工作之后，往往陷于浩瀚的方药大海之中，面对宝贵财富，心惕怵而无所适从，几次临床挫败之后，就会失去信心，自感莫为，逐渐滑入重西轻中、弃中从西的境地。这样的教训其实已经很多了。

2. 步骤和方法

中医着重于活的生命现象和过程。与生命相关的自然界和人类社会，健康的人和有病的人，无时无处不是中医的实习场所。因此要充分理解中医实习场所广泛易行，不受时间、条件、设备限制的优越性，灵活开展实习教学。

按照上述要求，实习教学大体可分为三个步骤。第一、第二学年，即讲授方法论和基础理论阶段，组织学生对四时的气象、天文、物候等进行考察，引导学生深入观察人的生理现象（包括正常的脉、舌、色），养成深入细致的观察习惯，以加深基本理论的理解。第三至第五学年，即讲授古典医著和临床医学阶段，按照由少到多、先门诊后病房的顺序，拿出一年半的时间进行临床实习，使学生能够运用理、法、方、药的基本知识，通过临床中的独立思考，掌握辨证论治的基本技能。第六学年，即学习西医西药常识的同时，安排中西医配合的临床实习，以掌握常见病、多发病的西医治疗技术和中西医配合的急性病、危重病的抢救技能。

为了保证实习教学的质量，应采取必要的方法和措施。

第一，缩小班组，每 10～15 人为一班。既便于同学之间相互观察、相互讨论、共同研究，也便于老师指导学生进行专题考察和病案分析。

第二，选拔有丰富临床经验的教师，充实到经典医著和临床医学的教学中去，并努力提高现有教师队伍的临床素质，加快教师的知识更新，改变课堂教学"空对空"的现象。

第三，加强和调整实习医院的技术建设，改变实习教学"西带中"的局面。在实习基地不足的情况下，允许学生拜院外高水平的中医为师，提倡带徒式的临床实习。

第四，制定严格的临床实习的考核条例，并把临床实习的考核成绩作为学业鉴定的主要方面。诸如各科实习的时间、学生独立处理的病例数、疗效总结报告的评定办法和标准等，都要有明确的规定。

第五，重点保证实习医院的药物供应，加强实习医院药房的管理，严格要求如法炮制，以保证实习的需要。

综合以上五个方面：中医学院是造就中医后继人才的场所，要使学生既能牢固掌握中医理、法、方、药的基本理论，又能熟练运用辨证论治的技能，同时还具有一定的西医西药常识和现代科学知识。这是人民群众的需要，是继承和发扬中医事业的需要，势在必行，势在必改。提高中医教育质量的关键在于尊重科学，尊重中医知识结构的特点及其自身的规律。本文试图从方法论和知识结构出发，在课程设置、实习安排等方面提出一些不成熟的看法，难免挂一漏万，可能多有谬误，请同志们批评指正。

（本文是作者在1996年12月召开的"全国中医药学术发展战略研讨会议"上的发言）

关于高等中医教育改革的意见

王玉川 张伯讷

| 编者按 |

中医教育由基础理论与临床实践两大部分组成。从表面上看，现有的教育模式已经将这两部分落实到位。但实际上，由丁现有的中医教育和医疗体制中的西化倾向和市场经济导向，在中医临床教育过程中很难真正体现并发挥中医药临床治疗的特色与特长。这一问题如果得不到切实的解决，必将长期困扰中医药人才队伍的真正培养。

根据中共中央《关于教育体制改革的决定》，近几年来，全国各地中医学院对教育思想、管理体制、教学内容与方法等作了一系列改革的尝试。有的学校试办了"中医文献整理班"、"中医少年班"或"教改试点班"等等，摸索系统经验；有的学校着手编纂新的系列教材，探索中医基础学科的分化，建立新的中医基础学科系列。面对高等中医教育改革喜人和逼人的形势，有感于此，略陈陋见，企望对发展高等中医教育改革有所裨益。

一、当务之急是强化中医临床教育

中医是一门实践性很强的学科，它在实践中诞生，在实践中成长。古老的中医学，历数千年而不衰，且能在现代科学技术飞速发展的今天，成为举世瞩目、竞相研究的一门传统医学，其奥秘就在于它具有非常广泛厚实的临床基础和卓越的医疗效果。回顾三十年来的高等中医教育，临床教育是其比较薄弱的环节。自衡阳会议以来，中医学院的教学医院在数量、设备条件、师资力量、保持和发扬中医特色等方面，都有所发展和提高。但毋庸否认，目前中医临床教学仍然是一个薄弱环节。从近几年社会对中医学院毕业生质量评价的反馈，也说明强化中医临床教学是当务之急，是从根本上提高学生的辨证论治功底和临床动手能力的有效途径。

根据目前情况，强化中医临床教学，首先，要理顺附属医院的医教研体制，健全临床教学和毕业实习的考核制度，制订临床教学的质控和评估标准等，使临床教学工作有章可循。其次，要采取切实措施进一步调动教与学两方面的积极性，如在附属医院医务人员中进一步明确临床教学工作的职责和权利，将临床教学工作列入考核成绩和奖评晋升的条件等。切实加强学生政治思想工作，特别是在毕业实习期间出现的"考研究生热""出国热"等等倾向时，要及时做好正确的疏导工作，使学生集中精力进行毕业实习。最后，希望国家教育委员会、国家中医管理局加强对中医临床教学的宏观控制，组织中医专家对中医临床各科教学大纲、教材、教学内容与方法等进行讨论和修订，以促使临床教学质量的逐步提高。

二、对学生的技能训练必须突出中医特色

在近年的教育改革中，各省市中医学院采取了许多措施以开发学生的智能。如有的学校在《中医基础理论》课程中增设了简易的实践，在《中医诊断学》课程中增加了临床教学和模型示教，以加深学生的理解和动手能力；有的学校设置了"控制论""系统论"和"信息论"等新兴学科和某些边缘学科的选修课，以启发学生的思维能力；有的学校还举办了中医药现代研究进展等专题讲座，以拓宽学生的视野等等。这许多措施和方法，都有其可取之处，并也获得了一定的教学效果。但是，我们认为在强化技能训练时，应注意以下两个问题。

其一，理论知识是技能的基础。强化技能训练，必须要有相应的理论知识为基础。技能，实际上即是掌握应用基础理论知识的技巧和能力。所以，缺乏一定理论知识的技能训练，实际上只是"授人以鱼，一饭之需"；具有扎实基础理论知识的技能训练，才能使技能成为"有根之木"，其"开花结果"，指日可望。因此，强化基本技能训练，必须注意基础理论、基本知识的教育，注意防止片面强化能力的培训而削弱基础理论知识的教育。

其二，掌握运用中医药学基础理论的技能，在强化技能训练中必须占有主导地位；邻近学科和边缘学科的技能训练，必须根据继承和发扬中医药学的需要和实际可能，有目的有计划地进行。特别是在边缘学科蓬勃发展，提倡多学科综合研究以发展中医药学的时候，更要强调对学生进行掌握运用中医药学基础理论的训练，以突出中医药的特色。

三、辨证论治的技能训练是突出中医特色之本

辨证论治，是中医学基本特点之一，也是中医防治疾病的一种基本技能。对学生进行严格的辨证论治技能训练，是提高学生临床能力的关键所在。但是，在临床工作中经常遇到西医的病名、诊断和实验室检查等问题。如何正确认识和处理好这些问题与中医辨证论治之间的关系，已直接影响着对学生进行辨证论治基本技能的训练。为此，在临床教学和临床实习中必须明确。

中医学与西医学，是两个不同的理论体系。中医诊治疾病，是依靠"四诊"收集的临床材料，运用中医基础理论进行辨证，然后确定所采用的治疗原则和方药等，这是中医的主要特色，也是中医临床诊治疾病的主要优势。某些现代医学缺乏有效疗法的疾病，如乙型脑炎、肿瘤、心血管病、慢性肾炎等，都是在充分发挥中医辨证论治特长的情况下，才取得疗效的。所以，必须反复训练中医辨证论治的基本技能，这才是从根本上提高学生的临床能力。

中医辨证与西医辨病相结合，实际上是中西医结合研究的一个途径和方法，至

今尚未形成系统的理论和完整的诊疗体系。因此，必须明确西医的诊断、病名和实验室检查等，仅仅是从西医学的角度去掌握病情的一个方面，能否作为中医辨证论治的依据，还有待于探索和研究。如果我们的临床教师和学生都能明确中医学和西医学、中医辨证和西医辨病之间的关系，那么，学生的临床辨证论治基本技能一定会大大提高，学生进入社会后对中医各领域的适应面一定会更为宽广。

（原载于 1987 年《中医年鉴》）

名老中医的忧思

祁芳

│编者按│

名老中医，国之瑰宝。然而他们却称自己是"一代完人"；用心血培养的是"中医掘墓人"，"半个世纪以来没有培养出真正的中医"，"亡中医者，中医也，非西医也"。这振聋发聩、惊世骇俗的呼喊，难道不应该引起中医政界、学界也与老中医一起忧思吗？

第二期"全国名老中医专家临床经验高级讲习班"日前在京举办，十几位老中医从全国各地赶来为后辈传道、授业、解惑。记者在为期 10 天的讲习班里先后采访了几位名老中医，从中体味到他们对中医学术继承和发展问题的独到见解和深深的忧思。

一、邓铁涛：千万莫做"泡沫中医"

从老中医们的嘴里多次听到一个词，叫做"泡沫中医"。记者追根寻源，找到广州中医药大学教授、博士生导师邓铁涛。

"这个词是我最先提出来的。"今年 85 岁的邓老依然快人快语。"什么叫做'泡沫中医'？很简单，就是在五颜六色的表象下面，已经没有了中医学的内涵。"

邓铁涛对记者也对前来看望老师的几位晚辈说："现在中医表面上看起来热热闹闹，从中专、本科教育到临床教学医院、研究院，从学士到博士，从医士到主任医师，从助教到博导，西医有什么，我们也都有。实际上，中医人才队伍建设问题很多，最要命的是，一些中医院校教学脱离临床实际，中医的四大经典著作在有些中医院校里课时越来越少，有的甚至成了选修课。有人甚至误认为，怎么能拿1700年前的《伤寒论》当教材？殊不知，当今的美国西点军校正在研究《孙子兵法》。四大经典是中医学的精华所在，纵观历史，所有名医都是在熟读经典的基础上，结合当时的科技发展，才有所发明创造的。

"我们广州中医药大学的靳瑞教授20世纪80年代到法国公开表演'烧山火''透天凉'针灸手法，使已不能舞蹈几星期的女演员重返舞台，让法国人看到了中医针灸的奇迹。可是我国现在的针灸师能掌握针下凉、针下热之手法者能有几个？考考有的中医毕业生，连10条名方都写不全，这不是'泡沫中医'是什么？放眼世界，美国许多州都已把针灸治疗纳入医疗保险，澳洲、加拿大、泰国等纷纷举办中医教育和中医临床机构，北京中医药大学在德国办的医院，求医者要排队等候数月。21世纪中医学将大步走向世界，届时就怕我们派不出真正有素养的中医人才！"

二、李今庸：中医课程不突出，教出的是"两个半瓶醋"

反思40多年中医院校教育，湖北中医学院教授李今庸强调要注意培养学生的临床能力："院校出来的不少学生临床动手能力差，关键是没有领会中医精髓，丢掉了中医的思维方式和理论体系，不能根据每个具体病人的特点，因时、因地、因人制宜。""病万变药亦万变"构成了中医药学辨证施治的特色，李今庸痛心地说："中医院校中有许多教师没有临床实践经验，只会照本宣科，无法以活生生的病例和自己的辨证论治体会教给学生。课程设置中西比例相差无几，经典著作可有可无，结果培养出的是中不中、西不西的'两个半瓶醋'。"

李今庸寄语青年一代中医，在继承和发扬中医药学过程中，既要充分发挥中医药传统优势，还应积极吸取现代科技成果，借助现代一切检查手段来延伸感觉器官的作用，扩展中医药学望、闻、问、切的"四诊"，以认识人体深层的病理变化，坚持在"不被已有的结论牵着鼻子走"的原则下，积极进行创造性劳动，找出新的规律，从而发展中医药学的辨证施治。在这个过程中要注意坚持保证和提高临床疗效的原则，切切注意不要丢掉了自己的活的灵魂。

三、张灿玾："亡中医者，中医也，非西医也"

山东中医药大学教授、博士生导师张灿玾从事中医医、教、研工作50余年，耄耋之年风尘仆仆赶到北京，为的是给后辈学子讲讲自己的临床体会。

"我年轻时在农村行医，一位50多岁的男性患者来看嗓子疼。我发现病人的嗓子没有红肿迹象，于是便问病人是否还有其他病症，答曰小便淋漓已有数年。据中医理论诊断病人为肾虚，虚火上炎，导致嗓子疼痛。于是开出治疗肾虚的方剂，病人服下几剂后不仅嗓子不疼了，小便淋漓也治好了。中医的高明之处就是以人为本，把人看成一个整体，而不是头疼医头脚疼医脚。"

"现在我们年轻一代从中医思路、方法上丢得太多了"，谈到中医的生存发展，张灿玾指出，"中医如果不提高自身素质，疗效不断下降，被取代是迟早的事。正所谓'灭六国者，六国也，非秦也'。我说'亡中医者，中医也，非西医也'。中医的生命力在于疗效，没有疗效，中医不可能历经五千年而不衰。只有不断提高疗效，才能站稳脚跟。"

四、任继学：警惕中医院西化倾向

几十年的中医教育为什么没有培养出多少中国的名中医？长春中医学院终身教授、硕士生导师任继学认为，原因之一就是教学实习医院的办院方向问题。

"目前有些中医院正在日趋西化，西药的用量远远高于中药用量。这里有经济利益问题，有院领导指导思想问题，也有一些中医对自己没有信心的问题。教学医院的学术氛围和带教老师的思维方式，对实习学生的影响是不可估量的。不难想象，一个自身对中医没有信心的带教老师怎么能够带出中医临床本领过硬的学生来。"

任继学认为："作为中医医院的院长，首先要明确的一点就是中医院一定要姓中。"任继学说，一定要认真贯彻落实好江泽民总书记的讲话精神，正确处理好继承与发展的关系，在中医院里，尽量用中医、中药、针灸、按摩等手段，把各种各样的病人治好。我们不排斥西医，但必须坚持以中医理论为指导，能中不西，先中后西，中西并用，真正办成名副其实的中医医院。

五、焦树德：在传统中能进能出才能创新

80岁的中日友好医院主任医师、教授焦树德在学习班上结合自己治疗急难病的实践，给学员们上了一堂生动的临床病例分析课。

焦老告诉学员，要想取得治疗急难病的良好效果，医生必须深入研究中医理论，熟练掌握辨证论治，适当吸取近人的研究成果，理法方药丝丝入扣才能提高疗效。万万不可只根据症状凑合几味药，或硬套西医病名，对症处理，这样辨证论治的水平就不能提高，疗效当然也不会提高。

"没有好的继承，发展就是空中楼阁，创新更不能凭空而来。"焦老介绍，从周秦到明清，都有治疗急难病的文献可考，历代均涌现出不少治疗急难病的医学专家，并有许多高深理论，所载方法简练、疗效卓著的急难病诊疗专著流传至今。年轻人要学到中医精髓，必须真正钻进去熟读经典，又要能够跳出来，将其灵活运用到临床实践中，才能成为一代名医。

焦树德在讲习班开幕式上对150多名中青年中医学员说："我们这些七八十岁的老头子真心愿意做你们这些21世纪振兴中医栋梁们的上马石，我们真心愿意看到江山代代有名医出，中医药事业不断得到继承、发展和创新。"

（本文原载于《健康报》2001年11月28日第一版）

"科学"崇拜与中医"落后"

张祥龙

| 编者按 |

科学与迷信本来是对立的概念，殊不知科学到了迷信的地步就背离了它本身。一切科学都是似真的描述，任何科学都要接受实践的检验。令人费解的是，经讨数千年实践的中医学，未能去检验所谓的"现代科学"，却被"现代科学"检验得体无完肤。

科学只能有一种形态，还是允许有不同形态或版本的科学？在比较传统的西方学术和思想中，科学被认为是去把握在某个领域里的唯一真理的学问，所以也就认为在某一个领域中，科学只能有一种。从古希腊人开始，"科学的"就意味着"绝对确定的"和"具有演绎性的"，因为希腊人和后来的西方人认为数学（演绎科学）是科学的典范，用这种方法获得的知识不会出错。到了近代，产生了所谓的"实证科学"，"科学"这个概念中又明确加进了实证或经验观察的维度。"科学"既指演绎科学，又指自然科学。自然科学的特点是一方面尽量不丢掉演绎科学的特点，追求不变的和有前瞻力或构造力的真理；另一方面它要探讨自然现象，在其中找到不变的规律。总之，这种看法认为，科学的本质就是寻求一种唯一的、绝对确定的和客观的真理。因此，这种科学活动要尽量寻找一种脱离了具体生活情境和人文因素的理想状态和纯客观状态来进行，不管是数学的理想状态，还是自然科学在实验室中追求的理想状态。目前在中国最流行的，就是这样一种科学观。

按照这种观点，科学找到的既然是不变的真理，那么科学发展的过程，就是一个不断积累真理的过程，越来越逼近真理，于是就造成一种乐观的进步观，认为人类的知识可以逐步逼近真理。这种看法好像是天经地义的，造成了一种对科学的崇拜，相信科学的就是不会错的、唯一的、绝对客观的，却从来不去从方法上探讨一下科学真理的有效性是否有根本的限度。

其实，这种科学观是相当老旧和不正确的，自19世纪后期就开始走下坡路，因为在同一个领域中出现了很不同的科学系统，比如，非欧几何学、相对论物理学的出现。后来的量子力学还说明，在物理世界的深处，科学的事实与人为的活动是分不开的。这并没有否定科学的客观性，但确实表明，这种客观性是有限度的。这些革命性的发现，开始动摇传统的科学观和真理观。

到了20世纪60年代，西方的科学观或科学哲学学说中就出现了一个比较大的变化。美国的科学哲学家库恩受到这些新进展的鼓舞，深刻思考了科学的本性，最后得出了影响巨大的观点。这种新的科学观认为：探讨同一个领域的不同科学系统之间的关系，不一定是一个谁真谁假或谁更真的问题，而是个谁更强、更顺应当时的知识界潮流的问题。这也就意味着，两个不同的理论可能各有自己的长处与短处，而在不同的历史条件下和不同的临场发挥中，它们的强弱是可以转化的。所以，科学的真理并不是绝对客观的、唯一的和排他的。它也不是不管一切条件、范围而普适的，而是需要依靠某个时代的某个科学团体才为真的。而这种科学团体的形成，与文化背景、生活背景是息息相关的。如现代德国哲学家胡塞尔所说：科学在根本上是以人的生活世界为前提的，生活世界不同，对于科学的理解就可能不同。

由此可见，科学并不是绝对真理的化身，科学真理可以是多元的，在不同的形势中各有长处的。而且，由于每个科学理论都有自己独特的解释功能、结构和方式，它们不可能是完全中性的、普适的。所以，用一个理论去改造另一个理论，使之"更科学"，是绝对行不通的，那实际上是在用一种理论消灭和收编另一种理论。落实到医学上，这意思就是：中医学与西医学可以是、事实上也正是各擅所长（各有各的真理和科学之处）、"各自为政"的。中西医从理论上是不可能硬性"结合"的。以西医为（科学的）模式，来逼中医"科学化"或"现代化"，其结果只能是中医理论或学术灵魂的"火化"或死亡。

中医学的阴阳五行、经络穴位、子午流注、五运六气等理论与中国古代的哲理思想和文化素质是内在相通的，这使得它与建立在解剖与其他实证科学基础上的西方医学大为不同。它有一个由自己的独特理论和文化背景所建构出的活生生的意义世界，也就是有自己的独到的与现实世界及观察事实打交道的方式、话语和角度。这使得它是一种充满了文化与哲理深度的，具有艺术气质的，对人的生活情境、特别是"时机"有着特殊敏感的，但同时又是可实证的科学。它是可以被验证的，实际上已被几千年的相当成功的医学实践所验证过的。但是，这些验证都是在中医这个意义世界中进行的。脱开了它，中医就失去了自己的理论灵性和生机来源，不能以一种有创造力的前冲姿态来与经验事实接触，而是"虎落平阳被犬欺"，在不对路子的实证检验面前成了"差生"。实际上，西医要是脱离了它的理论和意义世界，也一样要"玩不转"。任何科学系统的科学性都要在坚持自己的理论根基，发挥自己的思想性情，说出自己的精妙话语的情形下才会呈现出来。

体现到中医教育上，就是要坚持从理论上与西医"划清界线"，在建立了自身、维护了自身的独特生命的前提下与异己者对话。所以需要整个思想方式、教育方式的大转变。现在不仅是教材、课程要复中医之源，而且要尽量以现代人可以接受的方式恢复传统的"师徒制"。这是因为中医不是可以完全对象化、普遍化、数据化的学问，而是相当时机化、直观化、体验化、切磋化、领悟化和艺术化的学问，非有师徒之间长期的和情境化的交流，不足以将新手带入这个与天相应、与地相合、与人相通的意义世界。当然，中国文化在教育中的全面复兴是中医真正复兴的前提。另一方面，在我看来，在目前这种西方话语霸权的局面下，只有借助西方当代最有活力的一些新思想，才能讲清道理，打破套在我们头上的某些精神枷锁，重获自由的或自然的生存空间。

（本文原载于《医药世界》2001 年第 11 期）

孤独的百年中医

郝光明

| 编者按 |

　　近百年来，中医在"科学化"与"现代化"的浪涛中一再面临严峻的挑战，并不断地在时代的潮流中寻找自身的归宿。然而，中医能否自立于世界未来科学之林，其关键不在于能否被验证、被解释、被改造，而在于能否正确地认识自己和发展自己。中医教育几十年来没有培养出真正的中医，其根本原因就在于未能正确地认识自己，从而走向了用与自己不相容的其他科学规范改造自己的艰难历程。不在沉思中奋发，就在沉思中消亡。中医还有药可医吗？历史的车轮在等待着有力的手臂，时代的风雨在呼唤着坚强的翅膀。现代自然科学正经历着一场空前的变革，振兴中华民族文化和中医科学哲学思想，将带来整整一代未来科学和未来文明。

之一：一百年后，还会有中医吗？

1. 矛盾

　　2001 年 3 月 4 日，江泽民总书记在全国政协体卫分组会上的讲话中强调：中医药学是我国医学科学的特色，也是我国优秀文化的重要组成部分，不仅为中华文明的发展做出了重要贡献，而且对世界文明的进步产生了积极影响。要正确处理好继承与发展的关系，推进中医药的现代化。中西医并重，共同发展，互相补充，可以为人民群众提供更加完善有效的医疗保健服务。

　　中日友好医院的焦树德教授和广州中医药大学的邓铁涛教授告诉记者："江总

书记 3 月 4 日的发言是对中医工作没有批评的批评。"焦老和邓老尤其强调："中医高等教育如在现在还不进行大刀阔斧的改革，再过十年，恐怕能用老中医们那种传统的方法治病的中医就没有了。"

我们看到，在党和国家领导人充分肯定中医药学的学术价值与历史地位的同时，中医药界内的权威人士却对中医的前途深感忧虑，甚至有一种危机感。这是为什么呢？为了能更好地理解现在，先让我们来简单回顾一下中医的历史。

2. 一部辛酸的近代史

近代以来，中医药学曾被斥为"唯心主义""民族的耻辱"，甚至被等同于骗人的"巫术"而予以"废除"，这是尽人皆知的。正如广州中医药大学的邓铁涛教授所言："中医近百年来受尽了摧残。"

1912 年全国临时教育会议在关于大专学校的课程设置上，只设西医课程，拒绝设置中医课程。为此，全国 19 省医药团体赴京请愿，遭到当时教育总长汪大燮拒绝。

民国时期中医药界求生存的斗争，在 1929 年形成高潮。1929 年民国政府正式成立卫生部，随即召开第一届中央卫生委员会议，没有让一个中医参加。会上抛出了四项废止、限制中医药的提案，其中首先是打着"医学革命"旗帜的余云岫提出的《废止旧医以扫除医事卫生之障碍案》。提案说："旧医一日不除，民众思想一日不变，新医事业一日不能向上，卫生行政一日不能进展。"提案通过的消息一经公布，全国中医药界群情激愤，强烈抗议。这就是中国医药史上有名的"三一七"斗争。"废止中医令"的提案虽然最后不得不被迫取消，但是轻视、歧视、排斥、打击中医的政策却一直在执行。

终民国之世，中医药界集会、抗议、请愿、游行、罢市、绝食，为中医药之生存延续而斗争，不绝于耳。

新中国成立以后，中医药工作的道路并不平坦。新中国成立初期，卫生部门受余云岫思想的影响还比较深，余云岫本人仍受器重。余云岫说中医之所以有效，那是由于"精神之慰藉也"。而卫生部领导王斌也说"中医只能在农民面前起到精神上有医生治疗的安慰作用",称中医为"封建社会封建医",同时制定了一系列限制、取消中医的措施。后为党中央所觉察,给予批判。但这并不是一个人的思想,而是代表了一种认为中医不科学的思潮,扭转一种思潮,并不容易,因此长期以来中医事业的发展十分缓慢!当然,最根本的原因,还是中医事业不被重视。据统计,全国24所中医学院的财产,比一所南京工学院的财产还少几百万元。

20世纪60年代中期提出"中西医结合是我国医学发展的唯一道路"这一口号,实际上否定了中医药学自身的特色。在这一口号下,中医机构受到裁并,老中医人员下放,中医临床技术的发掘整理、抢救老中医经验等工作也落了空。正如前卫生部部长崔月犁先生所说:"中医实际上被消灭得差不多了。"

3. "形势大好,危机四伏"

"文革"之后在邓小平等党和国家领导人的重视下,1978年中共中央转发了卫生部党组《关于认真贯彻党的中医政策,解决中医队伍后继乏人问题的报告》;1982年"发展我国传统医学"列入了我国宪法;1985年党中央、国务院明确指示"要把中医和西医摆在同等重要的地位";1986年国务院决定成立国家中医管理局,并拨专款发展中医;1988年国务院再次决定成立国家中医药管理局,中医药事业呈现蓬勃发展局面。

但是,正如湖北中医学院的陈国权教授所说:"好景不长,20世纪80年代中后期尤其是进入90年代后,中医事业实际上日趋衰败,活不好又死不了。有志于中医事业的同仁,无不忧心忡忡。"卫生部中医司司长吕炳奎也指出:"中医中药的特色、优势和学术水平不但没有像党和人民所期望的那样得到继承和发展,反而陷入十分严重的危机和混乱之中,在其虚浮繁华的外表掩饰下,中医中药的实质和特色正在迅速蜕变和消亡。按老中医的话说是'形势大好,危机四伏'。"崔月犁先生在北京市中医工作座谈会上的谈话中提到:"在我国有中医消亡的问题,是长期消灭、中期消灭还是短期消灭的问题。"之所以出现中医消亡的问题,其根本原因就在于中医后继乏人。

4. "几十年来，没有培养真正的中医"

全国知名的老中医邓铁涛教授告诉记者：今年五月三十日是焦老（焦树德）八十岁寿辰，一位高层领导到中日友好医院给焦老祝寿，另外邀请了几位老中医来谈谈中医教育。除了焦、邓二老，还有任老（任继学）、王永炎（北京中医药大学校长）等。在这次会议上基本取得了这样一个共识：几十年来，没有培养出真正的中医来。大家都同意这种看法：几十年来，没有培养出来能用中医的思路、方法看病的中医。

近十多年，世界100多个国家学习中医药的学者普遍反映国内"中医水平越来越差"。德国一位学者反映，国内的中青年中医"真"的不多；法国一位学者反映，不少中青年中医对他们关心的中医药问题"一问三不知"。

湖北中医学院的陈国权教授在读了《现代教育报》8月10日的"中医药院校还能培养出合格的中医吗"一文后来信告诉记者："回答是否定的：不能！早已不能！！数年内也不能！！！"陈国权教授还告诉记者：以湖北中医学院为例，与西医院校相比，同为5年制，中医学专业的19门西医课占总学时（3106）的31.12%，是西医院校中医课的5～10倍；而19门中医课只占42.88%，其余26%为公共课。如此模式培养出来的学生，被社会讥刺为"两个中专生"。中医院校毕业生参加工作后在浓浓的西化、西医氛围中岂止是自卑？许多人都有一种耻辱感，只能仰仗西医的鼻息艰难度日。因无法胜任中医工作而被迫就西、搞药、从政、经商者大有人在。北京一学者"很可能21世纪就再也没有中医了"的预言并非无稽之谈。中医界后继乏人尤其是缺乏正宗中医之术的问题，比贯彻56号文件以前更加严重。这种严酷的现实多被中医界表面的繁华所掩盖。

5. 学生"是传人，还是掘墓人？"

香港浸会大学的李致重教授告诉记者："1981年，当'文革'后第一批进入北京中医药大学（我的母校）医疗系的学生即将毕业时，我所了解的学生专业思想的状况是：热爱并热心学习中医的不足 10%；热爱西医并认为中医专业必须学好西医的占 30%左右；抱无所谓的态度，认为中医、西医都学点，将来工作时好应付的占 60%左右。"

1996 年，北京中医药大学应届毕业生自发组织的调查报告（刊载于《北京中医药大学校报》1996 年 1 月 25 日第 3 版，标题是"1996 我们走向何方"）显示："92.9%的学生认为跟西医院校的学生相比，自己不具有优势"，"98%的学生认为自己在人才市场上的竞争力较弱或一般"，"82.5%的学生是第一志愿报入北京中医药大学的，而通过几年的学习却有许多学生对当初选择的正确性表示怀疑"，"67.7%的学生认为西医药类课程设置太少，9.9%的学生认为西医药类课程设置过多……72.7%的学生觉得在毕业前夕需要补充西医类知识"，"51.5%的学生认为如果按照目前这种情况发展下去，中医学前景不容乐观，另有 26.3%的学生对中医药的前景竟然抱一种无所谓的态度"；学生们认为现行教育体制使得"中医没有学好，西医没有学到"。上述情况，是中医教育的普遍问题，应该说全国各地中医药院校大多如此。

山东中医药大学的一位老师告诉记者："现在一年也就遇上一二位真心喜爱中医的学生。"

一些学者还指出：自己所带的研究生毕业论文必须是实验研究性的论文，没有突出中医药学术，要西医方法点头才行，再过十年，等这些研究生成为教授以后，中医就全变了。

难怪湖北中医学院著名老中医李今庸曾作诗一首哀叹今日之中医教育："吾人生性太愚钝，发展中医愧无能。卅年教学工作苦，培养自己掘墓人。"

德国著名汉学家、中医药学家满晰驳也曾说过这样的话：传统中医缺少传人，随着老一代中医的消失，中医的科学核心与精髓将处于被淹没的危险之中。

6. 想学中医的也实在是无门可入，无路可走

北京中医药大学的学生小同告诉记者："作为一名中医院校的学生，怀抱着想认真学习中医的希望，处于现在的学习环境和教育体系下，常常感到失望、无奈和悲哀。入校几年，眼看周围本无兴趣的人埋头于外语、计算机之中，而原本感兴趣乃至想为中医做些什么的人也渐渐壮志消磨，随波逐流，不是不想好好学，是实在无门可入，无路可走。"

"刚入大学之时，本以为都是志同道合的人，谁知深入接触才发现，大家选择这所学校，有着各自的目的，有的是因为家长希望家中有个医生，有的是因为这是一条进京之路，还有的就是被调剂来的，只为了想学中医而来的寥寥无几。当然，高考时的选择毕竟有种种偶然，进入大学后学生的兴趣还可以进一步培养。然而，学习两年之后，问一问周围，立志要做中医的剩不下几个人。现在已如此，待到毕业后呢？有的同学甚至还不相信中医，生了病从不吃中药，认为那不如西药管用。在学校里学习了几年，却还有这样的想法，不知道教育起了什么样的作用。"

北京中医药大学的一位学生的来信中提到："我们是为了学中医而来，为什么上课老师不多讲些治病的临床经验，而反复陈述在小鼠、兔子身上验证的药理作用？为什么老师讲课一边说按课本写的去看病根本治不好，一边是考试时你们千万要按课本答题否则就会没分？为什么在中医院里病人没有经西医手段处理出了问题就算是大夫的责任，而中医大夫不开中药，开一堆很贵的西药却不会被视为不学无术？一位朋友曾对我说，走在校园里，看见人来人往，他就感到十分绝望，因为这些名义上是中医未来的接班人，没有一个能担当得起'为往圣继绝学，为万世开太平'的大任。民国时期国民党企图废除中医，这大概是中医遭到的最惨重的外部打击，然而中医依然生机旺盛。难道今天几千年的传统竟要毁在高喊着'振兴中医'口号的我们手上？"

7. 老中医："我们是一代完人"

湖北中医学院的陈国权教授曾就现在中医界忽视名老中医效应这一现象告诉记

者：自 20 世纪 80 年代中后期特别是 90 年代初期以来，旧社会过来的一大批有一技之长甚至身怀绝技的老中医陆续退休，其中不少已辞世，仅北京地区，从今年 1 月 26 日至 2 月 3 日即有董建华、赵绍琴及刘渡舟 3 位病故；1956—1959 年入校，最迟毕业于 1965 年，中医功夫扎实，且略知一点西医的承上启下的四届新中医，绝大多数也已退休。如果说中医界正在上演一场特大型空城计的话，并不为过。去年 11 月在广州召开的全国第六届张仲景学术研讨会期间，来自江西的伤寒学家陈瑞春教授不无感伤地对我说："全国现在有熊猫 300 余只，而拿得出手（即每周坐诊 3 ~ 5 个半天，平均每半天接诊 30 ~ 50 个病人）的名老中医比熊猫还少。"陈国权教授还沉痛地指出："再过 10 年左右，当中央首长及外国总统患重病，在经西医治疗无效时，我们很难拿得出能独立于西医之外治病的像蒲辅周、叶心清、岳美中这样的名老中医了！"

记得在山东中医药大学采访时，著名老中医张灿玾教授痛苦地告诉记者："我们这些老中医私下里在一起聊天时常说，'我们是一代完人'。也就是说，我们是一代完蛋的人。"意思是这一代老中医一死，中医也就没人了，很可能走向灭亡。崔月犁先生在《致江泽民同志的信》中也提到："不少老中医反映说：老一代中医去世后，中医即可能被西医'消化'，而走上灭亡。"

之二：病入膏肓的中医，病根在哪里？

1. "体无完肤"的学校教育

（1）"教材越来越乱"。中医教材编了好几次，中医界的同志，尤其是一些老同志都有很大的忧虑，感觉到：所编教材的质量是越来越差。湖北中医学院的陈国权教授告诉记者："编写于 90 年代初中期的全国中医院校第六版教材的中医门类受到中医界的广泛指责，尤以经典为最，不伦不类，面目全非，老师难教，学生难学，令人啼笑皆非。"

山东中医药大学的张灿玾教授告诉记者："就是那些理论课，虽然用的是中医的语言，但是已经偷梁换柱地塞进了很多西医的概念。中医经典课程，也教得很简单，学时也少。现在当我们回顾历史，我们会发现：中医的教材建设没有能够积极地保持和发扬中医特色，也没有能够积极地保持和发扬中医的理论体系，在继承和发扬祖国医学方面是不理想的。不是发展了，而是萎缩了。"

（2）"基础教学空对空"。香港浸会大学的李致重教授告诉记者：如果把中医药学比作一棵硕果累累的大树，那么传统文化是其根，以《黄帝内经》为代表的基础医学为其本，临床医学为其主要枝干，方药和疗效则是其花、叶与果实。数十年来，中医本科教育从第一学年起，即陆续开设了大量西医的生理学、解剖学等。分明是"他山之石"，却美其名曰"医学基础课"。既然人们普遍认为"中、西医是两个不同的医学理论体系"，那么两者的基础医学当然不会是相同的。中医本科教育长期以来却把西医的基础医学课，当作公共的"医学基础"课。

在西医基础医学连同相关的实验教学充斥、取代了中医基础医学的位置以后，学生学起中医基础理论时，则如同隔山观火——课堂上听起来滔滔不绝，深入理解起来却空洞难明。因为学生们没有中国传统文化的根，没有象数思维的基本训练，恰恰又被可以通过实验教学再现的西医之"本"占去了基础医学的地位，于是中医之"本"难以在学生的头脑中生根。

中医的基础医学在教学中被虚化之后，学生所学的中医临床以及方药知识则成为无源之水，成为与"根和本"相分离的"枯枝、败叶、干苹果"。这样的学生下到临床中去，疗效必定不会好。

（3）老师自己也不信中医。山东中医药大学的张灿玾教授指出："中医的师资队伍，由于在自己的成长当中，遇到了太多干扰，越来越倾向于西化。现在的中壮年中医，甚至整个的中医师资队伍，可以说中医的东西越来越淡化，西医的东西越来越强化，而且对中医的信念越来越淡薄。教师自身的素质都不高，又怎么能培养出高质量的学生呢？我还听说过，有些教师在课堂上就公开散布不信中医的言论。"

"现在中医院校执教的是哪一部分人呢？工农兵学员，再加上'文革'后我们培养的毕业生。'文革'后培养的学生和老四届（1956—1959）可大不一样：越来越西化了。尤其随着改革开放的深入，由于与传统文化的联系日益淡薄，西医的冲击日益强化，中医西化的倾向越来越严重。这些人现在都很少看古代典籍了。所谓的讲课，就是讲那本很不理想的教材。"

"教师本身还有一个非常关键的问题：你自己信不信中医？你自己本身都不信中医，学生又怎么能信呢？不仅不能强化学生的专业思想，而且会使学生的专业思想进一步动摇。这种现象在全国的中医院校都很普遍，并不是个别现象。"

（4）数理化越好，越难接受中医。山东中医药大学的著名老中医张灿玾教授在采访时说："现在教育部划定医学属于理科，而植根于传统文化之中的中医却很难说清楚它是文科还是理科。而且中医要是没有文科基础，是很难学好的。"

"现在让理科生来学中医，理科生的文科基础是很差的，他们看不懂古代的医书。而且数理化培养出来的逻辑化、概念化的思维方式，也与学习中医所需的象数思维有巨大的不同。过去每年学生刚入校时给他们讲阴阳五行学说，他们都很难接受，因为与他们已经形成的思想方式格格不入。"

"因此学生对中医就很怀疑：阴阳五行学说可信吗？对中医理论体系很难有信心。因为学生长期接受的是数理训练，习惯于从概念、判断、推理的方式进行思考，中医可不是这样。"

北京中医药大学的一位学友告诉记者："为什么中医院校的学生对中医不感兴趣，不肯好好学？我认为，主要原因在于传统文化的教育太过欠缺。在学校里，大学以前，孩子们恐怕接触不到一点关于中医的知识。不仅中医，传统文化皆然。从小学始，一整套的西方教育体系，培养出了掌握数理化的高素质学生，而这方面素质越高，骤然面对大谈阴阳五行的另一个体系时就会越难以接受。迷信科学的他们早已将这一切划入'非科学'从而也就是'非正确'的范围。没有了解，兴趣从何而来？又怎么会选择它作为终身职业呢？"

"中医与西医不同，它与中国传统一脉相承，以传统文化为背景。不知天地人，不可与言医。一个理科很好的学生，未必具有学习中医的悟性。它需要深厚的文化底蕴和广博的知识为基础，没有公式可套，也不能像解数学题那样一步步地演算出来。从这个意义上说，理科越好的学生，越难以接受中医的象数思维模式。对于中医一直招收理科生的问题，值得再商榷。"

2. "再过几年，中医院就只剩一块空牌子了"

学生所学知识的验证和进一步巩固都靠的是临床实习。

可是，香港浸会大学的李致重教授告诉记者："当今的中医院校附属医院里，西医大夫、西医设备、西医诊断、西医治疗、西医医院管理模式占了相当大的比例。仅从中药临床使用率这一点来看，不少附属医院达不到50%，有的甚至下降到20%。这种'临床教学西代中'的局面不改变，如何能训练学生辨证论治的能力呢？"

一些学者还指出：现在"中医院的急症差不多全西医化了，为中医急症而推广的一些制剂，几乎全是配合西医急症用药的，中医真正的东西已经很少看到"，因此大家担心"中医院再过几年就全变成西医院了，因为学术内容和治疗思路、方法变了，只会剩下一块空牌子"。

山东中医药大学的一位老师告诉记者："中医院越来越西医化了。不管老师们在学校的课堂上曾为学生们树立信心做了多少努力，等学生们到了医院临床实习，也就几天工夫，学生的思想就全变了。"

3. 提心吊胆，救死扶伤

香港浸会大学的李致重教授还告诉记者："中医大学毕业后，还需要一个在临床实践中消化和学习的过程，才可望在5～10年以后成为中医临床的行家里手。所以毕业以后的5～10年，是每一位大夫成长、成熟的又一个重要阶段。毋庸忽视的是，初毕业的学生进入医院工作时，年轻大夫最为担心、害怕的是出现医疗纠纷。"

中医院的管理，至今仍不得不搬用西医院的那一套管理模式。至于医疗纠纷（不论技术问题还是责任问题）的评判标准，一直以来完全依照西医标准执行。无论你中医大夫的辨证论治再高明，没有法律的保证、支持，虽然是老到高手，面对急、危、重、难、杂病，也会瞻前顾后，甚至忧心忡忡的。年轻而又缺少实践经验的中医大夫，谁敢冒失业或问罪的危险，潜心于中医的辨证论治救死扶伤呢？久而久之，在这样的大环境中，年轻的中医大夫不是在辨证论治上无所长进，便是随着客观形势而逐步西医化。当代中医名家少，这一点不能不考虑。"

4. 在"科学化"的名义下，中医自己消灭中医

（1）"中医不科学"。山东中医药大学著名老中医张灿玾教授告诉记者："在新中国成立初期，曾提出'中医科学化'这一口号。既然提出'中医科学化'，不就是说中医不科学吗？后来，中央纠正了这个错误，不再提'中医科学化'的口号。但是在整个中医的管理部门，拿西医的东西来考中医，逼着中医进修西医，其实就是逼着'中医西化'。依照我的看法，对于中医最正确的提法就是'继承'和'发扬'。我认为，任何一门科学用这种态度来对待，都不会发生错误。而'中医科学化'隐含着一个前提，就是中医不科学。"

（2）"中医现代化悖论"的怪圈。北京中医药大学的张其成教授告诉记者："中医现代化问题已经构成一个悖论，那就是中医学要现代化就要科学化，就要丢弃自己的特色；而不现代化，在现代科学技术面前又难以保持自己的特色。20世纪末的中医学就处于这种两难的尴尬境地。"

中医现代化与中医科学化的基本出发点就是认为中医学不科学，所以才要"科学化"。那么，中医学到底是不是科学？

张其成教授指出，我们应该敢于承认中医学并不是严格意义上的科学，即不是现代自然科学意义上的科学，因为它不能用数学描述，不能通过实验室检验。这是客观事实，没必要遮遮掩掩。但是，我们也应该看到中医学是一种宽泛意义上的科学，是一种模型论科学。（详细论证请参见张教授论文"模型与原型：中西医的本质区别"，《医学与哲学》第20卷第12期1999年12月）。

至于如何走出"现代化悖论"的怪圈，张教授强调：中医学最终也只能按照其本身固有的规律和优势发展。就目前情况而言，中医学的当务之急不是去设法求证

自己是否科学，不是去用近代科学的方法寻找自己的物质基础和西医争短长，而是要集中精力、认认真真地去考虑一下自己的优势和特色在哪里、劣势在哪里，然后怎样去发挥自己的优势和特色。

那么，中医学是否发挥出自己的优势和特色了呢？

5. 弃其理论之"糟粕"，取其经验之"精华"

中国中医研究院的傅景华研究员告诉记者："近代以来，中医备受排斥、羞辱、打击和摧残，而中医学理论，特别是以阴阳五行为代表的中医哲学理论，乃是这一历史事件中最先和最主要的受害者。为了自身的生存，中医学术界进行了艰苦的努力，力图运用西方的哲学和医学理论来证明自己也是科学，而不是唯心主义和玄学。于是人们千方百计地把阴阳、五行解释成具体的物质或物质元素，甚至电子、离子等等，总之是物质的。后来，人们又把阴阳看作矛盾的双方，因此是辨证的。不过，自己也承认这是朴素的和自发的。"

"可是，'朴素''自发'几乎是原始落后的同义语，所以理所当然地被人家看作是过时的。既然如此，中医学也就不成其为科学了。因而只能把其'实际医学知识'从中'剥离出来'，用新的医学知识去替换，即所谓弃其理论之'糟粕'，取其经验之'精华'。"

长期以来，认为中医只有某些零星可用的方药，否定中医学是一个完整的理论体系的思想成为一种潮流，因此，一些人始终抱着"中医不科学"的思想不放，甚至阻挠中医学的发展。1989年1月5日，国家科委将《经络研究》列为国家重大基础十二项科研之一。但是，中国科学院上海生理所和生物学部某些人竟以经络立项"毫无科学根据"为由，企图全盘否定国家科委这一重大决定，致使这一国家最高科研项目长期未能列项。事实上，反对经络研究的这些人根本不懂中医学理论，更不虚心向中医学习，就粗暴干涉和否定其他领域的一项重大科学研究。尽管现在《经络研究》这个国家重大科研项目已恢复，但它反映的问题仍然是发人深省的。

正如傅景华研究员所说："近百年来，在中医学的理论建设方面，人们千方百计地对其进行艰苦的概念替换和理论易辙，力图将其纳入西方医学的范畴，从而实现中医学的'科学化'。但是，这个尽力推动着的愿望，却让人想起庄子寓言中一个意味深长的故事。南海之帝与北海之帝谋报浑沌之德，因谓曰：'人皆有七窍，以视听食息，此独无有，尝试凿之。'日凿一窍，七日而浑沌死。"

德国学者波克特的一段话发人深省：我反对"用西方术语胡乱消灭和模糊中医的信息"，我希望"按照中医学的本来面目，评价并确立中医学的价值"。

6. 是五千年文化，翊卫着神州

湖北中医学院的陈国权教授在来信中说："传统文化是中医学的根。"

北京中医药大学的一位学友也告诉记者："中医学是深深根植于中国传统文化中的。然而，随着西方文化和科技的冲击，我们的传统文化正在一点点远离我们。现在的人们忽视甚至拒绝着传统的东西，却不知道他们丢掉了怎样的宝藏。没有传统文化的支持，中医学就是无源之水、无本之木。正所谓'皮之不存，毛将焉附'。"

"谈振兴中医，谈继承和发扬不能只是一句空话，也不是几位老中医有倾囊相赠之心，几位学子有求学献身之志就可以实现的。那需要多方面的共同努力。'问渠那得清如许，为有源头活水来'，如果有丰厚的文化底蕴，有良好的人文环境，那又何愁中医后继无人，何愁祖国医学不会发扬光大呢？"

正如傅景华研究员所说："中医学不仅是一门应用科学，同时是一种文化现象。中医学植根于悠久的华夏文明，其思维方式和理论体系与中华传统文化一脉相承，并因此与之休戚相关、荣辱与共。如果没有传统文化的复兴，如果中华医学的精神不能重现于当世，那么，中医学就只能作为被解释、被验证、被改造的对象而存在。因此，我们真诚地期待着一场空前的传统文化的复兴运动，重现中华千古魂。只有在那时，当中医学作为东方文化的使者走进未来科学殿堂的时候，人类将真正开始对东方文化及中医药学的重新认识，并在人类宏大的精神背景下，实现那古老与年轻、鼎盛与革新、阳刚与阴柔相反相成的和谐。"

之三：中医还有药可医吗？

1. 正本清源——"深深植根在传统文化之中"

北京崔月犁传统医学研究中心的樊正伦先生告诉记者："中医这门学问是深深扎根在中国的传统文化之中的。在传统文化的土壤中，只要播下'中医的种子'，就能长成'中医的树'。所以古语有云：秀才学医，如笼抓鸡。只要具有了中国传统文化的素养，稍往医学上用劲，很容易成为中医，而且还都是成才的中医。因此，中医学自身的教育必须深深植根在中国的文化传统之中。"

"自五四运动以来，很多人看到了西方文化的优越之处，于是就对中国的传统文化持一种简单否定的态度，在很大程度上，把传统文化当做包袱放在了一边。近几十年来，这种思潮进一步强化，这种强化的结果，就使学中医的找不到方向。"

正如中国中医研究院的傅景华研究员所指出的：中医学之所以沦为今天这样一种被解释、被验证、被改造的对象而存在，就是因为中医学与中国传统文化之间的这种生死相依的血肉联系。在今天，"当传统文化在我们的主流生活中加速消失"（张祥龙教授语），整个中国传统文化遭到了中国人自己的厌弃，传统文化被认为是"不科学、落后的"，使得深深植根于华夏文明之中的中医学也被指斥为"不科学、落后的"，中医界中的很多人竭力推动的所谓"中医科学化"、"中医现代化"，就是想把中医学从所谓"不科学、落后的"中国传统文化之中剥离出来。因此，正如樊正伦先生所指出的：继承和发扬中医学最难解决的问题，就是如何看待中华民族的传统文化。

2. "让牧师领导和尚"

香港浸会大学的李致重教授指出：正是由于对传统文化的厌弃和对西方近代科学的盲目崇拜，使得半个世纪以来，用西医的规范和标准对中医学进行验证、解释、改造的做法成为潮流，在这种形势下，中医怎么还能活下去？

著名科学家、《中国科学技术史》一书的作者李约瑟博士，于 1984 年在日本东京第 17 届世界内科学学术讨论会上重申了一个重要的观点：中医和西医在技术上结合比较容易，但是要使两种医学哲学取得统一恐怕是极为困难的。

德国汉学家满晰驳说得好：试图以西方医学科学中产生的只适用于西医的方法来重新评价中医学，这是不合理的，必然导致失败。这种尝试等于在白天观察星星，在没有月光的黑夜观察乌云。

中国人民大学的毕全忠教授也指出：长期以来，中医院校奉行"削中医之足"以"适西医之履"的教育体制，这套教育体制不能凸显中医学自身所具有的特色和优势。

北京中医药大学的苏宝刚教授告诉记者：喂猪有喂猪的方法，喂鸡有喂鸡的方法，用西医改造中医，就好像是"让牧师领导和尚"（吕炳奎先生语）。

全国知名的老中医焦树德教授和邓铁涛教授告诉记者：我们不能硬把具有五千年经验的中医学往只有二百年经验的西医学中去塞。焦、邓二老强调：中医学已经有五千年的经验，这不能丢。中医学应该"卓然自立"。

崔月犁先生在衡阳会议上强调：中医就是中医，不能用西医消灭中医。中西医结合不是谁占领谁的问题，中西医结合应是一种高级结合，它所用的方法应既不同于原来中医的方法，也不同于西医的方法，是在更高层次上寻找结合点。我们不能挂着梅兰芳的牌子，却唱着流行歌曲的调子，保持中医学的纯粹性是中医发展首先要解决的问题。

保持中医学的纯粹性，最关键的就在于坚持中医的特色。湖北中医学院的李今庸教授在来信中告诉记者："用西医学的一套来替代中医学是不行的。湖北中医学院附属医院，没有正确发挥中医、西医、西学中医三支力量的作用，丢掉了中医的特色和优势，搞得中不中、西不西，医疗质量下降，事业衰败，业务一落千丈，就是一个很好的例证。"

既然如此，那么中医学的特色又是什么呢？

3."中医药味"来自传统文化

北京中医药大学的苏宝刚教授告诉记者："现在中医药院校没有中医味,学生没有中医药味。"之所以如此,苏教授指出："中医学吸收了传统文化很多门学科的精粹。要想学好中医学,你就要去学习中国古代的哲学、兵学、文学、武术等等,中医学是建筑在传统文化的很多学科基础之上的,只有了解了这些,才能学好中医。"

《黄帝内经》要求每一个医生要"上穷天纪,下极地理,远取诸物,近取诸身",具有博大精深的学术造诣。古代名医注重"究天人之际""通古今之变",培养自己深邃敏锐的哲学思辨和触类旁通的医学灵感。他们所反映的中医学人才的知识结构,是以"文、医、史、哲四位一体"为特征的。张仲景"博览群书,广采众方",孙思邈"弱冠善读庄老及百家之书",张景岳深究先秦诸子及宋明理学,通晓天文历法、数术、吕律,主张学医必先知《易》。正是因为具有丰厚的传统文化的学养,才使得他们达到了中医学的巅峰。

(1)临床辨真伪。中医学的自然观及其阴阳、五行学说通过辨证论治与临床诊疗紧密结合在一起,渗透于诊察、处方、用药等各个环节,根本无法分离。历来的中医大家几乎全是集理论家、教育家、临床家于一身,鲜有脱离临床单凭书本而在中医学上真正有所建树者,更没有闻及从西医实验室里产生出中医药学家的。这种理论与临床、思想与经验的高度一致性与和谐统一,乃是中医学的高度科学性与顽强生命力的坚实基础。

湖北中医学院的著名老中医李今庸教授指出:西医的基础学科如生理、病理、解剖等,可以以做实验为能事,发展本专业,可以完全不看病。中医的各科包括所谓基础学科在内能不看病吗?不看病行吗?肯定不行。中医如果不看病或者看不好病,就没有存在的价值了。

日本的泽泻久敬强调:"汉方医学的最大特点是一切研究都是以治疗作为核心而开展。汉方医学认识到,只有治疗才是医生的使命。汉方医学的特色就是以治疗为中心。"

（2）大刀阔斧改革中医学校教育体制。明白了中医药学的特色，那么，如何根据中医的特色来大刀阔斧地改革中医院校的教育体制呢？湖北中医学院的陈国权教授建议：①重新制订人才培养模式。修改《教学大纲》，尽快组织编写第七版教材，充分体现以中医为主，即中医课时至少应占总学时的 70% 以上。西医课时宜与西医院校的中医课时对等，只学一本《西医学概论》（含部分基础、内科及化验检查）即可。②增加《医古文》课时。《医古文》是打开以经典著作为核心的中国医药学宝库的万能钥匙，与其提倡将汗牛充栋的中医古籍译成白话文，莫如将目前 66 学时的《医古文》增加到 120 学时或更多，至少与外语并重。③招文科生，开设人文课程。传统文化是中医学的根。中医院校的学生应主要改从文科生中招收（中药系照旧），并开设 200 学时以上的人文课程（包括琴棋书画、诗词歌赋、伦理学、社会学及中国古代科技史等）。④强化中医经典的地位和作用。"缺少经典的民族，是幼稚的孱弱的民族"。应立即恢复以四大经典命名的学科，并将之作为中医院校所有专业的必修课，每门不少于 120 学时，且尽量学原著。⑤执业中医师必须考四大经典。台湾执业中医师考中医四大经典及清代的《医宗金鉴》，大陆也理应将四大经典列入执业中医师的考试内容中。

（3）"师带徒"是解决中医后继乏人的重要途径。前卫生部部长崔月犁先生指出：我们是 10 亿人口的大国，不能光把眼睛盯在正规教育上。在加强学校教育的同时，必须提倡多形式、多渠道、多层次地兴办中医教育。其中一个办法，作为高中等中医教育的补充，就是继续实行中医带徒，让具有真才实学、有丰富临床经验的老中医或中年中医带徒。历史的经验证明，中医带徒是解决中医队伍后继乏人的重要途径。在旧时代，中医带徒是培养中医人才的主要形式。这种自发形成的教育制度之所以沿用很久，主要是因为中医这门学科要求严格，实践性强，辨证论治灵活多变。尤其是某些专科，一技之长的绝招、不同流派的医疗经验、手法等等的继承，不是从书本上可以学到的，它更适宜于口传心授，手把手地教。为名老中医终身配备固定的高徒。应为饮誉一方乃至全省、全国、国外的且尚能坚持应诊的名老中医终身配备固定高徒 1～3 名，而不限定在 3 年。师傅的报酬应与经济效益挂钩，徒弟待遇亦宜优厚。让师傅传其真，让徒弟得其真传。

中医带徒，从内容到形式都具备地道的中医特色，学徒出身而且学有成就者，从理法方药各个方面都师承了老中医的医德医风和流派特长。学习上有个性、有深度、有细节、有诀窍，既有一定的理论性，又有独到的实践性。不少"只能意会，难以言传"的手法技巧，无不出自名师的点化和学生的领悟。

广州中医药大学的邓铁涛教授告诉记者：通过和广东省中医院商讨，由邓老代表广东省中医院在全国聘请名老中医。后来，总共请到 14 位名老中医，然后就组织拜师。弟子都是广东省中医院的骨干大夫。一位名老中医带两个徒弟，最多不超过 3 个。拜师以后，用师徒的形式把身份固定下来，然后弟子就可以把老师的学术观点、中医理论、临床经验传承下来。后来，这些徒弟们又组织了"岐黄学术研究会"，每星期组织一次研讨，中医的学术风气就浓起来了。

广州中医药大学又和第一军医大学联系，让 14 位名老中医带出的 28 个徒弟带一个研究生班，这样就给了中壮年压力，他们只有跟着老中医学好医术才能带好学生。今年 9 月份，这 28 个徒弟回到省中医院，整个医院的风气马上就扭转过来了。现在，大家都以学中医为荣。

（本文原载于《医药世界》2001 年第 11 期，收入本书时略有删节。）

关于中医药高等教育工作给崔月犁同志的两封信

刘志明　王绵之

| 编者按 |

崔月犁同志生前曾就中医药高等教育的改革，致信全国一些中医药高等院校的专家和领导。这两封信是从当年十多封复信中选出来的。信中提到的问题，今天仍然存在。中医药高等院校的根本任务，就是要培养出真正能以中医药治病的医生来，这是我们民族的根本利益所在，同样也是我们中医药高等院校的根本出路所在和中医人的责任所在。搞教育不能鼠目寸光，只顾眼前的利益，被眼前的一些"潮流"迷惑。只要培养出了真正的高级中医药人才，他们都能成为中医临床上的高手，则不仅能走遍全中国，而且在无可争辩的事实面前，还将惠及全世界。

刘志明同志给崔月犁同志的复信

崔部长，您好！

承寄来北京中医药大学及北京联合大学在校生课程设置的调查情况。

北京中医药大学，中医专业总课时数 3697，中西医课时比例为 65.2 ：34.8。北京联合大学中医学院，中医专业总课时数（毕业实习除外）3048 学时，中西医学时比例为 64.15 ：35.85。开课顺序是先西后中。全国中医院校，中医课时数 1330 占70%，西医课时数 576 占 30%。

从以上数字看，中医课时超过了西医课时。但在实习过程中，西医课时超过了中医课时，尤其是在病房实习中，基本上是以西医为主。统观起来，中医学习的时间太少，加上文化的原因、老师的原因等，难以要求毕业的学生具备中医高水平。

过去学中医，基本上是师带徒的方式，至少学三年，或者学四年至五年。即按三年计算，学习不分早晚，也无寒暑假，其学习中医专业课时远远超过学院的学中医的时间。加之，学生专心学，老师专心教，老师都是能看病人的，不少老师是名医。名师出高徒，所以造就了一代一代的名中医。

若从这二者对比一下，由于学习时间的差距，教学方法的不同，致使近年来中医学院毕业的学生中医水平不太高。

中医出自中国，东南亚国家的中医是从中国传去，目前仍是学中医，用中医看病，台湾、香港也是如此。日本则学汉方用汉方治病，韩国则学韩医用韩医治病。如果我国中医医生一旦水平不高，则将在国际上受到影响。

我国中医出现了这一新情况，希望国家和有关部门重视这一新情况。我想请崔部长，并请卫生部领导与有关领导商量研究，并采取有效的办法来提高中医的教学水平。同时我还建议，振兴中医之举向振兴京剧之举看齐，可能更有利于中医事业的发展。

此致
敬礼！

刘志明

1994 年 12 月 26 日

王绵之同志给崔月犁同志的复信

崔月犁部长：

您好！

遵照您的指示，仔细阅读了交下的全部材料，我认为北京中医药大学的教学计划在课程时数与课程安排方面，都比北京联合大学中医学院要合理一些。后者最大的缺点是中西医课程分为两个阶段，而且是先西后中，这对于两种不同思想方法的医学理论来说，难免有"先入为主"的弊端，容易在学习中医课的过程中用西医"对照"中医，加上各门中医课的实习时数偏少，往往对中医课的内容产生怀疑，甚至否定。这在以往是有此教训的。至于"新版教材的规划与参考性教学时数"，中医课时数都偏少，不知当时是如何考虑的。由于教学计划未见文字说明，无法揣测其意义，例如中医学院的临床教学基地较多，而临床课实习都压缩了，为什么呢？

根据见到的材料及个人所见所闻和以往经验，我认为首先应认真研究高等中医院校的培养目标。这在创建中医学院之初曾明确指出培养目标是"高级中医师"。但在具体贯彻这一培养目标中常常意见分歧，以至在历次讨论教学计划和课程、课时的时候都纠缠在总课时数各占多少比例的争论中。对此我曾提过意见。中医西医都是科学，从总的来说都应该学习。但作为高等院校来说，已有明确分工，各自都要完成规定的培养任务，一切应根据培养目标来设计课程。如果中医院校的毕业生不能独立地正确运用中医学理论指导医疗实践，那就是最大的失误。因此，中医院校必须以中医为主体，而且培养出的人才必须符合"高级中医师"的水平。西医课程和其他课程，也必须紧紧围绕这个中心来设计，同时要根据学制时限来决定。此外，对一些具体问题提出一些个人意见。

第一，课程安排决不可中西医截然分开，更不可先西后中，应以中医课为主体，穿插西医课，以利中医课循序前进，连续地由基础到临床，由浅入深，并规定中医各课间的界限，避免不必要的重复。

第二，中医课的教学实习也必须以本课程的基本要求为主体，力戒"各逞其能"，脱离本课程的教学目的。

第三，加强中医基本功的训练，精选出一些必须熟读背诵的内容，并作为考核的内容。

第四，临床课的教学实习应要求写出心得体会。

第五，某些课程可再考虑其意义和效果。如医古文课与普通古文有多大区别？如果加强《伤寒论》《金匮要略》《温病学》，尤其是《黄帝内经》的原文讲解，再加上古医籍选读，是否会效果更好？再如中医基础理论课的设立，当时是在"三年制"的特定条件下增加的，现今五（六）年制已恢复了"四大经典"课，其他课程也加强了，是否还有必要？

第六，计算机这一现代手段已在各学科中日益普及，是否应作为一门课程而列入教学计划？我认为有必要学习计算机的应用。

第七，科研设计可作为专题讲座，为毕业后从事专门研究打一点基础。

第八，在明确培养目标后认真修订教学计划（要有文字说明，不可专列图表），然后据以制订教学大纲和各科教材。

以上个人意见供参考。中医教育已有了40年历史，应认真总结正反两方面的经验。我相信通过总结，会使中医教育有一个飞跃。

专此，敬祝

新年幸福！身体康泰！

王绵之

1994 年 12 月 20 日

引进大师培育新人是发展香港中医事业的必由之路

连建伟

| 编者按 |

这篇文章讲的是香港的中医教育，其求贤若渴之情溢于言表，崇师重教之议发于真心。内地的院校、医院是否也能如此重视德业双馨的人才和专家？

长期以来，在港英当局的统治下，香港的中医事业是没有地位的。港英当局只承认西医，医疗机构是西医一统天下，中医中药只能在民间流传，虽有一些中医人才，也只能个体行医，没有集中的高水平的中医医疗机构。香港回归祖国以后，在"一国两制"方针的指引下，以西医为主体的医疗卫生事业继续发展，中医也受到了普遍的重视与欢迎。香港特区政府号召将香港办成国际中医中药中心，更是顺应时代潮流，鼓舞人心。

然而由于历史遗留的问题，目前香港的中医人数不多，即便有高水平的中医，也年事较高，力不从心。自1998年以来，香港浸会大学、香港大学、香港中文大学均先后开办了中医学院，着手培养中医人才。然而中医人才的培养，又非短短几年可以成才。所以引进大师与培育新人并重，乃是香港中医事业发展的必由之路。

毋庸讳言，引进大师即引进国内学验俱丰、医德高尚的中医大师，为香港人民的健康服务。因为香港中西医力量对比实在悬殊，中医如果没有大师级的人物，事业没有跳跃式的发展，香港的中医事业就不可能有相应的地位。回顾 20 世纪 50 年代，当时国家卫生部决定从四川调"十大名医"进京，其中最著名的有蒲辅周、王文鼎、任应秋、沈仲圭等；又从河北调岳美中进京，从上海调秦伯未进京，从南京调董建华、王绵之、程莘农等进京，数十位中医大师一到北京，创建起中医研究院、北京中医学院，以他们精湛的医术、高尚的医德，马上打开局面，成为中医医疗、教学、科研的骨干，在我国医坛各领风骚数十年。尤其难能可贵的是，这批大师带出了千百名中医后起之秀，使医灯续焰，传薪不绝。

　　一定要引进大师，只有大师才能做到"胆越大而心越细，行越方而智越圆"，也才能取得卓越的临床疗效。正如恩师岳美中教授所说："学验俱丰，最为可贵。能够纯熟地运用中医理论辨证论治，独立地分析问题，解决问题。遇着复杂的病，不论头绪多么繁杂，病情多么凶险，一经他手，辨证如理乱丝，轻拢慢捻渐得丝头，用药如解死结，徐引缓导切中症结。别人治不好的病，他能治好许多，一方一药之投，看似平淡，而渐入佳境，在从容和缓中即愈大症。这种医生内里蕴藏着深厚的学识和丰富的经验，堪称良医。"因为只有艺精，才能活人，人命至重，贵于千金。

　　一定要引进大师，只有名师才能带出高徒，也才能把浸会大学、香港大学、香港中文大学中医学院的学生培养好。中医教学分前期理论教学与后期临床教学两部分，且不论后期临床教学必须要有医林高手的带教，前期理论教学也必须要有既精于中医理论、经典著作，又有丰富临床经验的教师不可。如《方剂学》《伤寒论讲义》两部教材中均有桂枝汤方，但授课教师没有亲自运用桂枝汤的经验，他怎么能讲得活桂枝汤呢？有些中医教师是从家门到校门，再留在校门内的"三门教师"，根本没有临床体会，只能照本宣科，以其昏昏，怎能使人昭昭？

　　引进的中医大师一定要业进德进，德业双馨。岳美中教授毕生以"治心何日能忘我，操术随时可误人"作为座右铭。他非常重视医德修养，认为医非有德，则所持以活人者，反致误人，甚至害人。强调作为一个医生有两条最为重要：治学，要忠诚于学术的真理，直至系之以命；治病，要真诚地对病人负责，此外决无所求。若能引进有如此胸襟的大师，香港的中医事业何愁不会迅猛发展？

中医应学习现代医学知识，这对了解病情、观察疗效、判断预后等具有十分重要的意义。然而若为西医的检查、诊断所束缚，放弃或未能掌握好中医的理、法、方、药，辨证论治，临床必将寸步难行。应该清醒地看到，西医虽在日新月异地发展，但无法确诊的病、误诊的病、误治的病也层出不穷，有些跑遍医院也检查不出病因，有些查出病来又无法治疗。所以保持和发扬中医特色，将中医各家学说烂熟于胸中，临床上往往能抓住疾病的症结所在，遣方用药出奇制胜，古到极点就是新到极点。目前香港只有一家中医院，一定要扬中医大师之长，在临床疗效上见分晓。如石学敏教授的针灸治疗，取穴准、补泻宜、奏效奇。这样的手法，全凭几十年的临床揣摩，一般人学不进也偷不去，这才叫绝技。

香港的中医学院，要重视中医课程的教学，创造自己独特的教学风格。培养的人才必须姓"中"，西医课程应该适当从简。历史的经验值得注意，欲求中西医结合，关键是西医学习中医。对中医学院的学生要加强文、史、哲的教育，尤其要学好古代文学、古代哲学，要精通医古文，熟练地通读古典医著，并应结合临床实践，力求有所发现，有所创新。要让学生早临床、多临床、尽快实施床边教学，在病榻旁培养起中医学子的一片慈悲之心，把自己的聪明才智奉献给中医事业，奉献给香港民众。

（本文原载于《亚洲医药》2001 年第一期，收入本书时略有删节。）